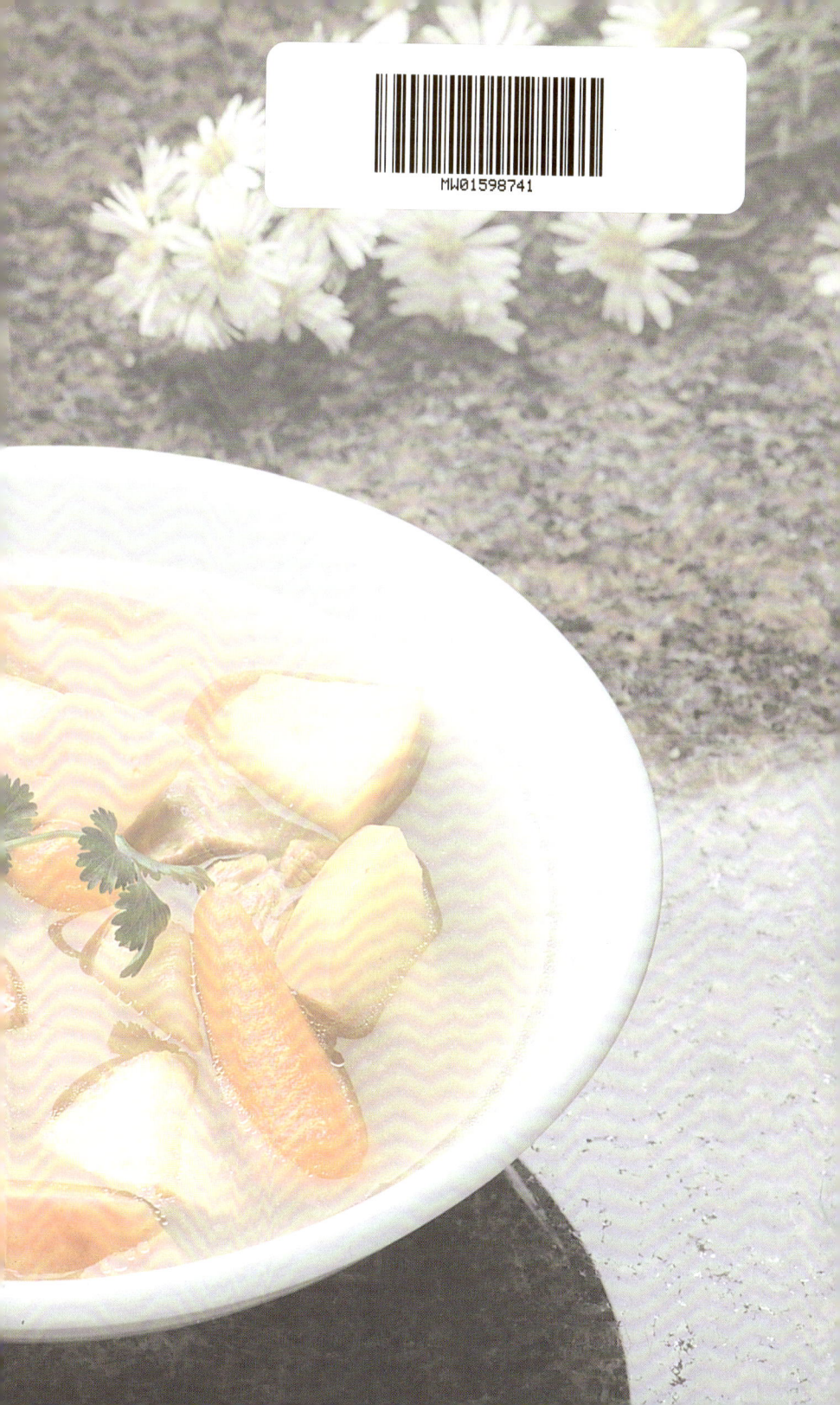

Wisdom of Nutrition
有營的智慧

《角聲》營養專欄文章合集（2011-2018）

Catherine Wong M.P.H.,R.D.
黃嘉慧 營養師

Chinese Christian Herald Crusades (NW region)
美西北角聲中心

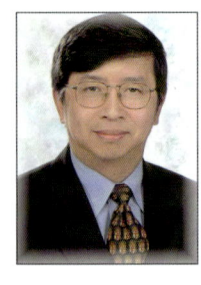

序言

林修榮 先生
前號角月報西北版主編

八年前我邀請Catherine女士在號角月報西北版開闢「色香味美」飲食營養專欄，Catherine女士每一期都十分用心撰寫，內容篇篇精彩，圖文並茂，並且從不脫稿。我每一期都是先睹為快，對Catherine女士在健康食物和營養方面的心得極為讚賞，更佩服她助人認識飲食養生之道的愛心。

上帝創造人類，並將遍地上一切結種子的菜蔬和一切樹上所結有核的果子全賜給人類作食物，本來食物是讓人享受上帝的供應，可惜人在罪惡進入世界和人心後，連選擇和烹調食物方面都未必有智慧，以致病從口入，百病叢生。因此，掌握正確的飲食和營養之道，對維持個人健康十分重要。如今Catherine女士將八年來的精心傑作輯成一書，對華人社會飲食健康有莫大貢獻。在此再次多謝Catherine女士對號角月報的愛護，和對華人社會的努力，願天父繼續祝福Catherine女士的工作。

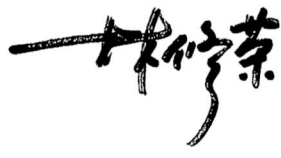

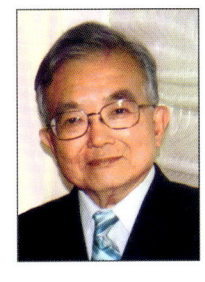

序言

黃顯慶 醫生
角聲佈道團美西北分會代理事工主任

現代人都十分注重健康飲食，對健康的要求也越來越高。要保持身體健康必須要有多種條件，而營養是最首要和最重要的基石。因為營養是身體生長發育和智力發展的重要元素。營養學亦因此成為現代社會的一門重要的學科，它對提高人類生活質素、延長壽命做出了鉅大的貢獻。

三藩市華埠公共衛生局營養部主任黃嘉慧女士多年來不遺餘力地把美國國內和國際衛生組織的最先進和最權威的營養健康研究資訊，融合傳統華人飲食觀念，透過文字和親自走入社區，呈獻給灣區華人，指導如何從名目繁多的食品中，選擇適合自己最需要的、最有營養價值的和最健康的食品。

八年前嘉慧女士在林修榮先生的邀請下，在號角月報西北版開闢「色香味美」飲食營養專欄，八年來從未間斷地把最寶貴和最有價值的健康與營養資料免費提供給號角月報，如今嘉慧女士將過去八年來刊登在號角月報的精美文章合輯成一書，相信這本圖文並茂、印刷精美的健康營養合集，將會繼續造福廣大的華人社群。

今次很榮幸有機會為這本書寫序，藉此代表角聲佈道團感謝黃嘉慧女士對號角月報一直以來的支持和無私奉獻，祝願這本書出版成功，同時祝福黃嘉慧女士繼續滿有神的恩典同在。

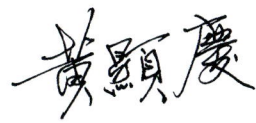

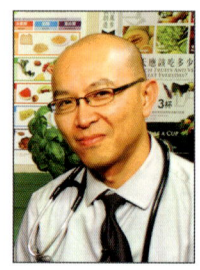

序言

呂以斌

三藩市公共衛生局社區保健總監、醫務主任
三藩市華埠衛生局局長
三藩市加州大學助理臨床教授

美國現有兩大健康危機：肥胖症和糖尿病。將近四成美國成年人患有肥胖症；七成屬於肥胖或超重。近三千萬美國人患有糖尿病和八千六百萬人處於糖尿病前期。肥胖症和糖尿病有許多負面的關聯，譬如低生活質素、較高的死亡率，增加風險患有高血壓、血脂異常、心血管疾病和精神疾病例如抑鬱症。此外，肥胖症會增加某些類型的癌症的風險，包括乳癌、腸癌和肝癌。

在加州，包括我們華人社區，身體過重及肥胖、高血壓和糖尿病都是主要的健康問題。在三藩市華埠公共衛生局，超過四成的病人患有糖尿病前期及糖尿病。健康飲食和活躍生活絕對是預防慢性疾病重要的關鍵。

三藩市公共衛生署的使命是保護和促進三藩市居民的健康。華埠公共衛生局不僅提供全面的醫療服務，而且通過與社區合作促進區市民獲得健康生活。華埠公共衛生局營養部亦積極參與社區活動，致力推廣健康飲食和活躍的生活方式以減低患慢性疾病的風險。

在此很感謝角聲的支持，給予我們衛生局有機會每月在「色香味美」的專欄撰寫。每月印發100,000份號角月報，免費將健康信息送到社區內的華人。

現在將多年的專欄集合成「營養的智慧」一書。這本書圖文並茂，題材豐富，包括從如何能在買、煮、吃都有智慧，到在對不同疾病的營養指引，非常實用。願本書能幫助讀者達到身心健康！

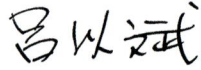

前 言

在2010年，我有幸被角聲邀請為號角月報撰寫「色香味美」專欄。在過去 8 年，為大家搜集不同的題材，從買、煮、吃得有智慧，到一些華人常見的飲食健康問題。

今年根據最新的醫學指引，重新修改。內容包括美國膳食營養指南、學習健康餐碟、拆解營養誤解、瞭解2018年新推出的食物標籤；與疾病相關的飲食題目，包括預防癌症、糖尿病前期與糖尿病、高血壓、胃酸倒流、骨質疏鬆症、身體過重和代謝綜合症營養指引等。

作為營養師40年，雖然明白要改變一個人的飲食習慣並不容易，但很多的科學研究說明了飲食習慣對健康有很大的影響。希望每篇的營養飲食文章帶給你智慧，塑造健康的身體和激發你改善飲食習慣，遠離疾病，過一個多姿多彩、活躍的人生！

作為一位母親，我有責任向兩個女兒自小灌輸及建立健康飲食和活躍生活方式的習慣。兒時開始，便鼓勵她們不但要均衡飲食，更要學習去探索和享受食物。她們四歲便喜歡焗麵包、到超市時喜歡指出不同種類蔬果的名字。我教導她們健康烹調的技巧、讀食品標籤和選擇健康食物，使她們養成健康飲食的習慣。現今她倆都大學畢業，每天進食五杯蔬果對於她們完全沒有難度。她們也懂得烹調健康的食物，過着一個有"營"的生活！在此也鼓勵各位家長向你們的兒女從小灌輸及建立健康的飲食習慣和活躍的生活方式！

多謝天父給我這個機會，與你們分享我這40年做營養師所得到的經驗與智慧！

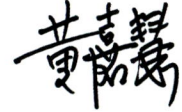

黃嘉慧　註冊營養師
公共衛生營養碩士
三藩市華埠公共衛生局營養部主任

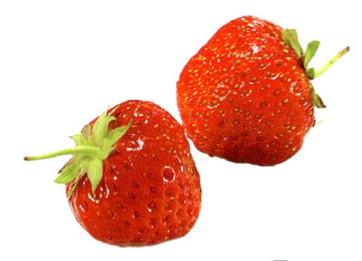

目錄 TABLE OF CONTENTS

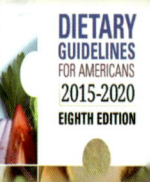

序 FOREWORDS

買、煮、吃得有智慧 SHOP，COOK，EAT WISE

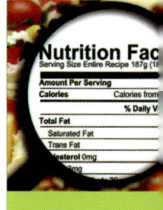

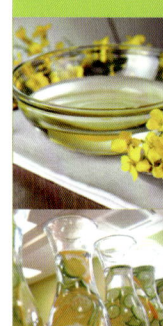

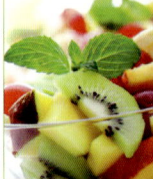

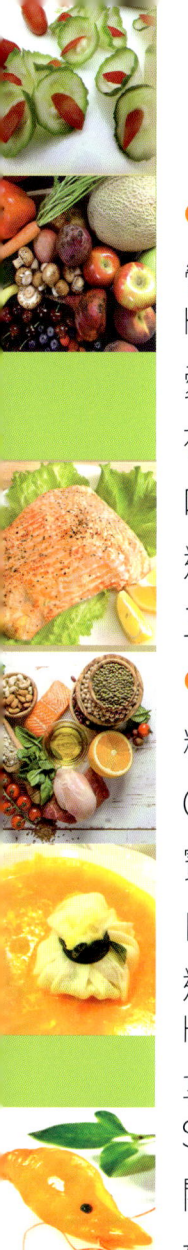

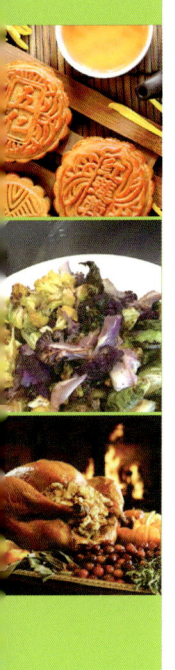

特別飲食的智慧　WISDOM OF SPECIAL DIETS

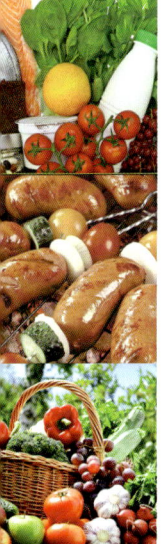

健康食譜 HEALTHY RECIPES

●早餐 Breakfast

●小吃與前菜 Snack and Appetizer

●主菜 Entrée

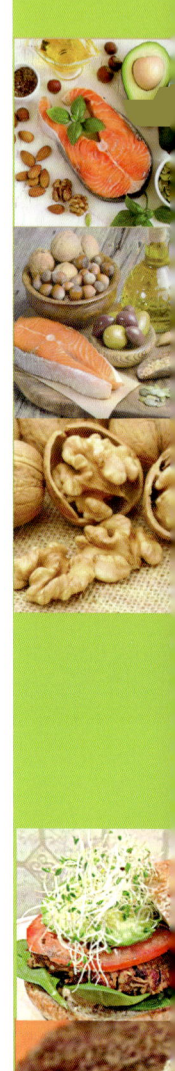

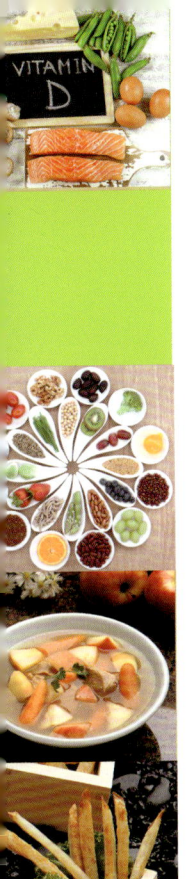

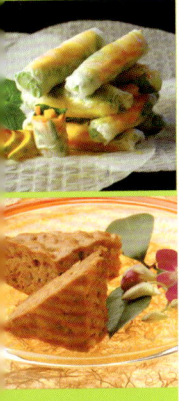

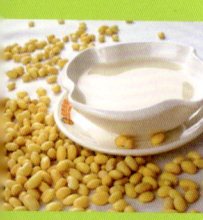

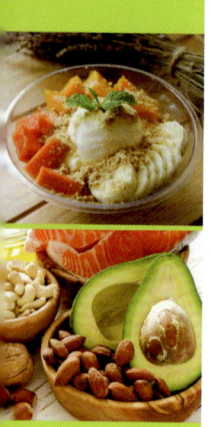

買、煮、吃得
有智慧
SHOP, COOK,
EAT WISE

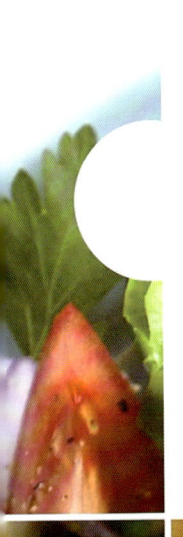
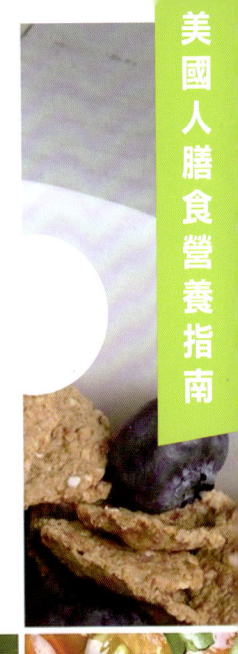

DIETARY GUIDELINES FOR AMERICANS 2015-2020
EIGHTH EDITION

2015-2020年
美國人膳食營養指南

很多華裔移民來了美國後，受到環境及社會影響，不知不覺地開始習慣美國式飲食，例如會因增加外出吃快餐的次數而多進食油炸食物或添加糖飲品等不健康的食品。根據一份全國膳食營養指南諮詢委員會的科學報告，新移民與低收入家庭都是缺乏良好飲食習慣的高危一族。居住在美國的你，又有沒有注意自己的飲食模式，確保自己從多元化的食材中攝取足夠的營養素呢？

自1980年起，美國衛生和公眾服務部(U.S. Department of Health and Human Services)和美國農業部(U.S. Department of Agriculture) 每五年都會發佈更新的《美國人膳食營養指南》(Dietary Guidelines for Americans)，旨在促進國民健康，減少慢性疾病、超重和肥胖症的風險。

報告的方向和建議是基於兩點：

(1)一半的美國成年人(約1.17億)有至少一個可預防的慢性疾病(如心臟病、二型糖尿病)，2/3的美國成年人(約1.55億)超重或肥胖。不良的飲食習慣、過量的熱量攝取和體力活動不足都可直接引致這些問題。

(2) 個人、社會、企業機構和環境都可強烈影響個人的飲食、體力活動和與健康有關的生活習慣。所以今次的飲食指南除了食物營養外，亦包含了政府政策與周遭環境如何影響我們的飲食習慣，食物的可持續性和對自然環境的影響。

2015年美國人膳食營養指南諮詢委員會的報告主要分為七個部份。

1)食物營養攝取和健康狀況：現狀與未來趨勢

委員會檢視了美國民眾進食主要食物種類的模式和每種營養素的攝取，發現大部份人對以下列表所列出的營養素都食用量不足。食物種類方面，大部份人對蔬菜類、水果類、全穀類(如糙米、全麥麵包、燕麥片)和奶類的食物食用量不足夠，而這些食物種類正正是民眾攝取不足的營養素的主要來源。

＊大家要多加留意：攝取不足這些營養素可引致不良健康後果，被列為可構成公共健康憂慮

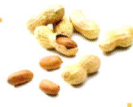

鎂質 (magnesium)

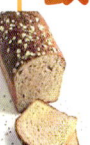

全穀類食物、堅果(如花生、腰果、杏仁)、豆類

維他命A

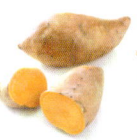
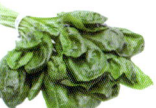

蕃薯、紅蘿蔔、哈密瓜、白菜、菠菜、南瓜

葉酸 (folate)

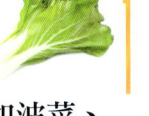

綠葉蔬菜(如波菜、芥菜、西蘭花、羅馬生菜)、眉豆

維他命E

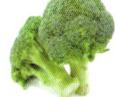
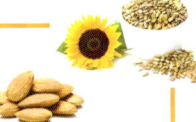

杏仁、葵花籽、南瓜籽、牛油果、芥花子油、花生油

鉀質 (potassium)＊

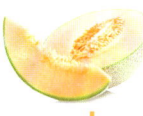

香蕉、哈密瓜、牛油果、秋葵(okra)、蕃薯、奶類食品、甘藍菜(Kale)

維他命C

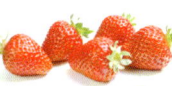

柑橘類水果(如橙、檸檬)、西蘭花、草莓

纖維素 (fiber)＊

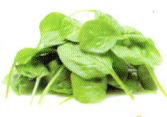

蔬菜、水果、全穀類食物

維他命D ＊

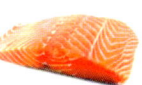
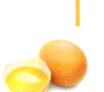

三文魚、添加維他命D的奶類食品、蘑菇、蛋黃

鈣質 (calcium)＊

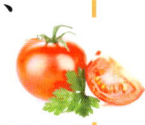
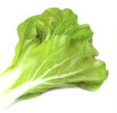

奶類食品(如牛奶、酸乳酪、芝士)、加鈣豆奶、沙丁魚、白菜

除了以上營養素外，青春期和停經前的女性對鐵質的攝取量也不足夠，尤其她們比一般人需要較多的鐵質。鐵質的主要食物來源有紅肉、波菜、豆腐、白豆、蛤蜊/花甲等。另外，美國人攝取過多的精製穀類(refined grains)(如白米、白麵包)、附加糖食物、鈉質(sodium)和飽和脂肪(saturated fat)。但是，委員會撤銷了過往膳食營養指南中常常出現有關限制膽固醇的建議，因為多項研究顯示，膳食中的膽固醇對大多數人的血液膽固醇水平只有很少或完全沒有影響。雖然有些人在食用蛋黃等含高膽固醇的食物後，血液膽固醇水平會升高，但這些對膽固醇反應較大的人士在總人口中比例極小，因此不能以他們為由來普遍地限制膽固醇。

2）飲食模式、食物與營養素、健康影響

委員會的其中一個主要目標就是歸納出各健康餐單的共同特點，他們發現各健康餐單的模式都非常相似。《2015年美國人膳食營養指南》所建議的飲食模式，和《2010年美國人膳食營養指南》，以至其他健康組織(如美國癌症研究所、美國心臟協會)的飲食模式其實都大同小異，主要是提議多進食：蔬菜、水果、全穀類、脫脂/低脂奶類、海鮮、豆類和堅果；少進食：紅肉、加工肉類(如煙肉、香腸)、附加糖食物和精製的穀類。一個成年人每天應進食大概2杯半蔬菜、2杯水果和3杯奶類食品，全穀類應佔穀類食品的一半，每星期進食8安士或以上的海鮮(3安士魚肉約等於一副撲克牌大小)。委員會指適量喝酒可是健康餐單的一部份，但不是所有人都應開始喝酒或喝得更頻密。即使適量喝酒亦可增加女性患上乳癌的風險，喂哺母乳的女性要先諮詢醫生的意見，而孕婦和未成年人則不應喝酒。

3) 個人的生活習慣改善：飲食和體力活動

除了注重飲食外，個人生活習慣的改善對實行2015年美國人膳食營養指南所建議的飲食模式也是非常重要的，以下幾個行為改善有助實行健康飲食模式和對健康有正面影響：

1. 自我監察飲食和體重

2. 閱讀營養標籤

3. 減少螢光幕時間

4. 減少外出到快餐店用餐的次數

5. 增加與家人一起用餐的次數(family shared meals)

頭4點與健康飲食的關係較為明顯，至於第5點，與家人一起用餐提供機會給家長，為孩子做良好飲食習慣的榜樣，並提供時間讓家長與子女溝通，營造互相支持的正面氣氛。同時，委員會指低收入家庭和新移民家庭是高危一族，因為低收入家庭可能缺乏資源購買足夠食物，而新移民家庭在適應美國新生活時可能會失去原有的良好飲食習慣，有研究顯示亞裔青少年和成年人在適應美國生活後會進食更多快餐。委員會敦促聯邦政府制定更好的政策協助低收入和新移民家庭。

下面我們來談談脂肪的問題。

總脂肪進食量無上限？

2015美國人膳食營養指南科學報告 (Scientific Report of the 2015 Dietary Guidelines Advisory Committee) 撤銷了總脂肪(total fat)的進食量上限[1]，以往建議脂肪進食量應少於每日總熱量的35%，以一個2,000卡路里的餐單為例，來自脂肪

的熱量應少於700卡路里，約等於78克脂肪或16茶匙油。雖然這個建議鼓勵了低脂肪飲食，但卻促進了少脂加糖的加工食品迅速發展。研究顯示，以精製碳水化合物（如白飯、白麵包）來取代脂肪可令心血管不健康。新指南撤銷了總脂肪上限，這並不表示新指南鼓勵沒有節制的進食高脂肪食物，而是應把重點放在用較健康的不飽和脂肪(unsaturated fat)來代替較不健康的飽和脂肪(saturated fat)。

脂肪可分成以下幾種：

● 飽和脂肪 (saturated fat)：食用過量會增加血液中的總膽固醇(total cholesterol)和「壞膽固醇」(LDL Cholesterol)，對心臟健康有不良影響

● 單元不飽和脂肪(monounsaturated fat)：可降低總膽固醇，同時不會降低「好膽固醇」(HDL Cholesterol)，對心臟健康較為有益

● 多元不飽和脂肪(polyunsaturated fat)：可降低總膽固醇，包括「好膽固醇」和「壞膽固醇」，用這類脂肪代替飽和及反式脂肪有助降低血液中的膽固醇，是較健康的脂肪

● 反式脂肪(trans fat)：會增加血液中的「壞膽固醇」並減少「好膽固醇」，對心臟健康最為有害，美國食品與藥物管理局(FDA)在2015年發出聲明，鑒定人工的反式脂肪已不是一般認為安全（generally recognized as safe「GRAS」）的食品。[2] 食品公司要將所有食品的配方改良成沒有反式脂肪。但是如果食物的每份食用份量(Serving Size)含少於0.5克反式脂肪，食品公司仍然可以標榜食物為零反式脂肪。選購食物時，應該避免以下這些可能含反式脂肪的食品，例如：市面上的烘烤食品(餅乾、曲奇餅及蛋糕)、人造牛油(margarine)、植物起酥油(vegetable shortening)

健康食油建議

根據2015美國人膳食營養指南科學報告的建議，我們應用較低飽和脂肪的食油來代替高飽和脂肪的食油。一般食油含有多種脂肪。下面的列表列出各種常用食油的飽和脂肪含量。選擇食油時除了留意飽和脂肪含量外，還要留意冒煙點(smoke point)。食油加熱到某個溫度就會開始冒煙，即是冒煙點。加熱到這個溫度時，食油的一些營養成份開始被破壞，同時會產生有害的物質，油的味道亦可能變苦，影響食物味道。

3款建議食用油

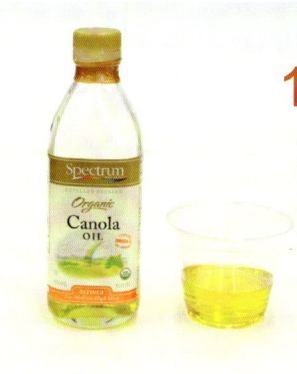

1. 芥花籽油 (canola oil)

飽和脂肪含量 7％
冒煙點 400 - 475˚F
特點 冒煙點高，可用作高溫烹調，且味道較淡，不會影響食物味道

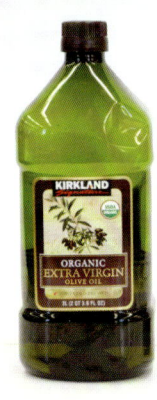

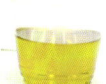

2. 橄欖油 (olive oil)

飽和脂肪含量 15％
冒煙點 320 - 380˚F
特點 冒煙點稍低，可用作中低溫烹調或拌沙律，含有大量對心臟健康有益的單元不飽和脂肪

3. 亞麻子油(flaxseed oil)

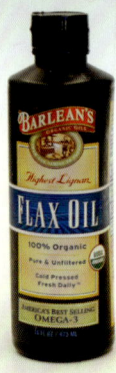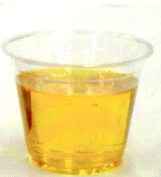

飽和脂肪含量 9％
冒煙點 225˚F
特點 冒煙點低，不適宜用作烹調，可用來拌沙律或混入各種香料製作沙律醬

不建議食用油

豬油 (lard)
飽和脂肪含量 43％
冒煙點 370˚F
特點 南方人常用於炒菜或做糕點，但飽和脂肪含量較高

牛油 (butter)
飽和脂肪含量 68％
冒煙點 350˚F
特點 台灣稱為奶油，中國大陸稱為黃油，含大量飽和脂肪

棕櫚油 (palm oil)
飽和脂肪含量 51％
冒煙點 450˚F
特點 雖然是植物油，但含有大量飽和脂肪

椰子油 (coconut oil)
飽和脂肪含量 91％
冒煙點 350 - 400˚F
特點 某些初步研究指椰子油對控制膽固醇沒有影響甚至有幫助，但綜合各項研究的成果沒有得出一個肯定的結論，所以用椰子油要小心控制份量，不應用太多

另外為大家介紹兩種較少人食用的健康食油：核桃油(walnut oil) 和開心果油(pistachio oil)。核桃油含有高濃度的α-亞麻酸(alpha-linolenic acid)，α-亞麻酸可轉為對心臟健康有益的奧米加3脂肪酸(omega-3 fatty acid)。開心果油含豐富不飽和脂肪酸，是健康的食油。開心果油和核桃油都有濃厚的果味，可為沙律增添一番風味，但冒煙點低，不宜用作烹調。

華人常用的粟米油和花生油雖然飽和脂肪含量低，而且冒煙點高，用途廣泛，但是它們的奧米加6脂肪酸比例較高。奧米加6脂肪酸是多元不飽和脂肪的一種，是較健康的脂肪，但是奧米加6脂肪酸有「發炎」(pro-inflammatory)特質，某些研究指出飲食中的奧米加6脂肪酸比例過高會加重炎症，有可能會增加患慢性疾病的風險，但綜合各項研究的成果沒有得出一個肯定的結論。棉籽油(cottonseed oil)冒煙點高，價格便宜，是很多餐館愛用的煮食油，但它的飽和脂肪含量稍高(27%)，不建議常用。

解釋芥花籽油(canola oil)的疑問
從上面的圖表可看到，芥花籽油是各種食油中飽和脂肪比例最低的，而且芥花籽油含豐富不飽和脂肪，提供兩種人類本身無法製造的必需脂肪酸(essential fatty acid)，即亞油酸(linoleic acid)和α-亞麻酸(alpha-linolenic acid)。必需脂肪酸對胎兒和嬰兒的正常發育和成長十分重要，特別是腦部發展和視覺敏銳度。α-亞麻酸在人體內會轉化為二十碳五烯酸(EPA)和二十二碳六烯酸(DHA)，兩者都有助減低患冠狀動脈心臟病的風險。芥花籽油冒煙點較高，用來煎、炒、炸、焗都

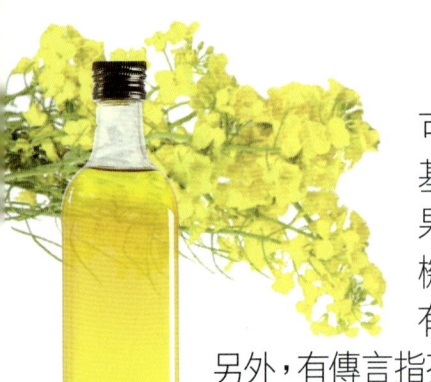

可以。美國大部份的芥花籽都是經過基因改造(genetically modified)的，如果對這方面有憂慮的話可以選擇有機的芥花籽油，因為美國農業部規定有機的食物不能有基因改造的成份。

另外，有傳言指芥花籽油有毒，嚇怕了不少消費者。其實這是一個謬誤，源於芥花籽的來源。芥花籽源於菜籽(rapeseed)，傳統菜籽油(rapeseed oil)含大量對人體有害的芥酸(erucic acid)和葡萄糖異硫氰酸鹽(glucosinolates)。芥花籽是透過自然雜交方式，從幾個品種的菜籽植物雜交培植出來，經過雜交培植出來的新品種菜籽——亦即芥花籽，其芥酸含量極低，而且食油生產過程中的加熱程序會減低芥花籽內的葡萄糖異硫氰酸鹽含量，美國食物及藥品管理局(FDA)和香港食物安全中心亦多次澄清芥花籽油是安全可食用的。[3], [4]

希望大家透過以上介紹，了解2015年美國人膳食營養指南，改變飲食習慣，向健康進發。

資料來源:

(1) Scientific report of the 2015 Dietary Guidelines Advisory Committee: Advisory report to the Secretary of Health and Human Services and the Secretary of Agriculture. (2015). Washington DC.

(2) FDA. (2015, June 16). U.S. Food and Drug Administration. Retrieved from http://www.fda.gov/ForConsumers/ConsumerUpdates/ucm372915.htm

(3) Centre for Food Safety. (2011, April 1). Risk in Brief: Canola oil and food safety. Retrieved from http://www.cfs.gov.hk/english/programme/programme_rafs/programme_rafs_fci_01_03.html

(4)GRAS ASSOCIATES, LLC. (2012). GRAS Notification for Canola Oil Use in Infant Formulas. Retrieved from http://www.fda.gov/ucm/groups/fdagov-public/@fdagov-foods-gen/documents/document/ucm303342.pdf

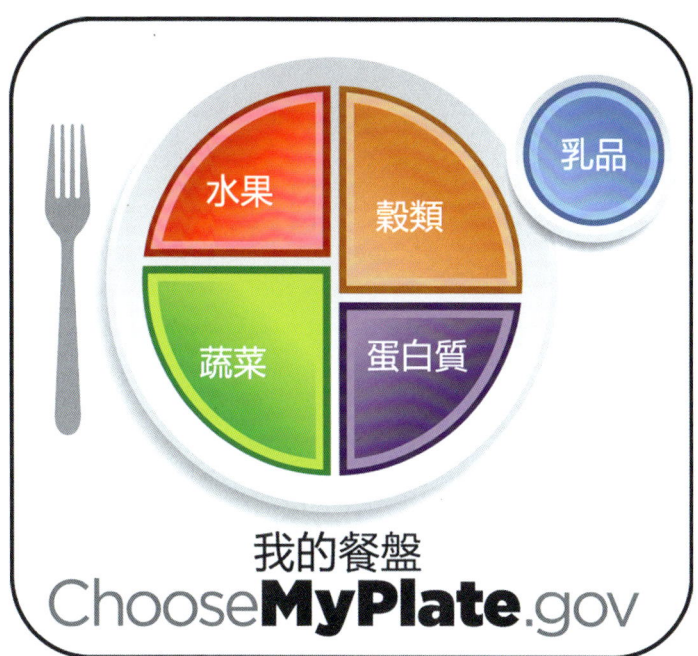

我的餐盤
Choose**MyPlate**.gov

選擇我的餐碟

美國農業部(U.S. Department of Agriculture)在2016年1月發佈了最新的《2015-2020年美國人膳食營養指南》(Dietary Guidelines for Americans 2015-2020)。美國農業部每五年都會發佈以科學研究為證據(evidence based research)的最新營養指南，以減少慢性疾病、超重和肥胖症的風險。指南中的建議適用於2歲或以上的人士。希望大家可根據最新的營養指南來計劃日常飲食，若要查閱最新的美國人膳食營養指南，可到http://health.gov/dietaryguidelines/2015/guidelines。

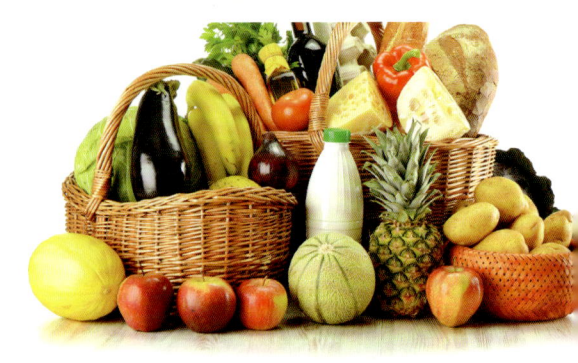

養成健康飲食習慣
My Plate，My Wins

餐碟的一半應是蔬菜和水果：

● 每餐進食各種不同的蔬菜

● 嘗試在沙律、前菜和主菜中加入新鮮、冷藏或罐裝的蔬菜

● 選擇不同顏色的蔬菜，並用健康的方法烹調，如蒸、炒、焗或生的

● 選擇整個水果。 新鮮、冷藏、乾果或罐裝水果(浸於100%純果汁中)都可以

● 正餐時享用水果，水果亦可當作小吃或甜品

穀類的其中一半應是全穀類：

● 選購那些成份表上第一或第二項就是全穀類成份的產品，這代表該產品的全穀類成份較高——試試燕麥、糙米和藜麥(quinoa)

● 限制穀類甜品和小吃，例如蛋糕、曲奇餅和糕點

進食各種不同的蛋白質類食物：

●選擇多種蛋白質類食物，如海鮮、豆類、無鹽堅果和瓜子、黃豆製品、蛋、瘦肉和家禽

●嘗試用豆類/海鮮做的主菜，如吞拿魚沙律和中式素菜湯（眉豆、花生、冬菇、紅棗、蜜棗、蓮藕、栗子）

轉用低脂或脫脂的牛奶或酸乳酪：

● 選擇脫脂牛奶、酸乳酪及加鈣豆漿以減少飽和脂肪

● 用低脂酸乳酪、牛奶和芝士來代替酸奶油、忌廉和全脂芝士。限制添加糖、飽和脂肪和鈉質的攝入量

● 喝水而不是含糖飲品

● 選擇菜油而不是牛油，用以菜油做成的調味醬和沾醬代替那些用牛油做的

● 用食品上的營養標籤和成份表來幫助你限制那些高鈉質、飽和脂肪和添加糖的食物

每天來自添加糖和飽和脂肪的熱量，各自都應少於10%，以一個2,000卡路里的餐單為例，應少於4.5茶匙飽和脂肪的油和12.5茶匙添加糖，鈉質則限制每天2,300毫克以下(約1茶匙鹽的鈉質)。

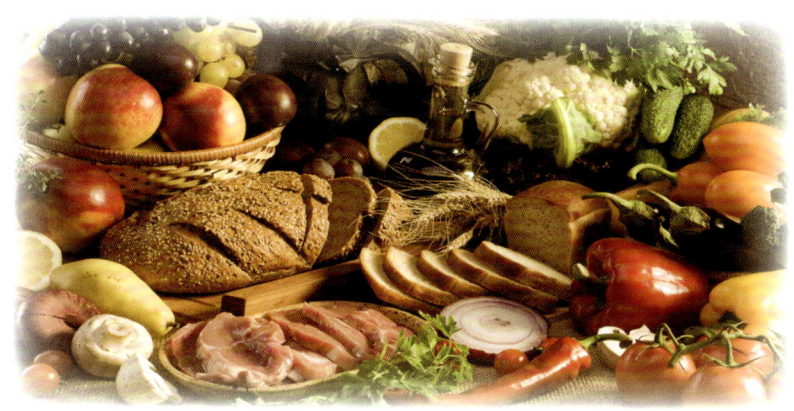

大家亦可參考「What's Cooking? 有什麼可以烹調」，學習健康膳食計劃，烹調和購買食物。這工具設有健康食譜資料庫，提供各種不同的食譜。

詳情可參考網站: https://www.whatscooking.fns.usda.gov。

希望大家逐小改變飲食模式，以達到健康飲食的目標。

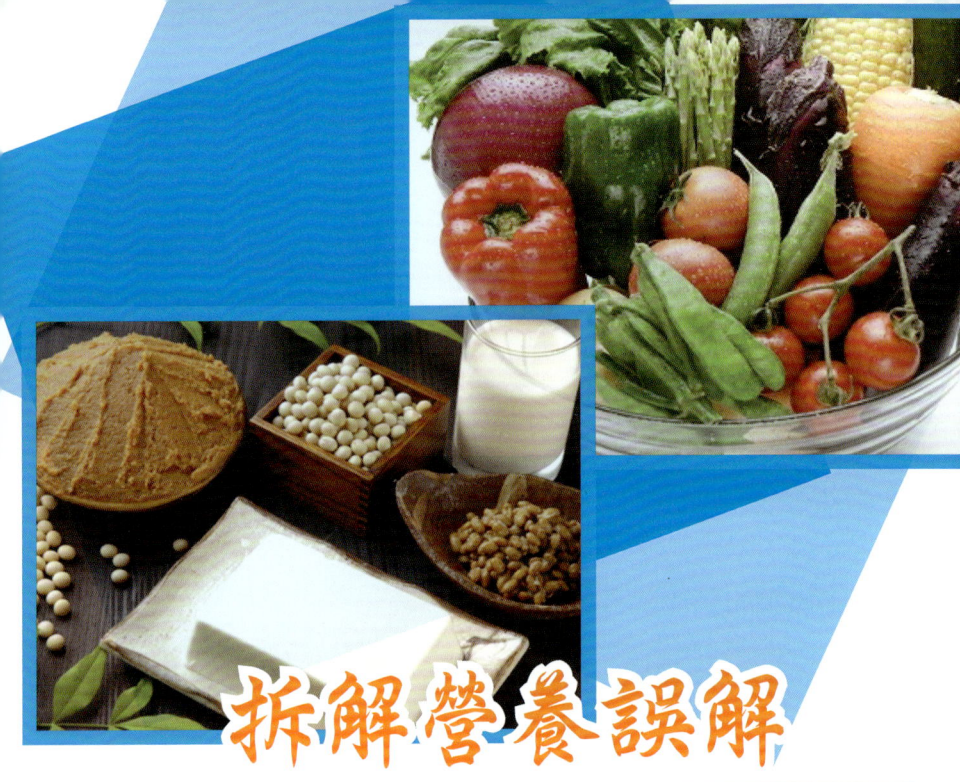

拆解營養誤解

我們每天從網絡、電視、雜誌、身邊朋友中得知很多健康心得，但道聽途説的健康資訊不一定正確可信，以下為大家拆解幾個常見的營養誤解。

誤解1：素食一定健康？

素食近年大行其道，不少人吃素食是為健康原因，但素食不一定健康。很多中式素食餐館的菜色都是油炸的，例如炸麵根、炸芋頭等。油炸的食物含大量脂肪，對心臟健康有不良影響。一些非油炸的仿葷素食如素雞、素鵝、素火腿等都含大量鈉質，過量鈉質可導致高血壓，不應多吃。因此，購買預先包裝的仿葷素食食材時要小心留意營養標籤上的鈉質含量。美國農業部建議成年人每天應進食少於2300毫克鈉質，約等如1茶匙鹽的鈉質。最新的美國人營養飲食指南(Dietary Guidelines)推崇以植物為主的餐單作為健康的飲食模式，

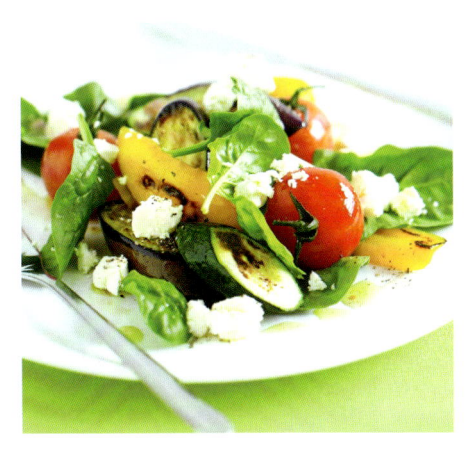

餐單食材主要是：蔬菜、水果、低脂/脫脂奶類製品和全穀類，應多吃含高奧米加3脂肪酸的魚，減少肉類份量，並以植物蛋白質（如豆類製品）代替。肉類是脂肪的主要來源之一，以植物為主的餐單可比傳統美國人餐單含較少飽和脂肪，較多纖維和健康的植物元素。多以蒸、煮方法烹調食物，涼拌食物也可以，例如用五種不同顏色的蔬菜絲，伴上粉皮，即可成為一道健康美味的頭盤。

誤解2：植物油＝健康食油？

植物油通常比動物脂肪較健康，但亦有例外。棕櫚油(palm oil)和粟米油(corn oil)是華人家庭和餐館常用的植物油。棕櫚油雖然是植物油，但含大量對心臟健康有不良影響的飽和脂肪；粟米油則含大量奧米加6脂肪酸，它有「發炎」(pro-inflammatory)的特質，可能會增加患慢性疾病的風險。另外一種要注意的植物油就是椰子油(coconut oil)，它是各種食油中飽和脂肪成份最高的，雖然某些初步研究指椰子油對控制膽固醇沒有影響，甚至有幫助，但是綜合各項研究沒有一個

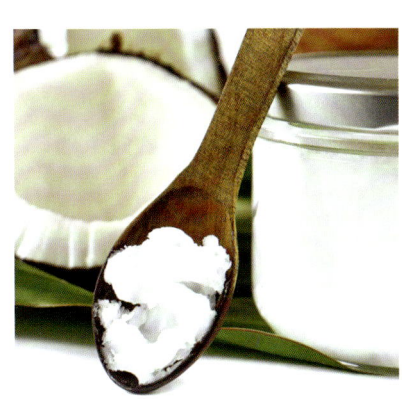

肯定的結論，因此要小心控制份量。建議大家購買食油時可選擇芥花籽油(canola oil)和橄欖油(olive oil)，它們的飽和脂肪和奧米加6脂肪酸含量都不高。芥花籽油的冒煙點較高，可用於煎、炒、焗等不同菜色，橄欖油的冒煙點則較低，不適宜用作高溫煮食，可用來拌沙律。謹記，不論哪一種食油，熱量都一樣，每1克脂肪有9卡路里，一茶匙油含大約5克脂肪。即使是較健康的食油亦要有節制地使用，過量進食同樣會導致過重，增加糖尿病和心臟病的風險。

誤解3：低澱粉質餐單是健康的減肥方式？

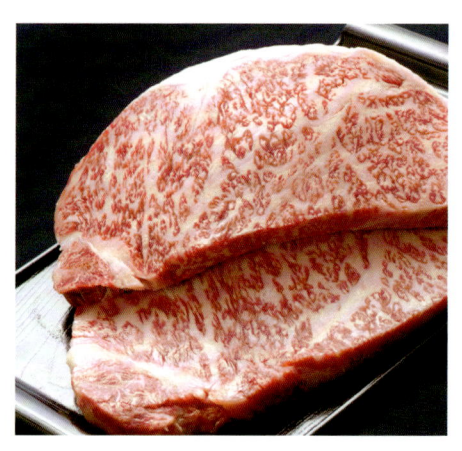

低澱粉質餐單(low-carb diet)是流行的減肥餐單之一，鼓勵飲食中只有少量甚至完全沒有澱粉質。首先，健康的飲食模式應採用均衡的餐單，因為不同的食物種類有不同的功用，缺一不可。而且低澱粉質餐單通常沒有足夠的水果和全穀類食品，可引致便秘和維他命、礦物質不足。澱粉類食物本身不是體重增加的元兇，只是華人習慣進食過量的澱粉質，如米飯和麵條，以致卡路里超標。建議大家可以多以全穀類代替精製的穀類，例如用糙米、藜麥(quinoa)、全麥麵包代替白飯和白麵包，因為全穀類含較多纖維，有助飽足感，從而控制食量，纖維亦對心臟和腸臟健康有益。

誤解 4: 以形補形?

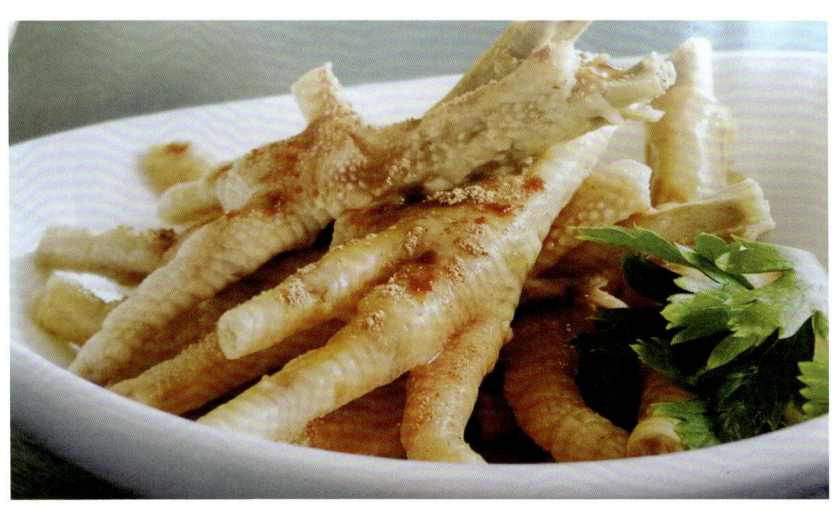

有些人説吃內臟類食物可以補內臟,或吃雞腳可補腳,這些想法是對的嗎?事實上,所有食物在體內都會經過消化吸收,不論是內臟、雞腳或其他部份在食用後都會被分解為脂肪酸、氨基酸等小分子,並無區別。但是,過量內臟及肉類食物可令痛風症惡化,不宜多吃。雞腳也是含高飽和脂肪,會增加心臟病、中風的風險。最近,我觀察到身邊有不少朋友因為工作忙碌,常到餐館用餐,沒有好好計劃自己的飲食,其中一位突然就中風離去了。心臟病都沒有明顯的先兆,所以保護心臟健康是非常重要。另外,有些人誤解豬骨湯可以補骨。豬骨中的鈣質不會溶解於水,而且豬骨湯含較多脂肪,不利心臟健康。建議煲湯可用瘦肉代替豬骨,又可加入不同的蔬菜,製成美味又有營養的湯水。

希望以上的營養資訊可幫助你認清某些食物的誤解。若有問題,請向醫生和營養師求正,切忌藥石亂投。

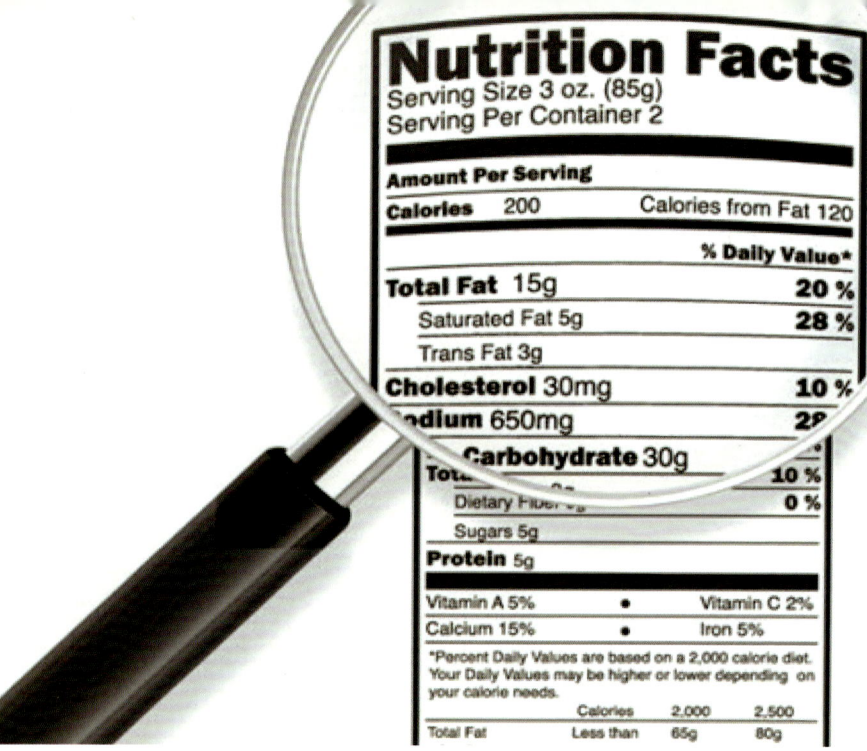

了解新的食物標籤

　　你有閱讀食物標籤的習慣嗎？閱讀和學習怎樣運用食物標籤是健康飲食的橋樑。通過閱讀食物標籤，你能了解該食物是否對身體有益或有害，從而作出健康的選擇。在2016年5月，食物藥物管理局(FDA)已通過修改的食物標籤。修改食物標籤的主因是確保每位消費者能夠利用自己所學的營養知識作出明智之選。根據 FDA 的最後規條 "食物標籤：營養和補充品的修改條例" (Food Labeling: Revision of the Nutrition and Supplement Fact Labels) 多數食品生產商要在2018年7月26號前做出相應的修改。

以下我們會介紹新的食物標籤和如何使用食物標籤實行健康的飲食。

Dual Column Display

Nutrition Facts

2 servings per container
Serving size 1 cup (255g)

Calories	Per serving 220		Per container 440	
		% DV*		% DV*
Total Fat	5g	6%	10g	13%
Saturated Fat	2g	10%	4g	20%
Trans Fat	0g		0g	
Cholesterol	15mg	5%	30mg	10%
Sodium	240mg	10%	480mg	21%
Total Carb.	35g	13%	70g	25%
Dietary Fiber	6g	21%	12g	43%
Total Sugars	7g		14g	
Incl. Added Sugars	4g	8%	8g	16%
Protein	9g		18g	
Vitamin D	5mcg	25%	10mcg	50%
Calcium	200mg	15%	400mg	30%
Iron	1mg	6%	2mg	10%
Potassium	470mg	10%	940mg	20%

* The % Daily Value (DV) tells you how much a nutrient in a serving of food contributes to a daily diet. 2,000 calories a day is used for general nutrition advice.

Nutrition Facts

8 servings per container
Serving size 2/3 cup (55g)

Amount per serving
Calories 230

	% Daily Value*
Total Fat 8g	10%
Saturated Fat 1g	5%
Trans Fat 0g	
Cholesterol 0mg	0%
Sodium 160mg	7%
Total Carbohydrate 37g	13%
Dietary Fiber 4g	14%
Total Sugars 12g	
Includes 10g Added Sugars	20%
Protein 3g	
Vitamin D 2mcg	10%
Calcium 260mg	20%
Iron 8mg	45%
Potassium 235mg	6%

* The % Daily Value (DV) tells you how much a nutrient in a serving of food contributes to a daily diet. 2,000 calories a day is used for general nutrition advice.

雙列標籤 新的食物標籤

1. 雙列標籤（dual column labels）幫助消費者留意食物份量及其營養素

新的雙列標籤（dual column labels）列出一份食物的營養素和整包裝食物的營養素，以幫助消費者容易明白整包食物和一份量的食物所含的卡路里及營養素。

2. 強調食物的份量，每份食物的卡路里和份量的大小

為了引起消費者的注意，食物的份量和卡路里的字體將會被放大和加粗。而且在新的標籤裡，FDA已對食物份量的大小作出相應調整，能更好的反映實際食用份量。食物的食用份量必須基於人們實際的食用食品和飲品的數量，而不是他們應該食用的數量。例如，在以往的食物標籤裡，雪糕的食用份量是半杯，而在新的標籤裡，雪糕的食用份量將調整為2/3 杯。然而，不是所有的食物份量都是增加的。以酸乳酪為例，以往食用的份量是8 安士，但是美國人經常是食用6安士杯裝的酸乳酪，所以酸乳酪的食用份量將降為6安士。

3.在新的標籤裡，取消來源於脂肪的卡路里(Calories from fat)

新的食物標籤將不會包含"來源於脂肪的卡路里"因為研究證明脂肪的類別比脂肪的含量更為重要。

正確了解營養標籤的信息可以有效幫助消費者作出更健康的食物選擇。請記得應選低脂肪、低飽和脂肪、低反式脂肪、低鈉質和低糖。相反，應選擇高纖維、鈣質、鐵質、維他命D和鉀質的食物。基本可以每日建議食用百份比（%Daily Values）為參考標準，若低於5%表示該營養素含量低，高於20%表示該營養素含量高。所以當你選擇食物時，該食物的總脂肪、飽和脂肪、反式脂肪和鈉質的 %Daily Values 最好是低於或者接近5%，而盡量避免接近或者高於20% 的食物。

正確的理解食物成份表可幫助消費者作出明智選擇。食物成份表是按照成份份量而排序的，如果成份表先列出糖、脂肪或油，這代表該食物含較高的糖、脂肪和油。

4.添加糖

在新的食物標籤中,將會添加一項新的食物成份項目。根據最近的膳食指南,為了降低肥胖過重和患慢性疾病的風險,美國人需要從加工食物中降低添加糖的攝取量。添加糖在新的食物標籤中會以重量和每日建議食用百份比的形式顯示。這顯示令消費者了解到食品中的糖份是否來源於食物的本身或是通過加工增添到食物裡。作為一個明智的消費者,我們應該選擇食品是沒有或帶有少量添加糖的成份。

5. 增加維他命D和鉀質和去除維他命A和維他命C

在食物標籤的末端,以往包含了維他命A、維他命C、鈣質和鐵質。在新的標籤裡,由於現今缺乏維他命A和維他命C的情況比較罕見,因此不會顯示在新的標籤,但取而代之的是維他命D和鉀質。因為很多研究報告證實很多美國人都缺乏這兩種營養素。在新的標籤裡,這些營養素都會以重量和每日建議食用百份比的形式顯示,方便消費者作出明智之選。

希望以上的資料可給各位消費者對新的營養標籤提供更準確的理解,以幫助大家食得更健康和精明。

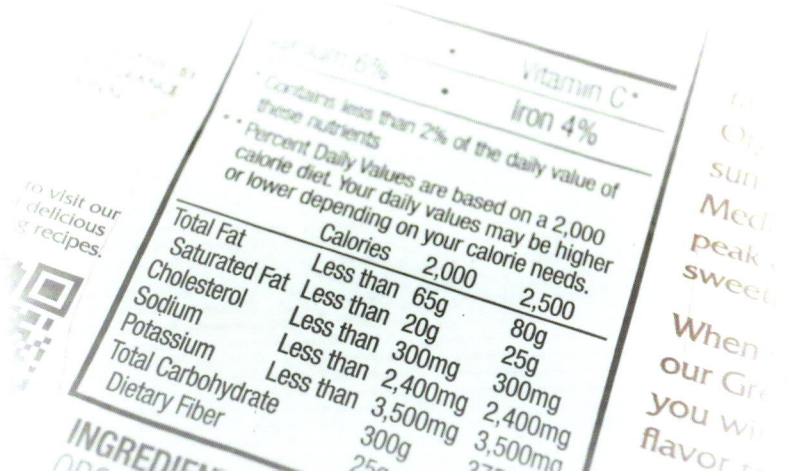

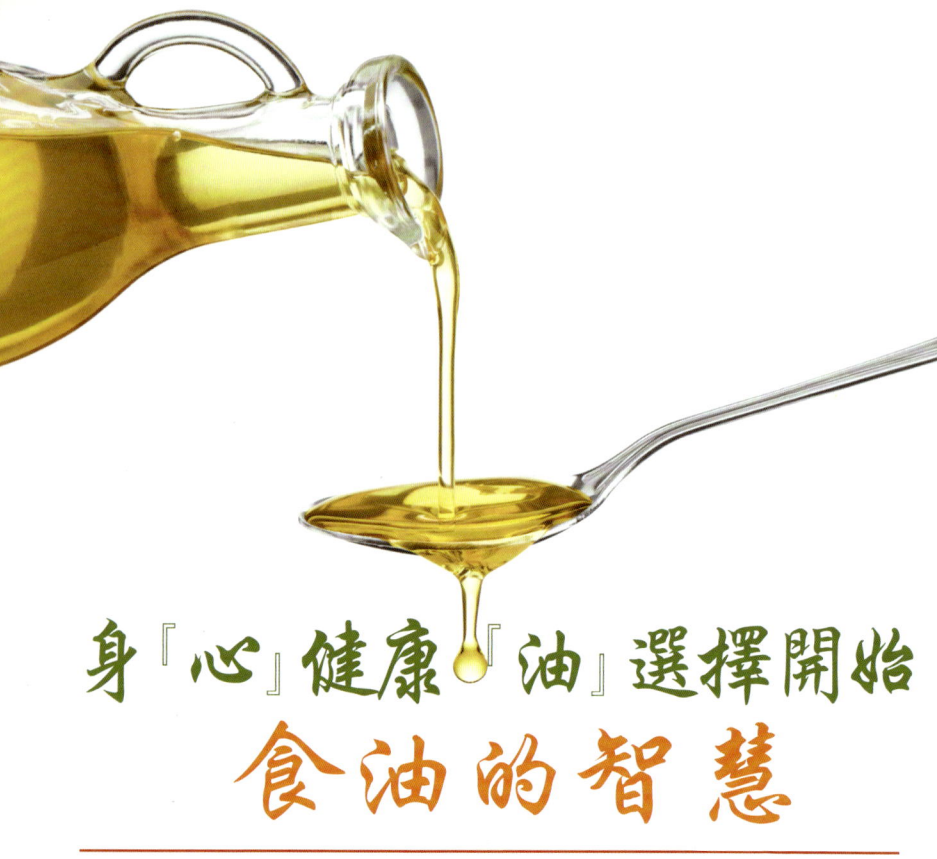

身『心』健康『油』選擇開始
食油的智慧

美國心臟協會(American Heart Association)將每年2月定為美國心臟月(American Heart Month)，用以提高大眾對心臟病的認識和警覺。我們每天進食的食油是影響心臟健康的重要因素之一，市面上有很多不同種類的食油，哪一種對心臟健康最有利？

要比較哪種食油較健康的關鍵在於它們的各種脂肪酸(fatty acid)比例，一般食油含有多種脂肪酸，分為飽和脂肪酸(saturated fatty acid)、單元不飽和脂肪酸(monoun-saturated fatty acid)、多元不飽和脂肪酸(polyunsaturated fatty acid)和反式脂肪酸(trans fatty acid)。反式脂肪酸和飽和脂肪酸對心臟健康有不良影響，而單元/多元不飽和脂肪酸則對心臟健康較為有益。

飽和脂肪酸會增加血液中的總膽固醇(total cholesterol)和「壞膽固醇」(LDL Cholesterol)。

反式脂肪酸會增加血液中的「壞膽固醇」並減少「好膽固醇」(HDL cholesterol)，對心臟健康最為有害，應盡量避免。

單元不飽和脂肪酸可降低總膽固醇，同時不會降低「好膽固醇」(LDL Cholesterol)。

多元不飽和脂肪酸可降低總膽固醇，包括「好膽固醇」和「壞膽固醇」。用這類脂肪代替飽和及反式脂肪有助降低血液中的膽固醇。

選擇食油時除了留意各種脂肪酸的比例外，亦要留意各種食油的冒煙點(smoke point)。不同種類的食油對熱力的承受程度也有所不同，將食油加熱到某個溫度就會開始冒煙，也就是冒煙點。加熱到這個溫度時，食油的一些營養成份開始被破壞，同時會產生有害的物質，油的味道亦可能變苦，影響食物味道。開始冒煙時就應該把油倒掉，不要食用。以下讓我們比較一下各種食油對心臟健康的影響和適合的煮食方法。

橄欖油(olive oil)

橄欖油的飽和脂肪酸含量低，並含有大量對心臟健康有益的單元不飽和脂肪酸，是健康食油之選。但是橄欖油的冒煙點低，不適宜用作高溫煮食，用來拌沙律較佳。初榨橄欖油(extra-virgin olive oil) 有較少酸味和較濃的果味和香味，標籤為"Light"的橄欖油只是顏色和味道較淡，熱量和普通橄欖油是一樣的。

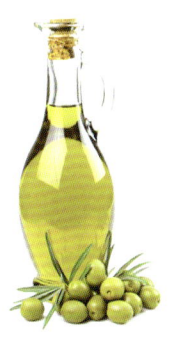

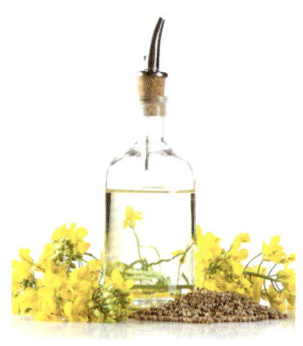

芥花子油(canola oil)

芥花子油是各種食油中飽和脂肪酸比例最低的，單元和多元不飽和脂肪酸成份高，是非常健康的食油選擇。而且芥花子油的冒煙點較高，用來煎、炒、炸、焗都可以。芥花子油的味道較淡，不會影響食物味道。

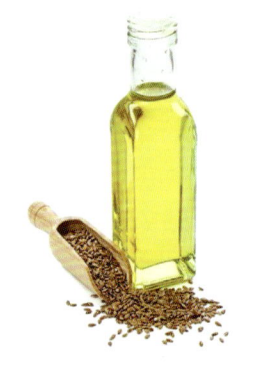

亞麻子油(flaxseed oil)

亞麻子油含有豐富的多元不飽和脂肪酸，對心臟健康有益，但是冒煙點較低，不適宜用作烹調。亞麻子油可用來拌沙律，亦可混入各種香料製作沙律醬。

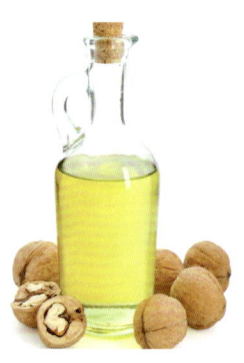

核桃油(Walnut oil)

核桃油含有高濃度的α-亞麻酸(alpha-linolenic acid)，α-亞麻酸可轉化為對心臟健康有益的奧米加3脂肪酸(omega-3 fatty acid)，是非常健康的食油。但是核桃油冒煙點低，不適宜用作烹調，可用來拌沙律，它的濃厚果味可為沙律增添一番風味。核桃油要存放於雪櫃裡。

開心果油(Pistachio oil)

開心果油含有豐富的不飽和脂肪酸，是健康的食油，但是冒煙點低，不適宜用作烹調，可用來拌沙律。開心果油和核桃油一樣有濃厚的果味。

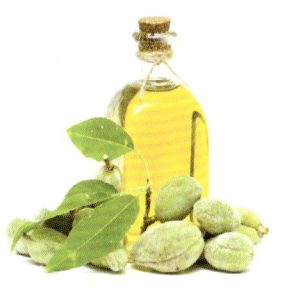

椰子油(Coconut oil)

有別於一般的植物脂肪，椰子油在室溫下是固體而非液體，它含有非常高含量的飽和脂肪酸，看似對心臟健康有害，但是某些初步研究指出椰子油對控制膽固醇沒有影響甚至有幫助，然而綜合各項研究的成果沒有得出一個肯定的結論，所以用椰子油要小心控制份量，不應用太多。椰子油有甜甜的果味，常在素食餐單中用來替代牛油。

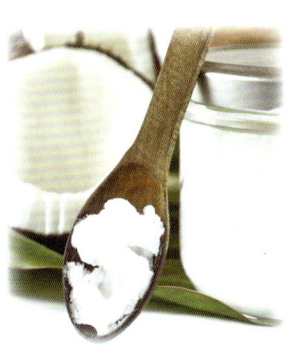

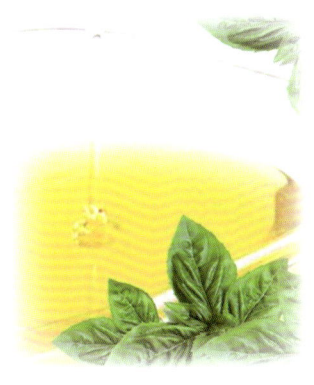

最後，不論哪一種食油，熱量都一樣，每1克油有9卡路里，即使是較健康的食油亦要有節制地使用，過量進食同樣會導致過重，增加心臟病的風險。食油和心臟健康息息相關，切記以上心得，明智地選擇食油，令身「心」更健康！

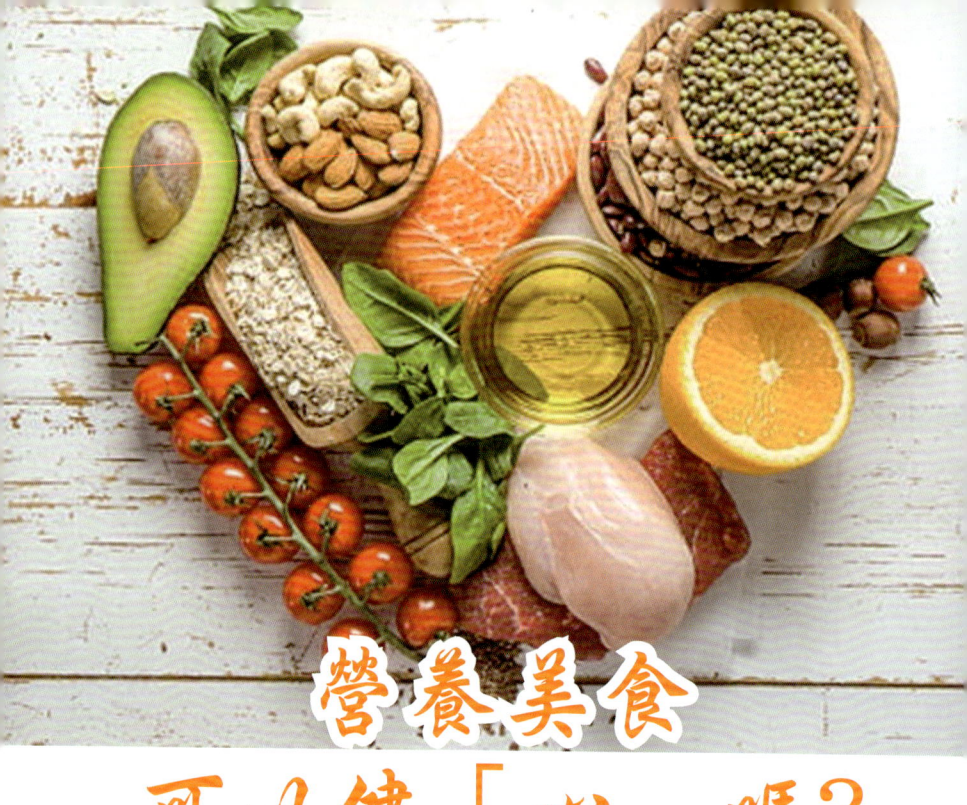

營養美食

可以健「心」嗎?

美國心臟協會(American Heart Association)將每年十一月第一個星期三定為全美健康飲食日(National Eating Healthy Day),鼓勵大家實踐健康的健「心」飲食習慣, 讓大家有一個健康的心來慶祝感恩節,感謝神一年來帶給我們的恩典。

平衡熱量的吸收和消耗

熱量均衡是控制體重的重要一環,當進食的熱量多於每天消耗的熱量,經過一段時間後,便會增磅。我們首先要得知自己所需的熱量,才能計劃每天的餐單和體力活動量。到www.choosemyplate.gov網上工具(Online Tools),輸入性別、年齡、體重、體力活動量,就可得知每天熱量所需建議。

以一個45歲5尺3寸130磅的女性為例，若每天體力活動量少於30分鐘，則需約1800卡路里。常做體力活動有助於維持體重及避免減磅後反彈增磅，美國農業部(USDA)和美國心臟協會建議成年人每星期做最少2小時半中等強度的體力活動(如快步走、騎自行車、行樓梯)或75分鐘劇烈的體力活動(如跑步、踢足球、快速騎自行車)。如果想幫助降低血壓和膽固醇，每星期做3-4次40分鐘中等至劇烈的帶氧運動。各人可根據自己的工作時間和生活習慣，為自己訂下體力活動的計劃表。你可以一次做30分鐘，一星期5次，亦可在工作期間分插3小段的10分鐘體力活動。

多吃含高營養密度(nutrient density)食物

即使每天進食大量食物也不等於身體得到足夠的營養素。每天計劃一個健康的餐單，並包含不同種類的食物，因為不同種類的食物各提供不同的營養素。以下這些食物，它們是各食物種類中含較多維他命、礦物質、蛋白質和其他身體所需的營養素，而熱量相對較低，有助控制體重、血壓和膽固醇：

● 不同顏色和種類的蔬菜水果

● 全穀類食物(如糙米、全麥麵包、燕麥片)

● 低脂/脫脂奶類食品

● 魚及去皮家畜

● 無附加糖和鹽的堅果

● 豆類

● 非熱帶植物油(如橄欖油、芥花籽油)

少吃含少營養的食物

有些食物只有熱量，很少營養素，如汽水、蛋糕、香腸、雪糕等。我們要精明地計劃餐單，盡量選擇含高營養密度食物，減少吃低營養密度的食物，因它們只有大量熱量和對身體健康有不良影響的飽和脂肪、糖和鈉質，很少身體所需的營養素，閱讀營養標籤有助區分營養密度的高低。

每天作出食物選擇時，用以下建議來計劃你的餐飲：

● 控制每天的鈉質攝取量在2300毫克(約1茶匙鹽)以下，如果能控制在1500毫克(略多於半茶匙鹽)以下則更好，這樣有助於降低血壓

● 減少飽和脂肪(動物脂肪，如牛油、豬油)進食量，用不飽和脂肪(來自非熱帶植物的脂肪，如橄欖油、芥花籽油)代替，飽和脂肪應佔每天總熱量的5-6%以下，以一個2000卡路里的餐單為例，每天的飽和脂肪進食量應少於13克(約3茶匙動物油)

● 每星期最少2次以海鮮作為主菜，尤其是富含奧米加3脂肪酸(omega-3 fatty acids)的海鮮，如三文魚、鱒魚(trout)和鯡魚(herring)

● 烹調時避免用煎炸等高脂肪的煮食方法，多用炒、焗、蒸、灼等低脂少油的方法

● 喝酒應適可而止，女士每天不超過1杯，男士每天不超過2杯

自製健康美食

感恩節是親友聚餐的日子，又是表達你對親友感恩的日子。

你可自製健康的無附加糖乾果送給親友，亦為感恩節餐桌上增添健康的選擇。到農夫市場選購時令蔬果，如柿子、紅棗、蕃薯、蘋果等蔬果來自製營養乾果。柿子含豐富的纖維素和胡蘿蔔素(beta-carotene)，可透過身體轉化成維他命A。維他命A有助維持良好的視力和身體的免疫力。1個乾柿子(約5片乾柿子)提供5克纖維素和90微克維他命A，成年女性每天需要25克纖維素和700微克維他命A。而紅棗含有鐵質，1安士紅棗有1.4毫克鐵質，可幫助製造血液，減低患上貧血的機會。成年男性每天需要8毫克鐵質，女性則需要18毫克。

乾果做法很簡單，將蔬果切片，在150-200°F的焗爐焗半小時至2小時。如若製乾蘋果片，用檸檬水浸10分鐘以保持蔬果色澤。不同的蔬果和不同厚度會令焗的時間和溫度有所不同，每半小時檢查蘋果片的狀況，焗到自己喜歡的乾度即可。你亦可用脫水器(Dehydrator)製作乾果。自製乾果健康有益，而且別具心思，適合送贈親朋好友，表達對他們的「心」意。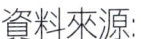

資料來源:
美國心臟協會- http://www.heart.org/

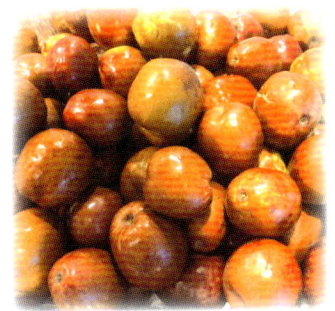
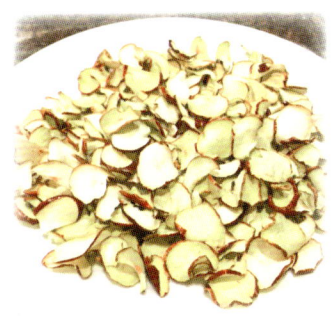
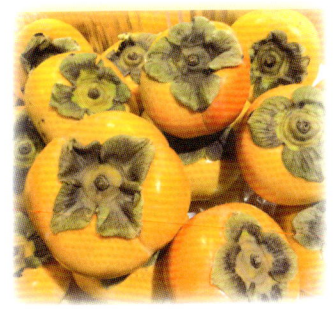
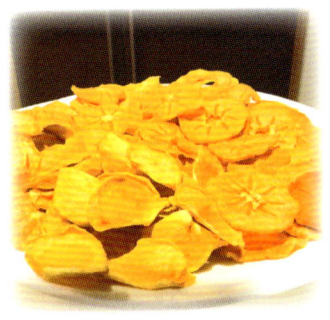

43

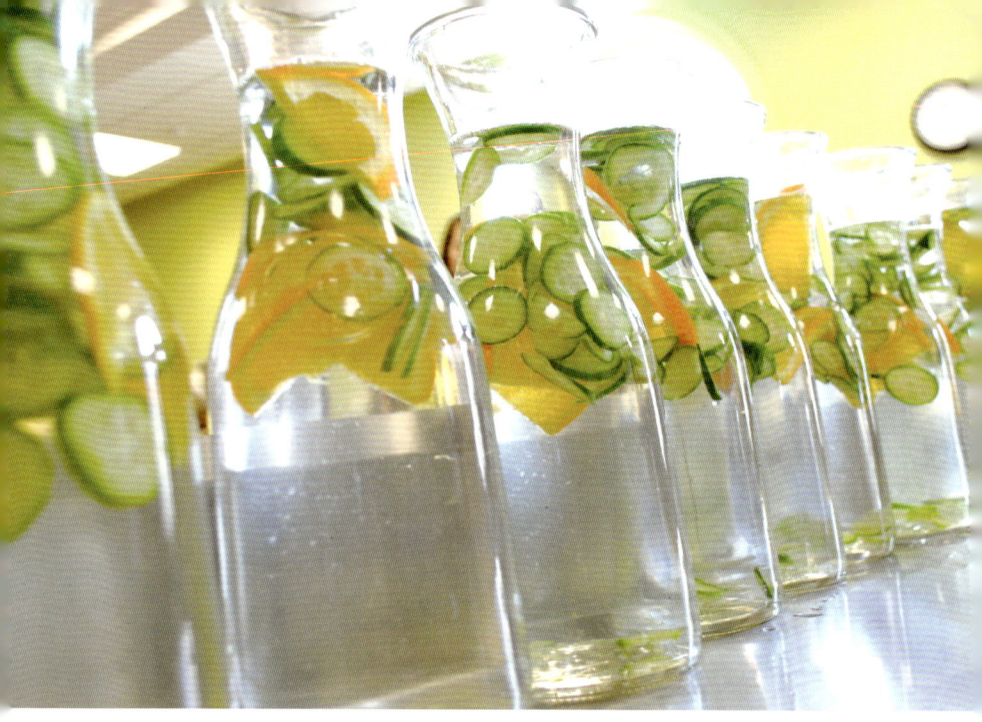

消暑解渴 不忘健康

為了家人和自己的健康著想，我們應該盡量避免飲用加糖飲品。不要在冰箱儲藏大量的加糖飲品，放一壺水就好。用水、低脂或脫脂奶、不加糖的茶或100%果汁(每日限飲4-6安士)來代替加糖飲品，這樣可省下不少糖份！

炎炎夏日消暑解渴，人們常常想到透心涼的冰凍汽水。但是，當你暢快的飲下一罐汽水時，你可知道，已經有10粒方糖隨著汽水進入你的身體？在美國，肥胖症是一個非常嚴重的公共健康問題，每3個美國人就有2個出現過重或肥胖的情況。現時所有證據都顯示加糖飲品與肥胖症有著非常密切的關係，肥胖症會提升你患上2型糖尿病、中風和心臟病等慢性疾病的風險。一般的成年人平均每年食用約152磅添加糖，這

相等於每星期食約3磅的添加糖，其中有超過30%是來自加糖飲品！除了汽水外，很多飲品都含有不少添加糖。

不少飲品都隱藏很多糖份，以下是一些常見的飲品，我們看看它們含有多少糖份。

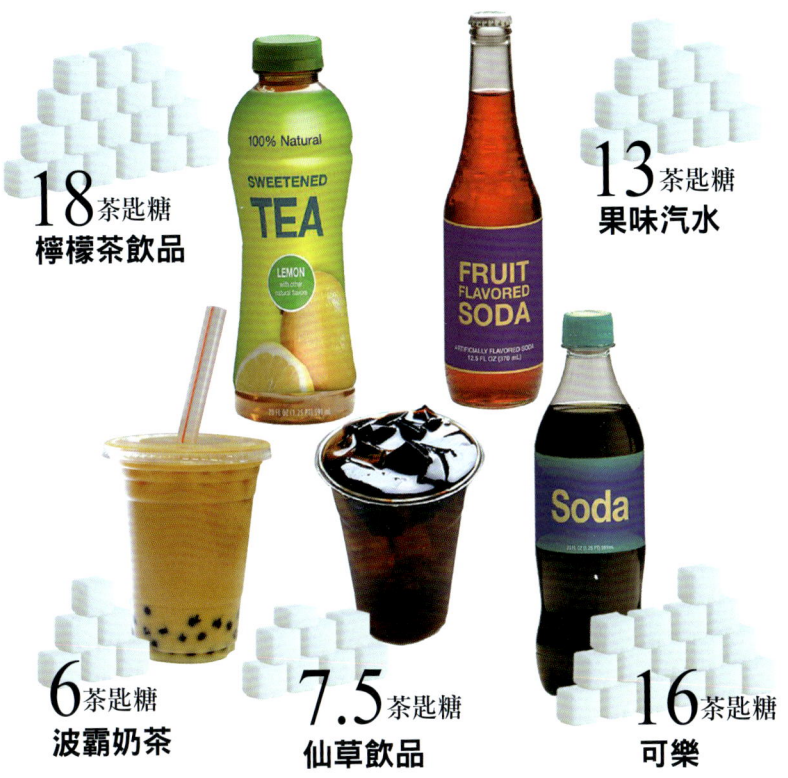

18茶匙糖
檸檬茶飲品

13茶匙糖
果味汽水

6茶匙糖
波霸奶茶

7.5茶匙糖
仙草飲品

16茶匙糖
可樂

很多家長都以為果汁是一個健康的飲品選擇，但這其實是一個誤解。即使100%果汁也含有不少糖份，兩小盒果汁(6.75安士)所含的糖份比一罐汽水還要多。一項2013年的調查發現，在加州，超過三份之一的兒童和青少年（2-17歲）每天喝最少一杯汽水或加糖飲品。美國兒科學會建議6歲以

下的兒童每日不應喝多過4-6安士果汁，而7-18歲的青少年每日不應喝多過8-12安士果汁。另外，能量飲料也不是健康的選擇，因為它含有很多糖份，能量飲料更可引致血壓上升。除了汽水、果汁和能量飲品外，很多飲品和小吃都含有不少添加糖，因此，學會閱讀營養標籤來比較不同飲品和小吃的糖份含量是非常重要的。

營養資料	
食用份量 8液體盎司(240 毫克)	
每罐所含的份數: 3	
每食用份量的含量	
熱量 90	**脂肪熱量** 0
每日建議食用量之百分比	
總脂肪 0克	0%
飽和脂肪 0克	0%
反式脂肪 0克	0%
膽固醇 0 毫克	0%
鈉 10毫克	0%
總碳水化合物 25克	8%
食用纖維 0克	0%
糖 24 克	
蛋白質 0克	
維他命A 0%	**維他命C** 0%
鈣質 0%	**鐵** 0%

每日建議食用量的百分比是基於2,000卡路里熱量的食量要求

如何得知飲品和食物的糖份含量？

1. 把多少克糖乘以每罐所含的份數來計算總含糖量：

24克糖 X 3 = 72克糖

2. 把總含糖量除以4就來得知相等的茶匙數目：

72克糖÷4＝18茶匙糖

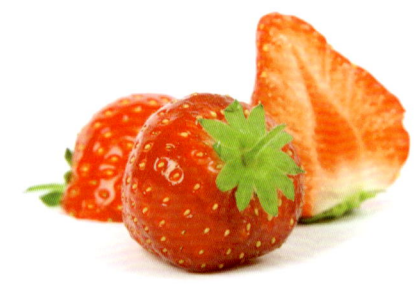

我們應用 "減肥" (diet) 汽水來代替一般汽水嗎?

"減肥" 並不意味著它是健康的, "減肥" 汽水雖然沒有糖份, 但它含有代糖、香精和色素, 代糖更可引致頭暈等副作用。而更重要的是, 我們應戒掉喝汽水的習慣而不是用 "減肥" 汽水來代替一般汽水。不論是一般汽水還是減肥汽水, 它們都含有磷酸(phosphoric acid)和咖啡因(caffeine)。這種物質都會導致鈣質流失, 這不但影響兒童骨骼發育, 也會令成年人更容易患上骨質疏鬆症和增加骨折的風險, 所以每個人都應盡量減少飲汽水。有某些研究更指出汽水可能與腎石的形成有關, 每天喝2杯或以上的汽水更可提升患上慢性腎病的風險。

為了家人和自己的健康著想, 我們應該盡量避免飲用加糖飲品。不要在冰箱儲藏大量的加糖飲品, 可嘗試自製蔬果味水(請看以下食譜)。以水、低脂或脫脂奶、不加糖的茶或100%果汁(每日限飲4-6安士)來代替加糖飲品, 這樣可省下不少糖份!

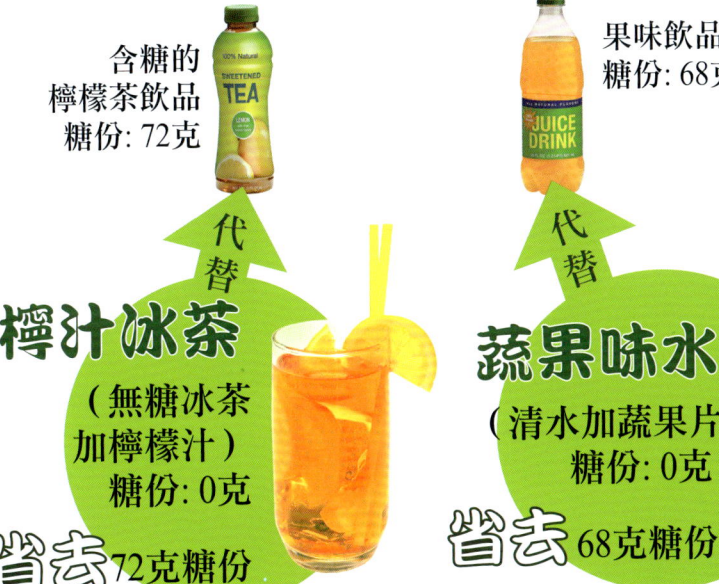

含糖的
檸檬茶飲品
糖份: 72克

果味飲品
糖份: 68克

代替

代替

檸汁冰茶
（無糖冰茶
加檸檬汁）
糖份: 0克

蔬果味水
（清水加蔬果片）
糖份: 0克

省去 72克糖份

省去 68克糖份

47

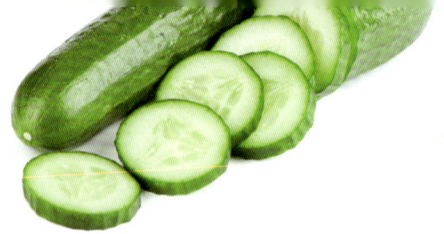

自製各種低糖低熱量飲品
「蔬果味水」

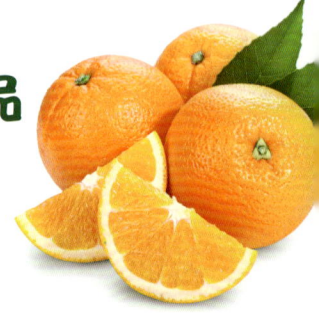

大家可發揮創意，自製各種低糖低熱量的飲品來代替加糖飲品。這裡介紹的就是一個非常健康的飲品，製作步驟如下：

❶ 把清水倒入透明的水瓶；

❷ 在家中的雪櫃找出你喜愛的蔬果，把它們切片。你可嘗試以下配搭：
　 a) 青瓜片、薄荷葉和青檸片
　 b) 橙片和數個草莓；

❸ 把蔬果片放入水瓶攪勻；

❹ 放入雪櫃冷藏以備隨時享用。

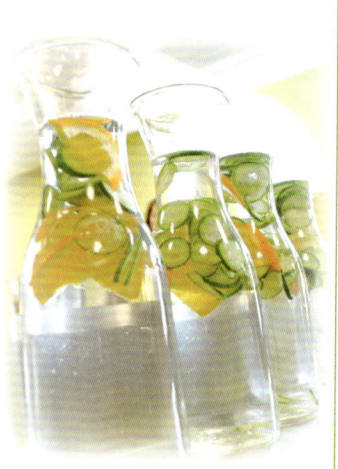

Reference:

Lupackino, S., MHS, RD, LDN (2017). 5 Sneaky Sources of Sugar. Retrieved, from https://www.kidney.org/atoz/content/5_Sneaky_Sources_of_Sugar

Babey SH, Wolstein J, Goldstein H. (2013). Still Bubbling Over: California Adolescents Drinking More Soda and Other Sugar-Sweetened Beverages. UCLA Center for Health Policy Research and California Center for Public Health Advocacy.

Say No to That Diet Soda? (2017). Retrieved, from https://www.kidney.org/news/kidneyCare/spring10/DietSoda

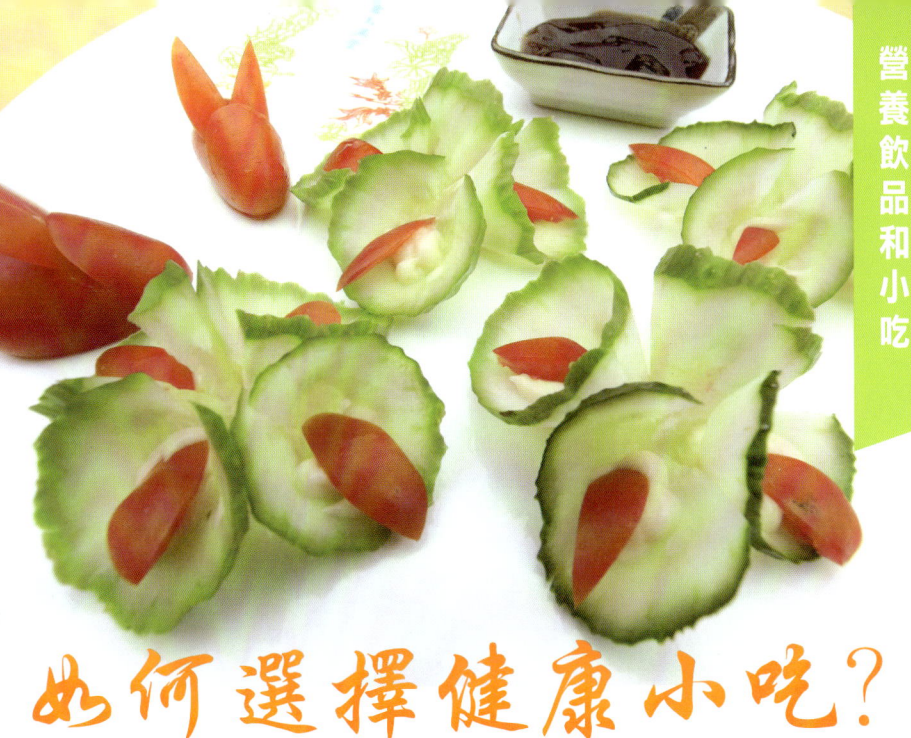

如何選擇健康小吃？

不少人對小吃（俗稱「零食」）都有不好的印象，認為小吃是不健康的食物。事實上，小吃可以成為日常飲食中一個重要的部份，給生活增添樂趣，並提供我們日常所需的營養素。小孩通常比較活躍好動，加上他們無法一次吃得太多，容易肚餓，所以適量健康的小吃有助他們補充體力。小吃更可助成年人在兩頓正餐之間充飢，防止過度飢餓，以致在下一次正餐時因過餓而飲食過量。因此，我們並不需要完全戒除小吃，而是應該思考吃什麼較健康及吃的份量。如果選擇不當或飲食過量，日積月累，就會給我們的健康帶來負面影響。

避免吃高脂肪高糖份的小吃

很多大眾喜愛的小吃都是高脂肪和高糖份的，例如炸薯片、曲奇餅、蛋糕、牛油爆谷、炸蝦片、牛肉乾、蛋撻、白糖糕、雪

糕、菠蘿包、雞尾包等等。這些食物熱量比較高，而其它營養成份較少。長此以往，會導致過重或肥胖症，增加患上某些慢性病的風險。因此很多人也稱這些高脂肪高糖份的食物為"垃圾食物"(Junk food)但要完全戒除自己喜歡的食物是很痛苦的，亦難以堅持，最終更可能會放肆狂吃。因此，我們應學習淺嚐即止，並選擇一些較少油少糖的代替品，減少熱量的吸收。例如以焗薯片代替炸薯片，以100%全麥餅乾代替牛油曲奇餅，以脫脂冰酸乳酪(non-fat frozen yogurt) 代替全脂雪糕等等。事實上，我們可以有更多的選擇，請參考以下選擇美味健康小吃的三步曲。

第一步：選擇多元化的小吃

從五種食物類(穀類、蔬菜類、水果類、奶類、蛋白質類)中選擇多元化的食物作小吃有助身體吸收各種營養，以下是各類食物中較為健康的小吃選擇：

穀類：

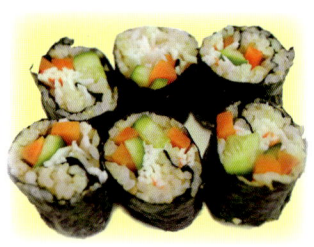

- 全麥餅乾
- 高纖維、低糖份的五穀片(cereal)
  (請選擇每份少於5克糖)
- 低脂微波爐爆谷
- 全麥麵包(可加上低脂芝士作三文治或放入烤爐烤兩分鐘成吐司)

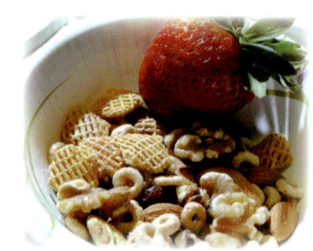

- 全麥麵包(可加上花生醬放入烤爐烤兩分鐘成吐司)
- 用糙米加青瓜條和蘿蔔條製成壽司

水果類:

- 一般的水果,如:葡萄、櫻桃、蘋果及香蕉
- 將鮮果切粒作沙拉
- 無添加糖蘋果醬(applesauce)
- 儲存在水或果汁中的罐頭水果
- 鮮果冰沙

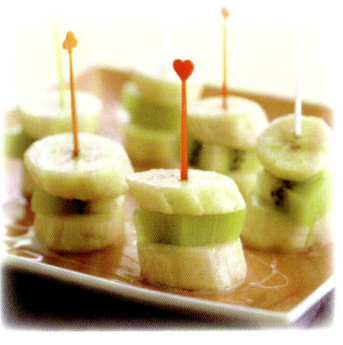

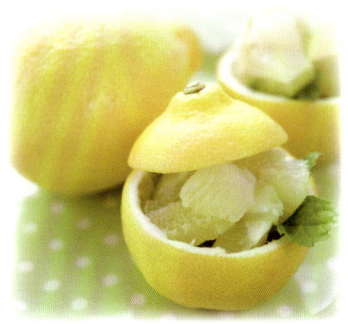

可讓小朋友參與購買、清洗及預備蔬果,這有助於增加他們對進食水果的興趣。成人和小朋友更可以發揮創意,合力以不同種類的水果砌出有趣的圖案。這樣做既有趣味性又可增加親子互動時間,健康又有益。

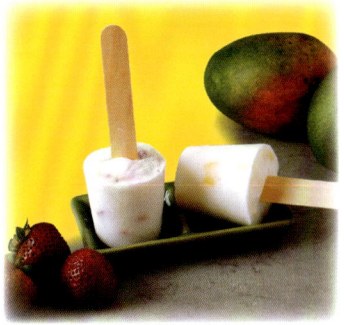

蔬菜類:

- 芹菜加花生醬
- 櫻桃蕃茄、小胡蘿蔔條、豌豆、青瓜片和不同顏色的切條燈籠椒加上低脂沙拉醬(可選擇小朋友最喜愛的 Ranch dressing)便可成為一款美味又健康的小吃

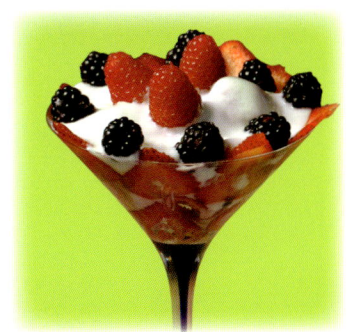

奶類:

- 低脂或脱脂酸乳酪加水果
- 低脂牛奶加麥片或五穀片
- 低脂芝士配全麥餅乾
- 將水果切粒加入低脂酸乳酪,插入小木棒,放入冰櫃兩小時,便成美味冰棒

蛋白質類:

- 無加鹽處理的堅果,如:花生、腰果、開心果和豆類
- 水煮蛋
- 去皮雞腿
- 芝士條
- 水浸吞拿魚(可加在全麥麵包或餅乾上)

第二步:學懂看食物標籤,做個精明消費者

當你購買小吃或其他食物時,切記閱讀食物標籤,選擇低鹽、低糖和低脂的食物。減少食用反式脂肪和飽和脂肪。當你學懂看營養標籤後,就可有效地選擇出較健康的小吃!

第三步:注意份量

除了注意小吃的營養成份外,進食的份量亦同樣重要。即使是健康的小吃,吃多了也會增加體重。控制份量的建議:

- 切忌直接從食物包裝袋取食物,最好倒在小碗內,以避免吃過量
- 用容量較少的盤子擺放食物

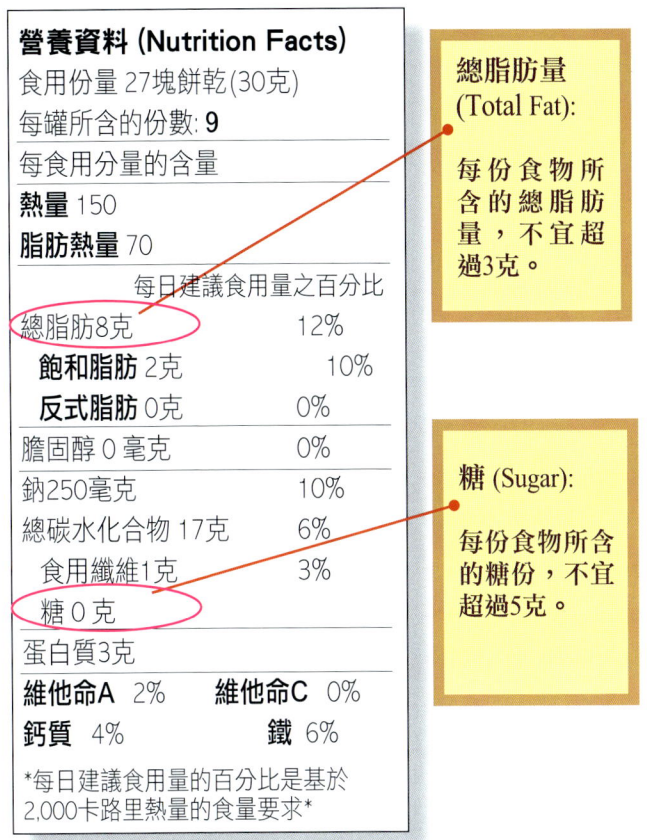

營養資料 (Nutrition Facts)

食用份量 27塊餅乾(30克)

每罐所含的份數: **9**

每食用分量的含量

熱量 150

脂肪熱量 70

	每日建議食用量之百分比
總脂肪8克	12%
飽和脂肪 2克	10%
反式脂肪 0克	0%
膽固醇 0 毫克	0%
鈉250毫克	10%
總碳水化合物 17克	6%
食用纖維1克	3%
糖 0 克	
蛋白質3克	

維他命A 2%	**維他命C** 0%
鈣質 4%	**鐵** 6%

*每日建議食用量的百分比是基於
2,000卡路里熱量的食量要求*

**總脂肪量
(Total Fat):**

每份食物所含的總脂肪量，不宜超過3克。

糖 (Sugar):

每份食物所含的糖份，不宜超過5克。

· 和親朋好友分享你的食物

· 慢慢咀嚼

· 當你開始覺得飽的時候，就應該停下來

· 避免一邊看電視一邊進食

適當的小吃不但能補充體力,更能有效地維持身體的日常運作。只要我們做到以上的三步，會透過吃五大類的食物來攝取不同的營養，在購買食物前讀食物標籤，選擇低糖、低鹽和低脂的食物，並注重食物的份量，我們便可安心地享用小吃和從而得到樂趣。

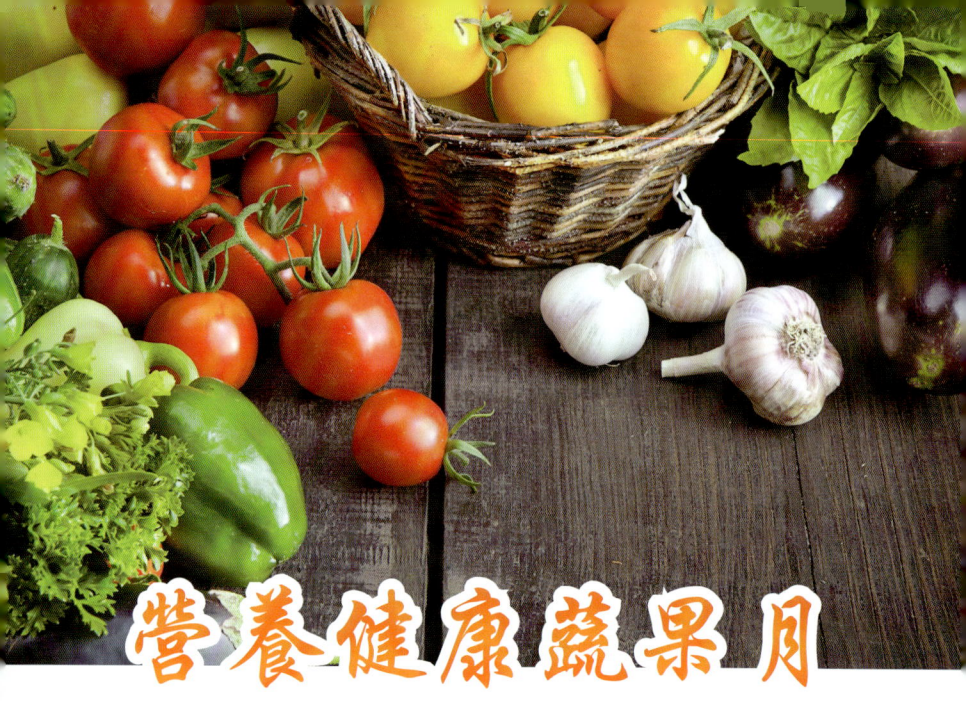

營養健康蔬果月

9月份是蔬果月，是一個提醒每個人每天應吃五杯蔬果以保持健康的月份。眾所周知，蔬果對我們的健康有著不可取替的作用，例如提供維他命、礦物質、抗氧化素和纖維素；蔬果幫助減低許多疾病的患病率，如：癌症、心臟病、中風、身體過重和糖尿病。蔬果也可以緩減一些衰老的癥狀，如：視力變弱、記憶力減退和增強身體免疫力。很多人都知道，我們需要進食多些蔬菜，但很多人卻不能身體力行。

根據美國農業部最新的飲食建議 "Choose MyPlate - 選擇我的餐碟" 和美國健康飲食指南，我們每餐中應至少一半為蔬果。根據不同的年齡和性別，每人一天的蔬果份量需求都不一樣。以下，我們會學習蔬菜的種類和好處。父母也可學習應如何鼓勵小孩多吃蔬菜以達到從小培養良好的飲食習慣。

本地常見蔬菜種類

蔬菜按其結構及可食部份不同，可分為葉菜類、根莖類、瓜類與茄果類和鮮豆類等。其所含的營養成份，因其種類不同各有其特點。

1.葉菜類：包括白菜、菠菜、油菜、捲心菜、莧菜、韭菜、芹菜及蒿菜等，主要提供維生素A、維生素C、維生素E和葉酸。

2.根莖類：包括馬鈴薯、蓮藕、蕃薯、山藥、芋頭。這類蔬菜含相對較高的澱粉量。

3.瓜類與茄果類：包括冬瓜、南瓜、西葫蘆、絲瓜、黃瓜、茄子、蕃茄和辣椒等。這類蔬菜含有較多的水份，但營養素含量較低。

4.鮮豆類：包括毛豆、豌豆、蠶豆、扁豆和四季豆等。與其他蔬菜相比，鮮豆類含較豐富的蛋白質。

健康小概念：何謂一杯？

一般來説，一杯未經煮熟的非綠葉類蔬菜，或已經煮熟的蔬菜或蔬菜汁提供我們一杯份量的蔬菜，或兩杯生的綠葉蔬菜相當於一杯蔬菜。因為一杯容量約等同於一個拳頭的大少，所以一杯煮熟青菜、一個中型馬鈴薯、兩條大西芹、兩杯未煮的綠葉蔬菜和一杯胡蘿蔔都視為一杯蔬菜。

每天或每週需要多少蔬菜？

蔬菜進食量取決於你的年齡，性別和運動量。以下的進食量適合於每日體力運動小於３０分鐘的人。如果你平時做較多的體力運動，你的蔬菜進食量也相應增加。

建議日常蔬菜進食量

兒童(2-8歲)	1至1杯半	**青少年**(9-18歲)	2至3杯
女性	大約2杯	**男性**	大約3杯

蔬菜的營養特點

蔬菜在膳食中所佔比例較大，故極為重要。大多數的蔬菜都含有較低的熱量，而且沒有任何一種蔬菜含有膽固醇。多吃蔬菜對身體有很大的幫助，它們提供人體很多不同的營養素，包括維生素、纖維素和礦物質。根據美國健康飲食指引，美國農業部建議我們應該特別注意4種營養素的攝取量:鉀質、纖維素、鈣質和維生素D。飲食中進食多些高鉀質的蔬菜可幫助你保持良好的血壓。蔬菜是豐富的鉀質來源，如蕃薯、馬鈴薯、蕃茄類製品（蕃茄醬和蕃茄汁）和豆類都含有豐富的鉀質。

蔬菜還含有較多的膳食纖維，有些纖維素不能被人體吸收消化，但可令我們覺得飽滿和促進腸道蠕動，有助於排泄。膳食纖維還可減少膽固醇的吸收，所以多吃蔬菜有利於預防心臟病。

增加進食蔬果的方法

· 購買新鮮的時令蔬菜。它們既便宜而且味道亦比較好。

· 購買容易處理的蔬菜。選擇預先清洗好的袋裝沙律，食用時可加入小紅蘿蔔或小蕃茄。購買袋裝的小紅蘿蔔或西芹條作蔬菜小食。

· 少選用加工過的蔬菜產品以避免進食過多的鈉質。如果你需要購買罐裝的蔬菜，選用"少鹽"(less salt)、"低鈉"(reduced sodium)和"無添加鹽"(no salt added)的產品。

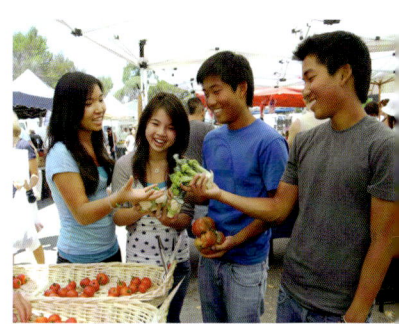

· 進餐時嘗試先進食蔬菜，再進食其他食物。

教導小孩多吃蔬菜心得

· 慢慢地增加蔬菜的份量。

· 購買蔬菜時讓小孩選擇他們想要嘗試的新蔬菜。

· 根據小朋友的歲數，小朋友能參與購買、清洗、去皮或分切蔬菜。

· 利用預先切好的蔬菜來當下午小食。嘗試用低脂沙律醬配西蘭花、紅椒或青椒、西芹條或椰菜花。

· 小孩通常較喜歡分開煮熟的食物。嘗試將兩樣蔬菜分開煮熟給小孩，而不是將兩樣蔬菜混合煮熟。

· 父母在進餐時多食用蔬菜或將蔬菜當作小食，在小孩面前作一個好榜樣。

農夫市場

最為人所知的三藩市農夫市場就是每星期三和星期日在市中心(Market街夾7th&8th街)舉行的農夫市場。他們的營業時間是早上七時至下午五時。請參考以下的圖表來查看其他農夫市場的地點和營業時間。想查詢三藩市以外的農夫市場資料，請上網搜索 "Farmers' Market"。

星期日	Stones Town (3251 20th 街)
	上午9時至下午1時 415-472-6100
星期日和星期三	United Nations Plaza
	(Market街夾7th&8th街)
	上午7時至下午5時 415-558-9455
星期二、四和六	The Ferry Building
	(Embarcadero & Market 街)
	上午10時至下午2時 415-291-3276
星期三	Kaiser Hospital (2425 Geary 街)
	上午10時至下午2時 925-825-9090
星期六	Fillmore & Eddy Street
	上午9時至下午1時 925-825-9090
	Noe Valley Farmers' Market
	(3861 24th 街)
	上午8時至下午1時
	Alemany Blvd Farmers' Market
	(100 Alemany 街)
	上午6時至下午3時 415-647-9423

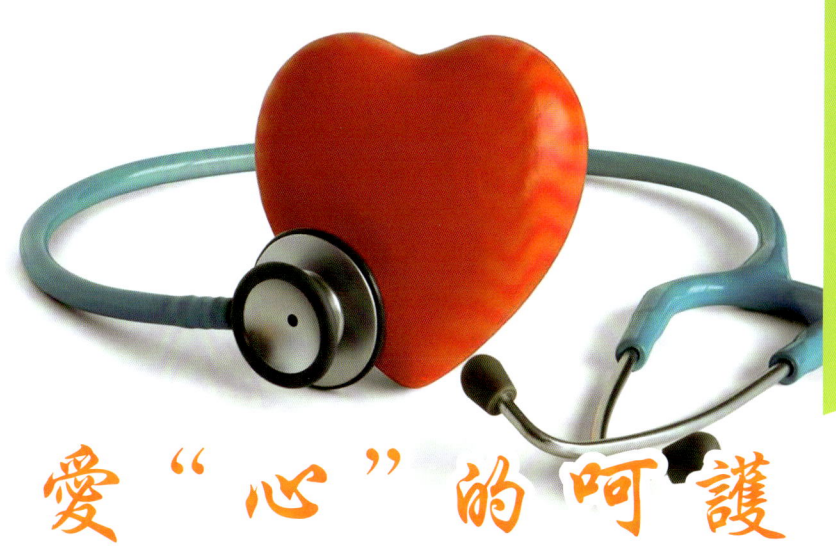

愛 " 心 " 的 呵 護

二月不僅是有情人節的月份，早在1963年，美國國會就將每年2月定為美國心臟月，以提高大眾對心臟病的認識和警覺。時至今日，心臟病依然是美國的頭號殺手。你可能聽説過，身邊有些朋友突然患上心臟病，當中甚至有年輕

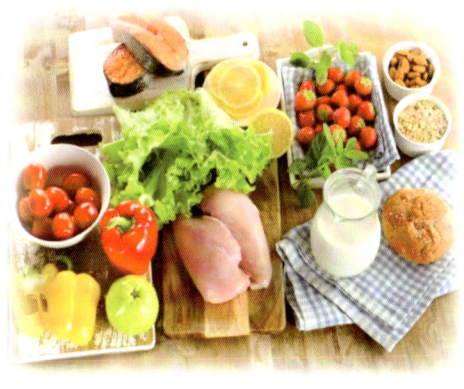

的朋友。心血管疾病沒有太明顯的先兆病徵，上一分鐘還在好好地工作，下一分鐘可能就突然心臟病發昏倒地上。因此，心臟健康是每個人都應關心的問題 。

DASH飲食計劃

你有聽過DASH飲食嗎? DASH 全名是Dietary Approach to Stop Hypertension(用飲食來阻止高血壓)。DASH飲食是一個很著名的飲食計劃，很多主要的健康組織都推薦DASH飲食計劃

來有效地降低血壓、膽固醇、及LDL(壞膽固醇)。美國新聞與世界報導(U.S. News & World Report)連續二年把它評為最佳整體飲食餐單 (Best Diet Overall)。DASH飲食能平均降低血壓7mmHg/4mmHg（上壓/下壓），有高血壓的人士能平均降低血壓12mmHg/6mmHg。

與傳統的美式飲食習慣相比，該飲食計劃增加了蔬果進食量，更多選擇低脂或脫脂乳製品，並減少了總脂肪、飽和脂肪和膽固醇的食用量；強調減少進食紅肉、甜食、糖和含糖飲料；含有豐富的礦物質，如：鉀質、鈣質和鎂質等，它們都有助於降低血壓。

以下是DASH飲食計劃有關各類食物一天進食的指引：

食物類別	每日份量	一份等於多少？
蔬菜	4-5	1杯沙拉，半杯煮熟的菜
水果	4-5	1個中型水果，半杯果汁
奶類	2-3	1杯低脂/ 脫脂牛奶或酸乳酪
穀類	7-8	1片麵包 半杯煮熟了的米飯
肉類	6安士以下 （一安士大約等於 一隻廣東麻雀牌）	1安士煮熟了的瘦肉、 家畜或魚類
脂肪/油	2-3	1茶匙蔬菜油或 人造黃油，2湯匙沙拉醬
糖果 及附加糖	每星期5份以下	1湯匙砂糖或果醬， 半杯冰凍果子露(Sorbet)

*註：最新「選擇我的餐碟」指引建議食用百分之十或以下的附加糖

健康心臟飲食從吃早餐開始

當你吃早餐時，可能會在麵包上塗牛油，你有沒有想過人造牛油也可以幫助降低膽固醇？市面上有一些人造牛油(Margarine)，如：Benecol 和 Take Control，它們添加了甾烷醇酯(Stanol Ester)，可幫助降低血液中的低密度脂蛋白(LDL-Cholesterol)，低密度脂蛋白會增加膽固醇積聚在血管內的機會，亦即「壞膽固醇」。

有「壞膽固醇」，亦有「好膽固醇」，它就是高密度脂蛋白(HDL-Cholesterol)，能去除積聚在血管內的膽固醇，並使膽固醇被運至肝臟然後排出體外。進食含有單元不飽和脂肪(Monounsaturated Fat)的食物有助於減低體內的壞膽固醇，更能降低血中的總膽固醇，例子有：牛油果、橄欖油、油菜籽油等。多元不飽和脂肪 (Polyunsaturated Fat) 則會降低血液中的總膽固醇，包括好的和壞的，它多來自植物油，如：粟米、葵花子、黃豆等。

在食物標籤上，我們會看到總脂肪、飽和脂肪、反式脂肪和膽固醇，它們都會對心臟健康造成不良的影響。總脂肪的進食量不應超過我們整天進食熱量的20%-35%，飽和脂肪的進食量不應超過我們整天進食熱量的10%，過量進食飽和脂肪會增加血液中的膽固醇。反式脂肪多來自經過「氫化作用」的植物油，如：植物性奶油和條狀的人造牛油，它會使血液中的總膽固醇和壞膽固醇增加並降低好膽

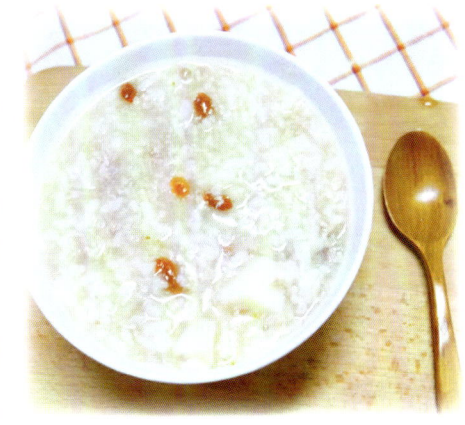

固醇，亦會增加身體的三酸甘油脂(Triglycerides)，增加中風、心臟病和其它心臟疾病的機會。

所以反式脂肪的進食量不應超過我們整天進食熱量的1%。市面上的烘烤食品，例如：餅乾，曲奇餅及蛋糕，都是反式脂肪的來源，我們應盡量少吃。以一個2000卡路里的餐單為例，總脂肪不應超過55-77g(一個雙層煙肉芝士漢堡就含有54g脂肪)，飽和脂肪不應超過15g，如：1杯全脂奶含有5g的飽和脂肪，如果我們一天喝3杯全脂奶，就已經達到飽和脂肪進食量的上限。不能再吃其它含有脂肪的食物。

選擇低脂蛋白質

選擇蛋白質食物時，應多選擇植物來源的蛋白質，因為它們通常比動物蛋白質含有較少的脂肪，而且動物來源的蛋白質通常含有較多的飽和脂肪。植物來源蛋白質的例子有乾豆、黃豆、豆腐等。如要選擇動物來源的蛋白質，應選用低脂的，如家畜、魚類、瘦肉等等，進食前從肉上除去皮和明顯的脂肪就更為健康了。翅膀和爪腳含有很多皮而且很難完全去除，所以我們都是少吃為妙。用腿肉(round)、腰肉(loin)、胸肉等較低脂的肉類來代替排骨、腩肉、叉燒等高脂高鈉的肉類，可省掉很多脂肪。果仁和瓜子都含有蛋白質、纖維等營養素，但同時亦是高脂肪和高熱量，不宜多吃。

留意鈉的進食量

鈉質是一種礦物質，也是食鹽的主要成份。在我們的日常飲食中，鈉的主要來源是食用鹽和加工食品。我們每天不應進食超過2300毫克的鈉質，即一茶匙的食鹽的鈉質。罐頭湯、

豆豉鯪魚、醃製蔬菜如雪裏紅、味菜、鹹酸菜、或醃製的肉類如鹹魚、鹹蛋、臘腸、臘鴨、熱狗腸等等都是高鈉食物，我們應盡量少吃。食用過量鈉質可令血壓上升，從而增加心臟的負擔。烹調食物時少用鹽，多用香料、香草，如：檸檬、花椒、八角、蔥、蒜頭、胡椒粉、薑、五香粉、香茅等調味來代替鹽或高鈉質的醃料，如：醬油、蠔油、味精、雞粉、蝦醬、腐乳等。購買罐裝湯、餅乾、醬汁時選低鈉或低鹽標籤的產品。每湯匙低鹽醬油有520毫克鈉，而一般的醬油則有820毫克。請注意低鹽醬油其實也有不少的鈉，所以即使是「低鈉」也不要用太多。低鈉的雞湯只有72毫克鈉，而一般雞湯有高達860毫克的鈉！

多吃全穀類

穀類食物分兩種：全穀類(whole grains)和精製類(refined grains)。精製的過程會令纖維素和營養素流失，所以我們應多吃全穀類食物。纖維素可以增加飽足感，從而幫助你更容易控制體重，它亦能幫助降低膽固醇。

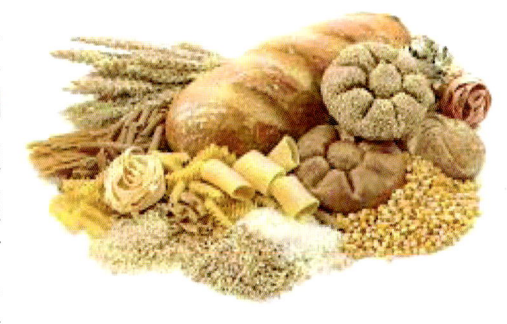

全穀類食物比精製類的穀製品含有較多的維生素、礦物質和植物元素(phytochemicals)，這些營養素對於控制血壓和保持心臟健康扮演重要角色。

建議食用方法：製作三明治時可用全麥麵包來代替白麵包，午餐或晚餐時可用糙米代替白米。女性一天的纖維素建議進食量是25克而男性則是38克。1-3歲的小童的纖維素建議進食量是14克，4-8歲的是17-20克。

做一個聰明的購物者,不可以單憑食物的顏色來鑒定該食品是否全穀類食品。食品營養標籤上所注明的五穀雜糧 (multi-grain)、研磨麵粉(stone-ground)、麥糠(bran)等通常都不是100%全麥產品,甚至不包含任何全麥。因此,要選擇注明「100%全穀」或「100%全麥」(100% whole grain) 的食品。學會查看營養成份標籤裏有關纖維含量的比例,若選擇 "Good sources",則表明食物裏的纖維含量為你每日所需的10%至19%;若選擇 "excellent sources",所含纖維含量則為你每日所需的20%或以上。

進食各種不同的蔬果

蔬菜和水果含有很豐富的維生素、礦物質、纖維及植物元素,而且蘊含的熱量不高。選擇紅色、橙色、深綠色等不同顏色的蔬果,如蕃茄、蕃薯和西蘭花,既能為餐碟增添色彩,又可以吸取到不同的營養素。多選擇新鮮的水果,而非果汁,增加纖維素的進食量。購買罐頭蔬果時,切記要選擇無加鹽 (no salt added)及無附加糖(no added sugar)的。在日常的烹調中,我們可以減少肉類,多用蔬果來代替,如煎肉餅時加入蔬菜例如蓮藕,亦可用水果和蔬菜作為小食,以增加每日的蔬果進食量。

每週多吃海鮮

不論你本身有沒有心臟病,每週吃8安士各種類的海鮮,都可減低因心血管疾病引致的死亡率,因為它們含有奧米加3脂

肪酸。研究顯示進食建議份量的海鮮，其健康益處大於因水銀引起的壞處。在美國較常見的「高奧米加3脂肪酸、低水銀」的海鮮有：三文魚、鮋魚、鱒魚和太平洋鯖魚。

選擇低脂蛋白質

瘦的牛肉和豬肉、雞肉、火雞、豆類或豆腐都是很好的低脂蛋白質來源，它們既提供我們日常所需的蛋白質，又不會包含太多脂肪。改用瘦肉(lean meats)、肉眼(loin)、腿肉(round)、柳枚(tenderloin)等較瘦的肉類，不用排骨(ribs)、腩肉（belly meats）可省掉很多脂肪。

選擇低脂奶類製品

不要忘記奶類製品，用餐時搭配一杯脱脂(skim)或低脂(1%)牛奶，它們所提供的鈣質及其他重要營養素和全脂奶一樣多，脂肪和熱量卻較少。1杯全脂奶含有10克脂肪，但低脂(1%)的就只有2.5克。如果你不喝牛奶的話，可嘗試以加鈣豆奶再為餐飲或在你的餐單中包含脱脂或低脂酸乳酪。雖然芝士也是奶類製品，但牛奶和酸乳酪相比起大部份芝士含有較多的鉀質和較少的鈉質。而且，差不多所有牛奶和很多的酸乳酪都有附加維他命D。

使用健康的烹調方法

除了選擇健康的食物，烹調方法也會影響到心臟的健康，多選用低脂的烹調方法，如焗、烤、蒸和灼。盡量避免煎炸食物，因為這樣會增加食物的油脂含量。炒菜時用噴霧式菜油

來代替一般食油可省掉5克脂肪。外出用餐時，很多菜式都會用「走油」的方法來處理多水份的蔬菜，你可要求他們改用「飛水」或減少外出用餐。在家吃飯較容易控制食材的選擇，這樣你就可以確實地知道你吃了甚麼食物。同時，用餐時用較小的碟子也可幫助你控制食量，這樣你可以吃完整碟食物，感到滿足而又不會吃過量。慢些吃，除了能享受它的味道和口感，還能避免吃得太多食物。

為幫助大家更容易控制食量，以下的比喻顯示了 "一份" 食物與實物的大小比較，以幫助你建立一個健康的餐碟：

3 安士肉	≈	一盒錄音帶
3 安士魚	≈	一本支票簿
1 個中型水果	≈	一個棒球
1 杯蔬菜	≈	一個棒球
1 杯五穀片	≈	一個拳頭
半杯煮熟的飯	≈	半個棒球
1 茶匙油	≈	一粒骰子

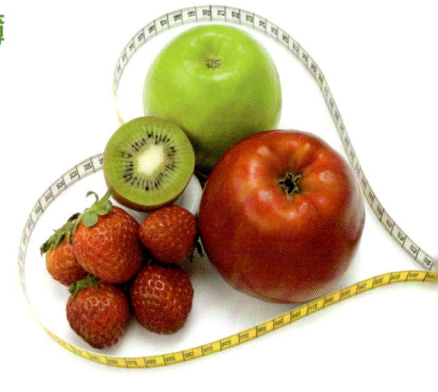

以上為大家介紹了很多有關心臟健康的知識，包括DASH飲食計劃、人造牛油和各類脂肪對心臟健康的影響，並建議大家留意鈉的進食量、多吃全穀類、進食各種不同的蔬果、每週多吃海鮮、選擇低脂蛋白質和奶類製品並使用健康的烹調方法。請從現在這一刻開始就在你的生活中作出改變，向健康的心臟踏出第一步。

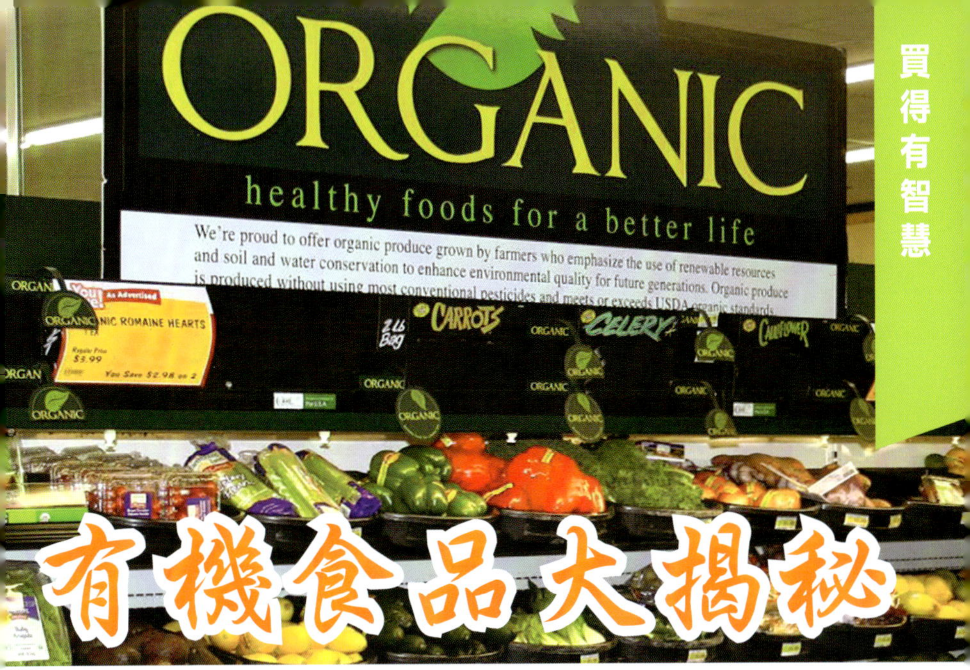

有機食品大揭秘

隨著近年不斷發生的食物中毒事件和污染問題，加上市民對自身健康越來越重視，有機食物也變得越來越普遍。要在市面上尋找有機食物並不困難，在農夫市場（farmer's market）和很多超市也能發現它們的蹤跡。大部份市民可能都有購買有機食物的經驗，但到底什麼才算是有機食品？它們與一般食品有什麼分別？在平日的有機蔬果購買中又應該注意哪幾點呢？以下資訊幫助你更多認識有機食品，使你邁向更健康的生活。

何謂有機食品?

「有機」一詞主要是形容農民如何耕種和處理農產品的方法。有機農業強調使用可再生資源(Renewable resources)，減少污染及保存水土。農民不使用傳統的方法來施肥、控制雜草、或防止牲畜傳染疾病，而是用較天然的方法來達到以上目的。但天然並不等如有機，美國農業

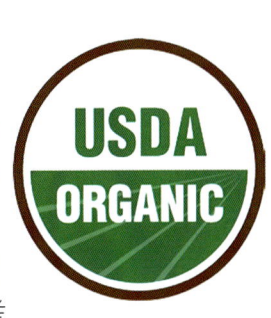

部(USDA)規定食品需遵循合乎規格要求的有機栽培管理模式，才能印上「有機(organic)」的標籤，如下：

有機水果、蔬菜、穀類、堅果：不使用人工合成的化學肥料和農藥，不使用離子輻射(ionizing radiation)來保存食物，不使用污水污泥，及無基因改造(GMO)。

有機肉類：牲畜能到室外走動，餵飼的需要是百分百有機食物，不含雞糞、血液、碎肉等動物副產品。禁用生長激素(Growth hormone)、抗生素(antibiotics)和離子輻射。

有機雞蛋和乳製品：牲畜能到室外走動，過去12個月餵飼需要是百分百有機食物，禁用生長激素和抗生素。

有機食物比較安全或有營養嗎？

沒有足夠科學研究證明有機食物更有營養、更安全或更好味。最近有一項研究比較過去50年有機食品和一般食品的營養成份，發現兩者的營養成份相約。不論是有機或傳統食品如牛肉、全脂奶等都含有同等份量的脂肪和膽固醇，不宜多吃；而有機及一般的蔬菜水果都含有同量的維他命和礦物質，對身體同樣健康有益。

蔬果殘餘農藥對比

雖然美國農業部公佈有機食品的農藥殘餘量(pesticide residue)比傳統食品顯著較少，但兩者都沒有超過法定的安全標準，不會導致即時的傷害。美國一個公眾健康關注團體「環保工作集團」(Environmental Working Group)，根據政府的數據分析了五十三種蔬果，列出最受農藥污染(dirty dozen)及最少受農藥污染(clean fifteen)的蔬果。

2018年最受農藥污染的蔬果　Dirty Dozen

(含較多農藥殘餘)

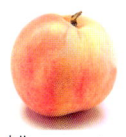

桃 Peach

梨 Pear

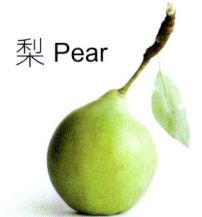

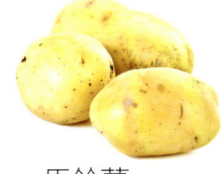

甜椒
Sweet pepper

芹菜 Celery

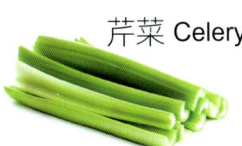

草莓 Strawberry

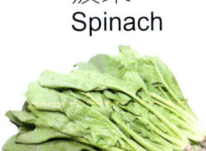

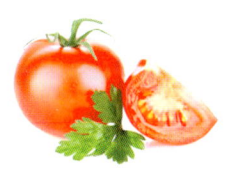

馬鈴薯
Potato

櫻桃
Cherry

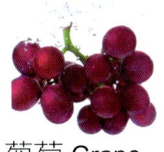

菠菜
Spinach

蕃茄 Tomato

葡萄 Grape

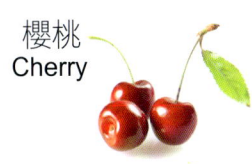

油桃
Nectarine

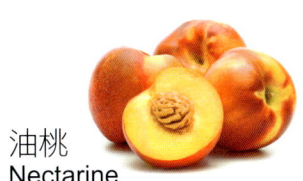

蘋果
Apple

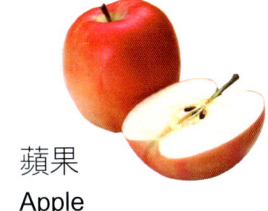

(含少量農藥殘餘)

茄子
Eggplant

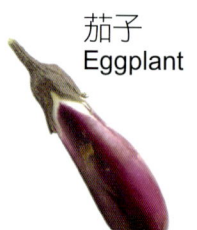

甜玉米
Sweet
Corn

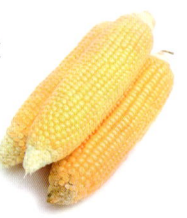

蘆筍
Asparagus

鳳梨
Pineapple

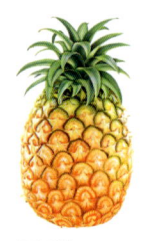

奇異果
Kiwi

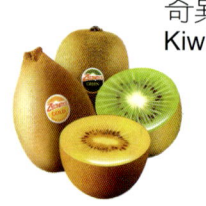

甜豌豆
Sweet
Pea

木瓜 Papaya

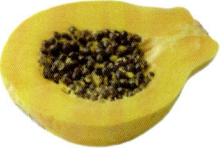

哈密瓜
Cantaloupe

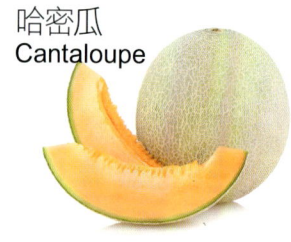

西蘭花
Broccoli

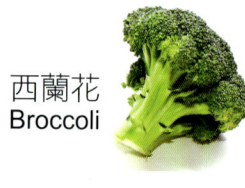

花椰菜 Cauliflower

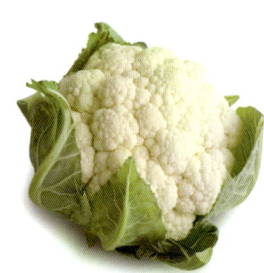

芒果 Mango

洋蔥 Onion

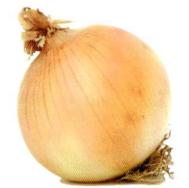

牛油果 Avocado

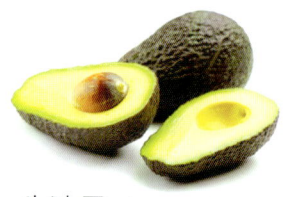

蜜瓜 Honeydew

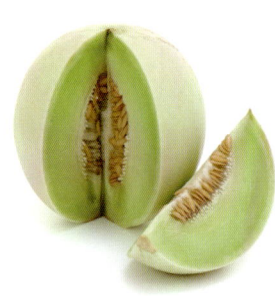

捲心菜 Cabbage

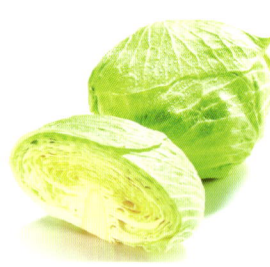

有機蔬果的價錢較貴，建議把大部份用來購買有機食物的預算花在購買「最受農藥污染的蔬果」上。大家應盡量購買當季的時令蔬果，當季的時令蔬果都是應時生長的，而不是農業刻意用新的科技或化學肥料耕種出來的。

哪些人應更注重有機食品？

某些研究指出長期攝取微量農藥殘餘可能會對神經系統和發育過程造成不良影響，兒童和孕婦等高風險群體(high risk group)應多加注意，因為兒童的免疫系統較弱，而發育中的胎兒對環境中的有毒物質較敏感。另外，癌症患者亦是高風險群體之一，應盡量減少接觸農藥、防腐劑和有毒添加劑。為減少殘餘農藥對身體的潛在風險，有機食品仍是一個不錯的選擇。

如何減少蔬果上的殘餘農藥？

不論購買有機還是一般普通的蔬果，都應徹底洗淨。可用蔬果清洗液(fruit and vegetable wash)或清水洗刷蔬果，包括那些表皮不能食用的蔬果，注意不要用肥皂。蔬果清洗液可去掉蔬果上的蠟和農藥殘餘，如要清洗少量蔬果，將幾滴清洗液滴到蔬果上，洗刷30秒，用清水洗淨。如要清洗大量蔬果，將1湯匙清洗液和32安士清水混合，把蔬果放入其中洗刷30秒，用清水洗淨。

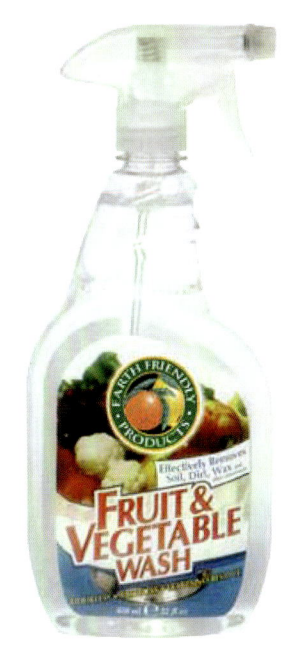

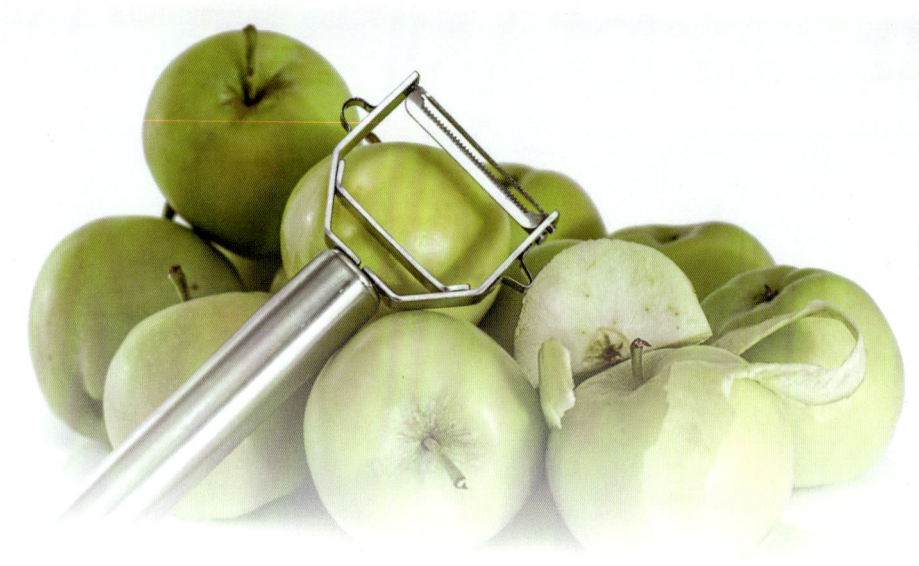

除了清洗外，可採取以下措施來減少殘餘的農藥和其他污染物：

- ·食用前先削皮
- ·去除葉類蔬菜的最外層（如：捲心菜）
- ·若蔬果放置在冰箱以外的地方超過4小時或以上，應丟棄
- ·去除肉類上可見的脂肪和表皮，因這些較容易殘留著農藥
- ·嘗試吃不同產地，不同種類的食物，以避免長期攝取同一類農藥的可能性

吃得健康不一定要跟隨全有機飲食，亦不一定要一筆昂貴的花費，Costco、Trader Joe's和農夫市場(farmer's market)的有機食品比一般較便宜。你只要動動小腦筋，將購買有機食品的預算用於較容易受農藥污染的食品，並盡量購買當季的食物，便能達到活得好、吃得對的效果。

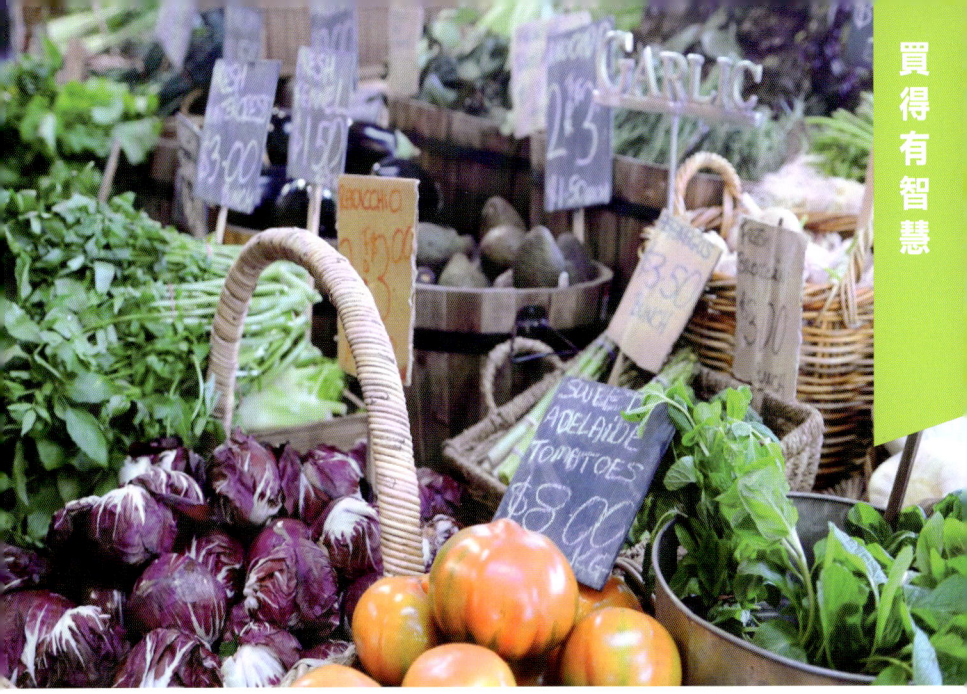

吃蔬菜的學問

很多人都知道多吃蔬菜對身體有益，每天應吃3杯蔬菜或以上。但每種蔬菜都含有不同的營養素，我們應該吃哪種蔬菜？以下我們一起探討吃蔬菜的學問……

根據美國農業部(USDA)的美國人膳食指南，很多在美國生活的人日常飲食都沒有攝取足夠的纖維素(fiber)和鉀質(potassium)，這兩種營養素對我們的身體健康都非常重要。

高血壓是華人常見的健康問題，進食過量鈉質(sodium)可引致高血壓，而鉀質(potassium)可減低鈉質對血壓的不利影響，從而減低血壓。美國人膳食指南建議成年人每天應攝取4700毫克鉀質，有腎病和正在進食某些藥物的人的鉀質建議攝取量則有所不同，應詢問醫生或營養師有關他們的鉀質建議攝取量。

纖維素可提供飽足的感覺，對控制體重非常有幫助。纖維素更可減低患心臟血管的疾病和糖尿病。根據美國農業部的美國人膳食指南建議，每攝取1000卡路里當中應攝入14克的纖維素。一般成年女性每天需攝取大概25克纖維素，男性則需大概38克，國家醫學院(Institute of Medicine)詳細列出不同年齡和性別的建議纖維攝取量：

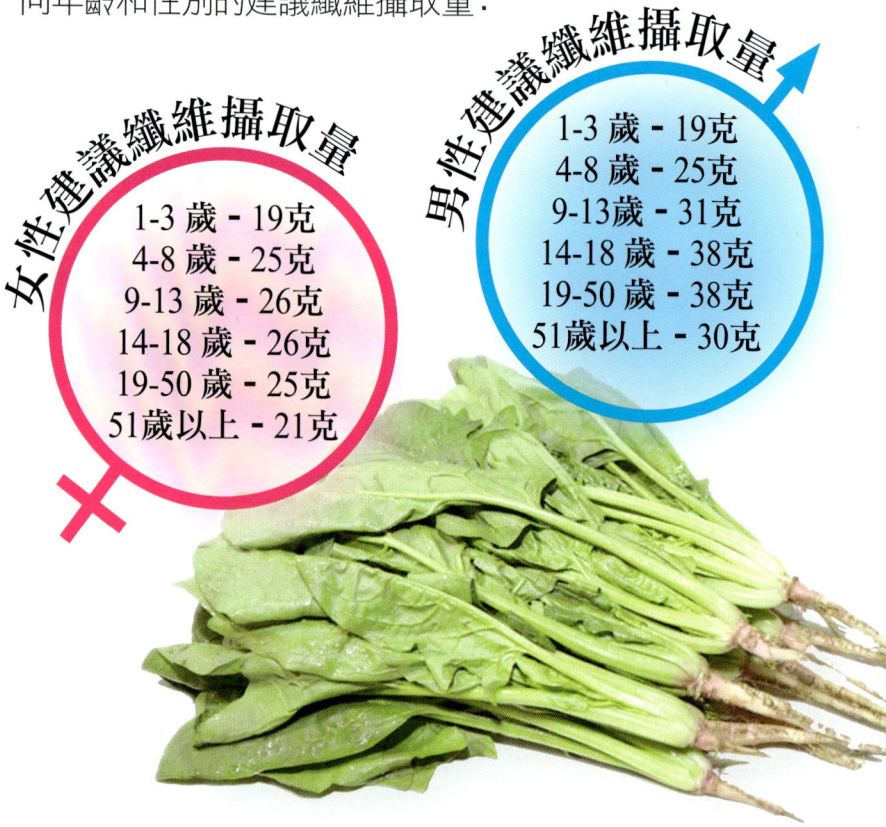

女性建議纖維攝取量

1-3 歲 - 19克
4-8 歲 - 25克
9-13 歲 - 26克
14-18 歲 - 26克
19-50 歲 - 25克
51歲以上 - 21克

男性建議纖維攝取量

1-3 歲 - 19克
4-8 歲 - 25克
9-13 歲 - 31克
14-18 歲 - 38克
19-50 歲 - 38克
51歲以上 - 30克

如想攝取足夠的纖維素，請看以下的例子：

· 一杯煮熟的西蘭花含5克　　· 一個中型梨含4克

· 一杯煮熟的波菜含5-7克　　· 1/3杯五穀片 (Bran)含大約9克

以一個成年的女性應攝取25-28克來計算，一天吃兩杯深綠色蔬菜，兩個水果加1/3杯五穀片，便可攝取27克的纖維素。

深綠色蔬菜 如：菠菜(spinach)，甘藍菜(kale)，羽衣甘藍(collard)和珟

士甜菜(Swiss chard)含豐富的葉黃素(lutein)和玉米黃素(zea-xanthin)。葉黃素是胡蘿蔔素的一種,有保護眼睛的功效。研究證明進食較多含豐富的葉黃素和玉米黃素的食物可減低患白內障(cataract)和黃斑點退化(macular degeneration)的風險。

半杯煮熟蔬菜	葉黃素+玉米黃素 含量(毫克)
甘藍菜	11.9
菠菜	10.2
菠菜 (1杯未煮熟的)	3.7
瑞士甜菜	9.6
羽衣甘藍	7.3
西蘭花	1.2
生菜 (1杯未煮熟的)	1.1

每種蔬菜含不同的營養密度,你可跟據自己的需要選出不同的蔬菜,讓我們看看以下例子:

菠菜

菠菜含有豐富的維他命A、C、葉酸(folic acid)、鉀質(potassium),葉黃素和纖維素,而且它是眾多蔬菜中鉀質較高的一種。菠菜用途廣泛,生食可用作沙拉或三文治的餡料,熟食可用來炒或煮湯。可是,有腎石的人最好減少進食菠菜,因為菠菜有較高的草酸鹽(oxalate),而草酸鹽有可能增加腎結石的風險,每半杯熟的菠菜就含有755毫克草酸鹽,以西蘭花比較,草酸鹽只有1.4毫克,1杯生的菠菜則有 656毫克。

甜菜(Chard)

甜菜類蔬菜有很多,較常見的例子有瑞士甜菜(Swiss chard)、紅菜頭(red beets)和金黃菜頭(golden beets),它們含有豐富的維他命A、鎂質(magnesium)、葉黃素和鉀質。甜菜類亦是眾多蔬菜中鉀質較高的一種,而且它的草酸鹽較低,半杯熟的紅

菜頭只有76毫克草酸鹽，有腎石的人可放心食用。紅菜頭、金黃菜頭和較嫩的瑞士甜菜可煮熟加入沙拉吃。瑞士甜菜亦可用作薄餅(pizza)的餡料。

十字花科蔬菜 (Cruciferous Vegetables)

十字花科蔬菜包含甘藍菜、椰菜花、西蘭花等。它們含有豐富的維他命A、C、E、葉酸和纖維素。甘藍菜的鉀質含量最高，而品種有很多，一年四季都可買到，但秋冬收成的甘藍菜會較甜。嫩的甘藍菜可用作沙拉吃，其他的甘藍菜可以燜、炒和煮湯。

菇類 常見的菇類有冬菇(Shitake mushroom)、金菇(Enoki mushroom)等。菇類提供鉀(potassium)，硒(selenium)以及銅(copper)。不同的菇類所含的份量亦不同。菇亦含有三個複合維生素B。B1，B2，B3可有助於從脂肪，蛋白質和碳水化合物的食品提取能量。如果菇類在收割之前或之後暴露於紫外線下，有助增加維他命D。可嘗試以烤和炒的方式烹調以減少油份的用量。

新鮮的綠葉蔬菜放在冰箱內可儲存3-5天，較硬的綠葉蔬菜灼熟後放入冰箱可延長保鮮期。菇類若放在紙袋內可在冰箱內儲存1個星期。

以上學會如何選出營養密度高的蔬菜。在日常飲食中，希望你和你的家人可多吃這些蔬菜，烹飪出多種營養美食，活出更健康的人生。 ✴

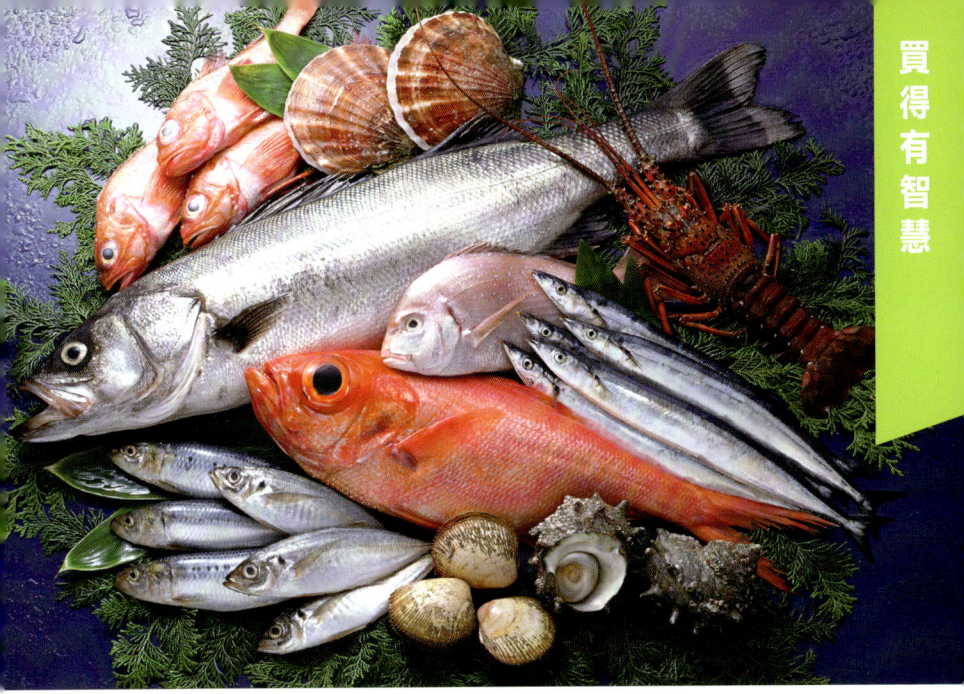

選購健康又環保的
海鮮

無論是到外面吃中餐、或日本料理、或在家裡自己烹調，海鮮都是我們需保持均衡飲食的重要食材。選購健康環保的海鮮，除了能讓自己和家人更健康之外，更可為保護自然生態出一分力。

海鮮的好處，在於很多海鮮種類都有很高的奧米加3脂肪酸(omega-3 fatty acids)。攝取奧米加3脂肪酸，可以增強免疫力和減低患心臟病、中風、癌症、及其它疾病的風險。而且，奧米加3脂肪酸對於孕婦和餵母乳的女士來說，更是非常重要。研究發現，孕婦和餵母乳的女士每週進食8安

士富含奧米加3脂肪酸的海鮮有助嬰兒健康,對嬰兒的視覺和認知能力發展有正面的影響。美國農業部(USDA)的2015美國人飲食指南(2015 Dietary Guidelines for Americans)建議孕婦和餵母乳的女士每週應進食8-12安士低水銀含量的海鮮,而一般人每週應進食8安士海鮮。(3安士煮熟的魚肉約等如一副撲克牌的大小)

有些海鮮的毒素和污染物含量比較高,多吃則會對身體有害,例如海產品含水銀的話,可影響腦部功能及發展。因此,建議大家吃各種不同種類的海鮮,以減低環境污染物對身體的潛在不利影響。孕婦和餵母乳的女士每週不應進食多於6安士的長鰭金槍魚(albacore/white tuna),並應避免進食方頭魚(tilefish)、鯊魚(shark)、劍魚(swordfish)和大耳馬鮫(king mackerel),因為牠們的水銀含量較高。美國心臟協會指出對中年男士、老年男士和已停經的女士來説,進食海鮮的好處遠遠大於潛在風險,因此,他們不用太擔心海鮮的毒素和污染物含量。

當我們選擇購買或食用哪一種魚類時,應該盡量選擇一些既對環境有利、而且對自己身體有益處的魚類品種。蒙特利灣水族館(Monterey Bay Aquarium)透過保育工作以及不同的公共健康機構的協助,製作了一個網站來協助大眾如何選擇健康又環保的海鮮(www.seafoodwatch.org),你可到網站輸入海鮮的名字,就可得知牠們是否環保的海鮮,他們將海鮮分成以下三類:

最健康環保 ✳ (Best Choices)

銀花鱸魚 Striped Bass - 美國/(鉤和繩釣/養殖)

三文魚 Salmon - 新西蘭

非洲鯽魚 Tilapia - 加拿大/厄瓜多爾/秘魯/美國

虹鱒魚 Rainbow Trout/Steelhead - 美國 (養殖)

長鰭吞拿魚 Albacore Tuna (垂釣/拖網)

✳ 「最健康環保海鮮」海鮮必須符合以下特質:

❶ 低水銀含量的海鮮(低於216ppb)

❷ 每日提供至少250毫克的奧米加3脂肪酸

❸ 捕撈這些海鮮的方法是對自然生態負責任的方法

Rainbow Trout/Steelhead

養殖的虹鱒魚 (Rainbow Trout/Steelhead) 屬最健康環保海鮮,但是很多野生品種的虹鱒魚都是瀕危或受威脅品種,選購虹鱒魚時要小心留意

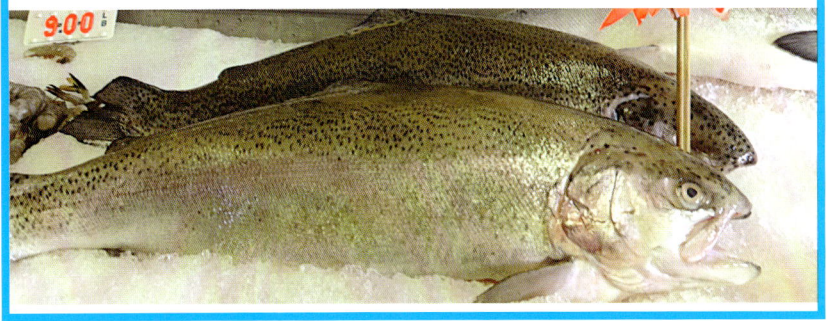

良好 * (Good Alternatives)

太平洋鱈魚 Pacific Cod － 美國/加拿大

三文魚 Salmon － 加拿大太平洋/美國

鯛魚 Snapper- 美國

鄧津蟹 Dungeness Crab－ 美國/加拿大

* **「良好」海鮮必須符合以下特質：**

❶ 中等水銀含量的海鮮

❷ 每日提供至少100-250毫克的奧米加3脂肪酸

❸ 捕撈這些海鮮的方法是對自然生態負責任的方法

避免 * (Avoid)

太平洋鱈魚 Pacific Cod - 日本/俄羅斯

螃蟹 Crab - 阿根廷/亞洲/俄羅斯

鬼頭刀 Mahi-Mahi - 進口

大西洋大比目魚 Atlantic Halibut (野生)

藍鰭吞拿魚 Bluefin Tuna

狹鱈 Pollock - 加拿大拖網/俄羅斯

銀三文魚 Coho Salmon － 哥倫比亞河

* **「避免」的海鮮品種:**

● 已遭過度捕撈或牠們的養殖/捕撈方法不環保

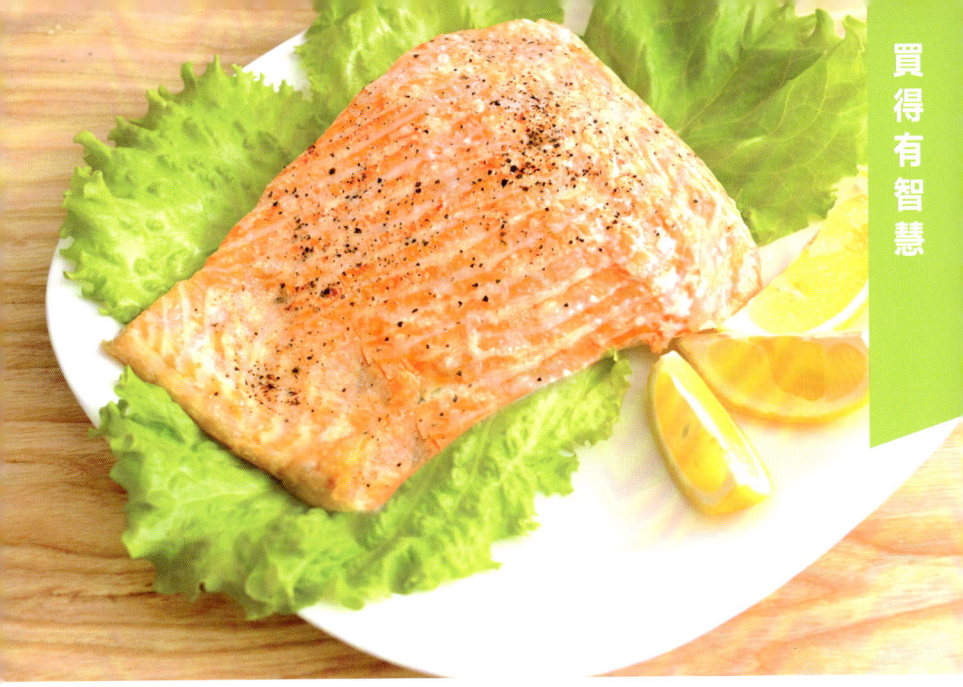

三文魚有寄生蟲嗎？

KTSF26曾報導一則新聞，有市民在東灣San Leandro 的Costco購買了一包生的三文魚，在當天晚上做火鍋，食用後全家都感到不適，事後在剩餘的三文魚上發現了活生生的蟲。本章和大家討論海鮮的食用安全。

寄生蟲在野生三文魚和煙燻三文魚是很普遍

很多華人都喜歡吃日本餐，尤其是壽司和魚生刺身，有些人更會到超市購買生的魚肉回家自製壽司，但這其實是非常危險的。寄生蟲在生的魚肉上並不罕見，海獸胃線蟲(Anisaki simplex)和線蟲(Pseudoterranova decipiens) 等寄生蟲會寄生在魚類及海鮮類。當我們吃這些受寄生蟲感染的魚生可患上海獸胃線蟲病(Anisakiasis)，寄生蟲可從胃腸道遷移，進入胃腸道的粘膜，造成腸胃不適、肚瀉和嘔吐。

條蟲(Tapeworm: Diphyllobothrium)是另一種寄生蟲，進食受條蟲感染的魚可引起裂頭條蟲病（Diphyllobothriasis），其症狀包括作嘔、腹痛、腹瀉和乏力。而我們吃了受條蟲感染的魚類，條蟲可駐留在腸內生長，而它們長度可長達10米以上。

三文魚是壽司和魚生中最常用的海鮮之一，人工培殖的三文魚很少會有寄生蟲，但有數據顯示超過75%野生捕撈的紅三文魚(sockeye salmon)、大麻哈三文魚(chum salmon)、銀三文魚(coho salmon)和王三文魚(king salmon)都附有寄生蟲。鯡魚(Herring)和煙燻鯡魚含78% - 97%寄生蟲感染率。大西洋三文魚(Atlantic salmon)分別有在魚肌肉含有39%和腸腔含有64%的寄生蟲感染率。相比之下，魚肌肉比魚的腸腔含較低的寄生蟲感染率。為減低寄生蟲和食物中毒的風險，最安全的方法是把海鮮澈底煮熟，海鮮的內部溫度應達145˚F或以上。

除了魚生或壽司外，在外國超市較常見的是煙燻魚肉和海鮮。不過，煙燻好的魚類亦可能附有寄生蟲的風險。製作過程需要高濃度的鹽和較長時間才可把幼蟲殺死。根據卡爾等人（1995）報導，在德國和丹麥的傳統煙燻製作過程，幼蟲會經過8% - 9%高濃度的鹽醃製5- 6星期後被殺死。若鹽的濃度低至4.3%，那需要醃製7星期才可把幼蟲殺死。所以一般3-3.5%醃製魚鹽的濃度是不足夠殺死所有的微生物。高濃度的鹽是可把魚表面的寄生蟲除去，但一般都不能殺死埋在魚肉入面的寄生蟲。因此，一般煙燻公司應該把三文魚先冷凍再煙燻，以確保把所有寄生蟲殺死。

煙燻魚類包括：鱈魚、鮭魚、龍脷或比目魚、石斑魚、鯖魚，鰡魚，鯡魚和金槍魚。而其他可能附有寄生蟲的海鮮包括醃製過的八爪魚、魷魚、蟹類。因此，大家無論進食魚生和這些煙燻海鮮時，都應特別注意。

FDA消除寄生蟲的方法

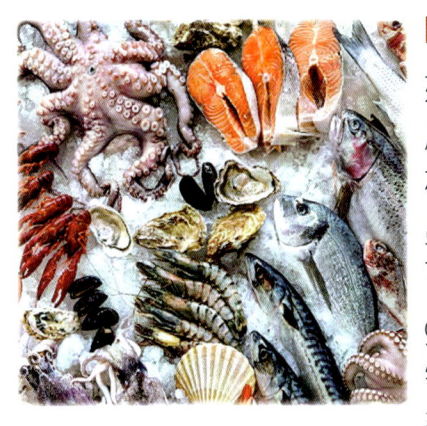

如果大家喜歡吃壽司或魚生，應到餐館進食，餐館受到嚴格管制，以確保魚生沒有寄生蟲。但如果你很想自製壽司，可購買「刺身等級」(sashimi grade)，應有美國食品及藥物管理局(FDA)有規定「刺身等級」的魚生要用快速冷凍(flash freeze)的方法消除寄生蟲，魚肉被冷凍至−4°F(−20°C)7日或−31°F(−35°C)15小時。在檢查魚的樣本發現，54% 新鮮魚，28% 急凍魚，75% 煙燻魚含有海獸胃線蟲，但經過冷凍方法處理過後，魚類所含的寄生蟲全被殺死。這些冷凍方法不可能在家用冰箱做到，千萬不要嘗試用家用冰箱殺寄生蟲，不單殺不了寄生蟲，冷凍太久亦會破壞魚肉質感。

如果你購買了「刺身等級」的魚肉，但發現上面有已死的寄生蟲，應否進食？根據美國野生生物健康中心(National Wildlife Health Center)，只要寄生蟲已死，魚肉是安全可以食用的。但是有些人可能會對已死的寄生蟲有過敏反應，會出現腹痛和嘔吐的徵狀，消費者應自行衡量其中的利弊。

另一方面，吞拿魚的寄生蟲感染率非常低，由於牠屬於快速移動(fast-moving)的魚類，而且很少會游到有寄生蟲的水域，FDA亦沒有規定吞拿魚要作快速冷凍處理。但是長鰭吞拿魚(albacore tuna)的水銀吞量較高，建議孕婦每星期不要吃超過6安士。

安全食用的方法:

● 購買魚類時要小心檢查，魚肉應堅實，按壓魚肉時會回彈而不會瘀傷，而且沒有變色。

- 購買貝殼類海產應避免有破損的殼。在家儲存時要用保鮮紙包好，並和熟食分開存放，以避免交叉感染。
- 不要把海鮮放在室溫解凍，應用微波爐或在冰箱過夜解凍，亦可把海鮮封好在膠袋內，浸在水裡解凍。
- 選擇鹹水魚：淡水魚比鹹水魚較容易受感染，增加有寄生蟲感染的風險。
- 使用日本芥辣(wasabi)：日本芥辣有殺死寄生蟲的功效，食魚生時加一點日本芥辣可幫助消除寄生蟲。
- 留意魚的來源：太平洋(Pacifc Ocean)的海產類較大西洋(Atlantic Ocean)多，傳播寄生蟲的機會亦較高，因此，選擇由大西洋捕獲的魚類較安全。
- 選擇較年幼的魚類：年幼生存的時間較短，受感染的機會亦較少。

總結以上的資料，如果大家想吃壽司及魚生，應該到受嚴格管制的餐館進食或可購買「刺身等級」(sashimi grade)。記得買的時候要留意魚的肉質是否新鮮，有沒有幼蟲。若購買其他不是「刺身等級」海鮮的話，記得要煮熟才吃。除此之外，孕婦、正在哺乳的母親、考慮懷孕的婦女或免疫系統較弱的人士，則更應該避免吃魚生或煙燻的海鮮。

當你購買、預備及食用海鮮前，請注意以上的安全守則，只要跟從一些基本的安全守則，你和家人便可以放心的享用營養豐富又美味的海鮮！

資料來源：

(1) Center for Food Safety and Applied Nutrition. (2018, November). Consumers - Fresh and Frozen Seafood: Selecting and Serving It Safely. Retrieved from https://www.fda.gov/food/resourcesforyou/consumers/ucm077331.htm

(2) Story, C. M. (2013, September 30). #1 Sushi Health Risk-Parasites, with 7 Tips to Protect Yourself. Retrieved from http://renegadehealth.com/blog/2013/09/30/1-sushi-health-risk-parasites-with-7-tips-to-protect-yourself

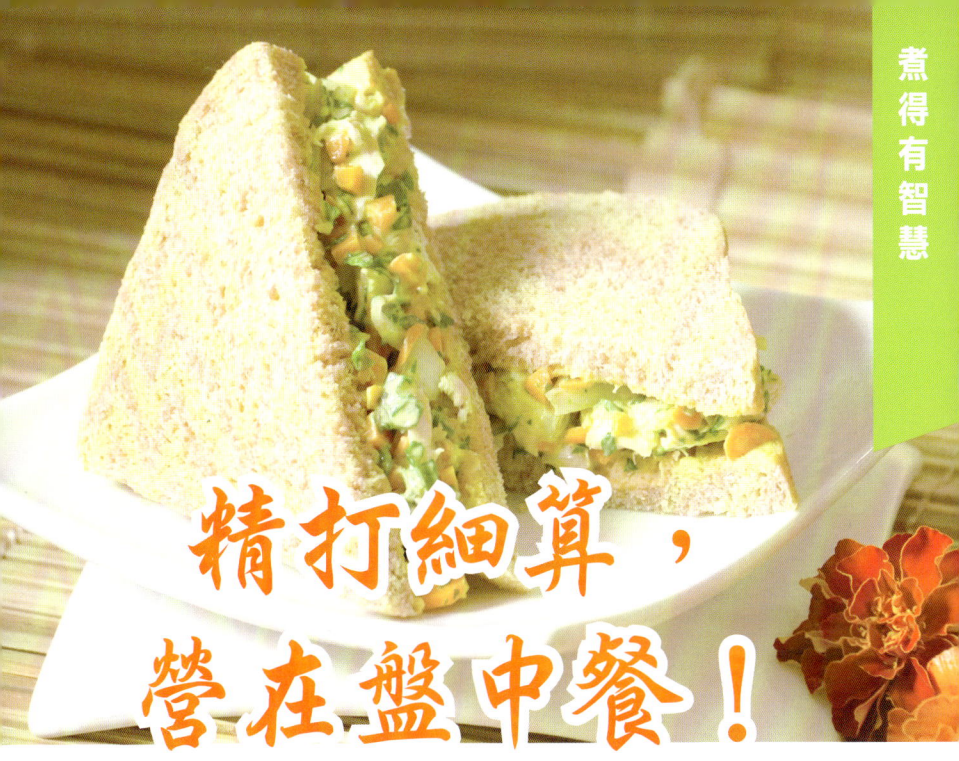

精打細算，營在盤中餐！
一週餐單樣本

購買食材可能佔不少家庭每週開支的一大部份，很多人以為要吃得健康就會令食物預算大幅增加，但其實有很多方法可幫助我們節省金錢，今期我們將討論一些如何吃得健康同時節省開支的心得。

加州糧食券(CalFresh)計劃是一個節省食物開支的好幫手，它是一個食物援助計畫(Food Assistance Program)，為低收入人士提供額外援助以用於食物開支，即使擁有車或房屋亦可以申請，申請成功亦不會影響你往後申請家人移民的機會。加州糧食券的補助額是根據家庭人數和每月收入而定，只要月收入不超過限制範圍就有資格獲得補助。這些補助可用於購買食物、嬰兒食品和食物種子。以一個4人家庭為例，最高補助額可高達$668，亦即每星期有$167。稍後我們會為

大家展示如何在一星期花少於$150亦可吃得很健康。欲查詢糧食券詳情，可瀏覽網站http://www.benefitscal.org，或致電(415)558-1001。

挑選健康食物時，可按照美國農業部(USDA)的「選擇我的餐碟」(Choose MyPlate)膳食指引，每天的餐單應包含不同的食材種類：穀類、蔬菜類、水果類、奶類和蛋白質，以達到均衡飲食。穀類中可多選用糙米、全麥麵包、燕麥片等的全穀類食物；多吃蔬菜和水果，蔬果應佔每天總膳食的一半；奶類和蛋白質食物多選用低脂的，如脫脂或低脂(1%)奶、去皮雞肉、水浸罐頭吞拿魚。

以下為大家提供一些心得，在購買健康食材的同時節省食物預算：

購買食物前

- 在網上或店內收集優惠券(coupon)
- 訂立食物預算，製作購物清單，並遵從這張清單去購物
- 避免肚餓時去購買食物，因為這時你有更大機會多買一些你不需要的食物

購買食物時

- 買來自本地的食物，來自外地的食物可能因為運送成本較高而令價錢較貴
- 買當季的蔬菜水果，它們通常較便宜而且營養成份較高
- 某些蔬果的價格全年都不昂貴，例如香蕉、蘋果、馬鈴薯、洋蔥、綠葉蔬菜
- 如若購買非當季的蔬菜水果，冷藏的可能會較便宜
- 減價時可多買一些保質期較長的食物，例如米、乾豆、冷藏食品

- 切記留意有效日期(expiration date)，以防浪費食物
- 肉類一般比較昂貴，可嘗試其他蛋白質食物如豆腐和蛋
- 較便宜又低脂的肉類包括瘦肉、肉眼(loin)、腿肉(round)和柳枚(tenderloin)

煮食時

- 較昂貴的食物，如肉類和海鮮，可用於烹調一些足夠吃幾餐的菜式、如湯、炆、燉
- 平日可烹調較簡單的菜式，以節省時間，週末可與孩子一起親手做餃子，並多做一點，剩餘的可冷藏至下一餐享用
- 煮米飯時用糙米代替白米，並可多煮一點，留作第二天煮粥

用餐時

- 避免用加糖飲品作餐飲，可切水果片加入清水中製作蔬果味水，便宜又健康
- 用脫脂/低脂(1%)牛奶或加鈣豆漿作餐飲，以補充鈣質

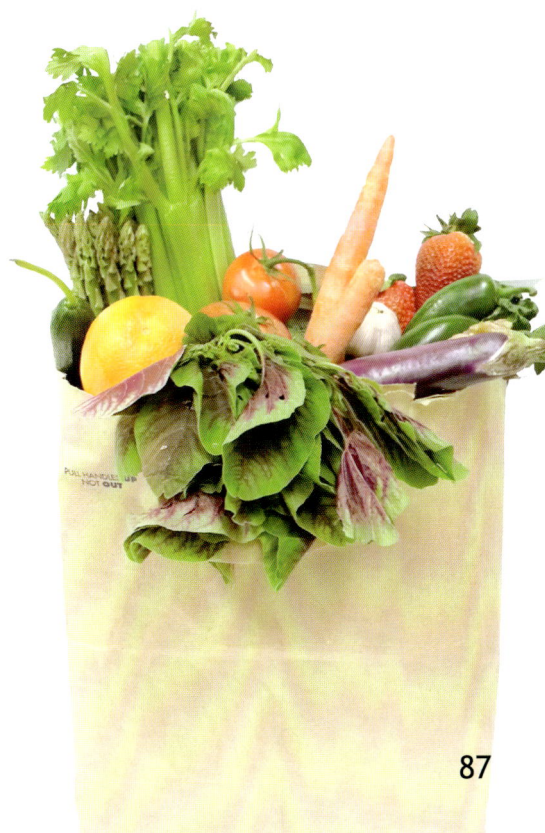

以下為大家準備了一個星期的餐單，只要參考以上的心得，就可以在$150以內購買到全部的食材。

星期一

早餐： 雜菜肉絲湯通粉
　　　1%低脂奶

午餐： 茄子煮肉碎
　　　灼芥蘭、糙米飯

晚餐： 蘑菇炒蝦仁粒
　　　蒜蓉莧菜、糙米飯
　　　鮮淮山苦瓜瘦肉湯

星期二

早餐： 糙米粥、菜肉包
　　　1%低脂奶

午餐： 雜菜吞拿魚
　　　全麥三文治
　　　蕃茄沙律

晚餐： 果醬煎雞扒
　　　炒西蘭花、糙米飯
　　　南北杏西洋菜瘦肉湯

星期五

早餐： 低糖早餐五穀片
　　　一杯士多啤梨
　　　加鈣豆漿

午餐： 全麥雞柳三文治
　　　加鷹嘴豆醬(hummus)
　　　雜菜沙律

晚餐： 蔥花碎肉蒸蛋
　　　素炒青椒芹菜香菇絲
　　　糙米飯
　　　節瓜眉豆豬腱湯

星期六

早餐： 芽菜肉絲湯麵
　　　1%低脂奶

午餐： 鮮蔬雞肉水餃
　　　香菇扒小棠菜

晚餐： 雞肉蓮藕餅
　　　蒜蓉菠菜、糙米飯
　　　冬瓜肉粒湯

星期三

早餐： 脱脂奶煮麥皮
　　　全麥多士、炒蛋
午餐： 薑絲魚片粥
　　　白灼芥蘭、糙米飯
晚餐： 金針雲耳蒸雞
　　　炒荷蘭豆、糙米飯
　　　洋蔥蕃茄薯仔肉片湯

星期四

早餐： 菜遠雞絲湯米
　　　1%低脂奶
午餐： 咖哩雞、糖酒芥蘭
　　　糙米飯
晚餐： 蕃茄炒牛肉
　　　灼生菜 、糙米飯
　　　白菜豆腐魚片湯

星期日

早餐： 生菜魚片粥
　　　全麥饅頭
　　　加鈣豆漿
午餐： 豆腐煮魚、糙米飯
　　　甘筍雲耳青瓜
晚餐： 節瓜炆瘦肉
　　　炒菜芯、糙米飯
　　　蘋果胡蘿蔔湯

以上部份食譜，請瀏覽(http://www.schoolnutritionandfitness.com/data/pdf/recipes/HealthyChineseCookbook-CPNS.pdf)華埠公共衛生局營養部編製的「健康蔬果美食」以作參考。

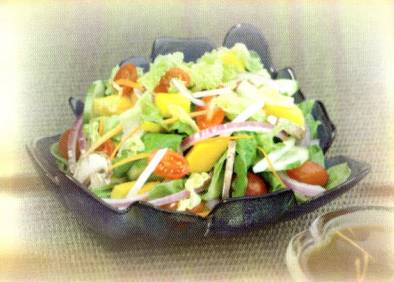

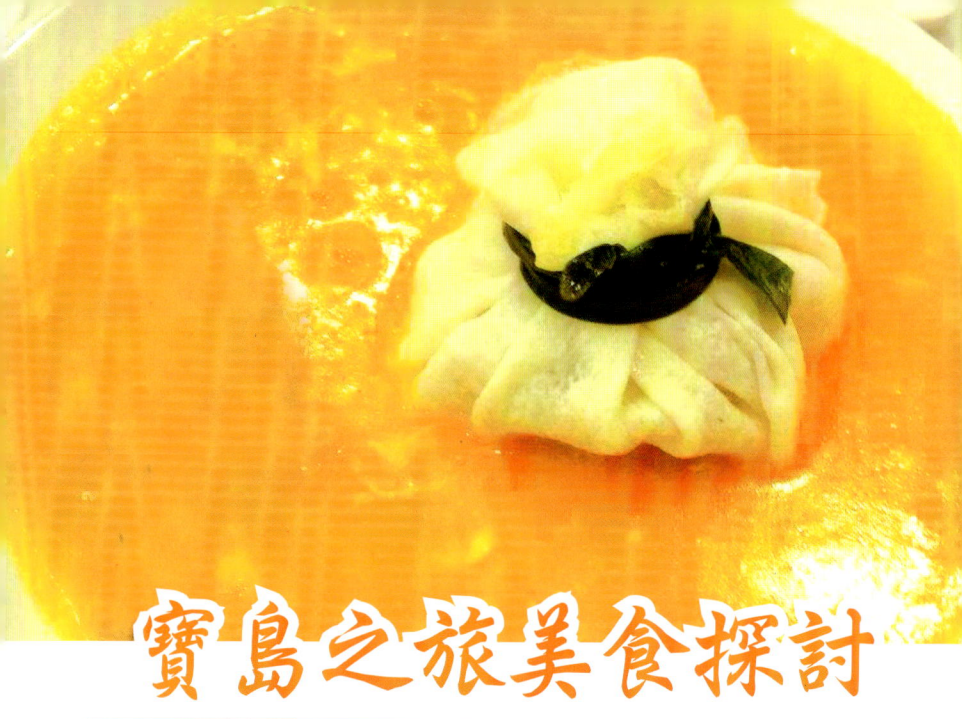

寶島之旅美食探討

在過去為期一週的台灣寶島之旅,不但能見識當地文化和到處觀光,更能嚐盡各種的健康美食,學習不同的食物創新配搭。在當地有多種菜式均採用各樣蔬果為食材,並以蔬果為主。這些菜式與美國政府一直提倡的「我的餐碟」指引有同一概念,就是蔬果應佔餐碟的一半。多吃蔬果有助降低患心臟病、某些癌症和第二型糖尿病的風險。美國農業部建議,小孩每天應吃大約2杯半蔬果,青少年應吃3至5杯蔬果,成年人每天應吃大約5杯蔬果。以下,我將跟大家分享在寶島品嚐的美味菜式,並學習健康菜式配搭的心得。

健康飲食是一門藝術

採用不同的蔬果,砌成不同的圖案,就成為一幅很美麗又可以食用的圖畫。家長可讓小朋友一同參與選購、清洗蔬果,

一齊動腦筋設計,砌出不同的美食藝術品。小朋友積極參與的過程可認識更多不同種類的蔬果,並培養小朋友對食物的喜好。家長藉機會增進親子關係,在鼓勵小朋友嘗試不同的蔬果的同時,使他們儘早認識健康的飲食。

湯水可補充營養和水份

除了注意飲食之外,很多人還喜歡飲湯,因為湯水能補充營養和水份,並能滋潤身體。特別是在乾燥的天氣,湯水可補充身體流失的水份。煲湯方法很簡單,如以蓮子,腰果,薏米,紅棗,人參,栗子,蓮藕等放在一起煲湯,味道十分清甜。而且不需要加任何肉類,一點也不油膩。還可以用雞肉煲菠蘿苦瓜湯,同樣好味又健康。

一般的素菜調味較濃,多以油炸方式烹調,比較油膩。但如果選擇採用各種的菇類配其他蔬菜,以健康的烹飪方法,可做出不同的健康美味菜式,而且味道不會太單調。蔬菜含豐富的纖維,低熱量,並十分飽肚,健康有益。

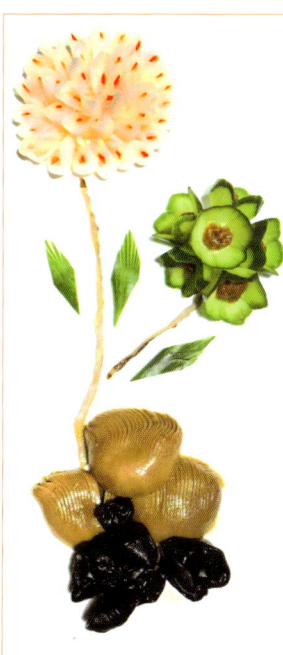

用白蘿蔔和紅蘿蔔做菊花,用黃瓜作花瓣,切片的蘑菇和木耳做底。

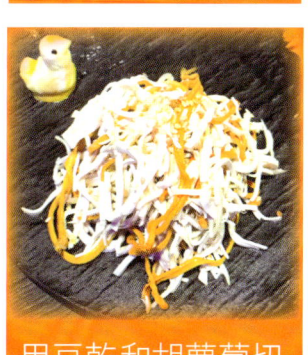

用豆乾和胡蘿蔔切絲做開胃菜

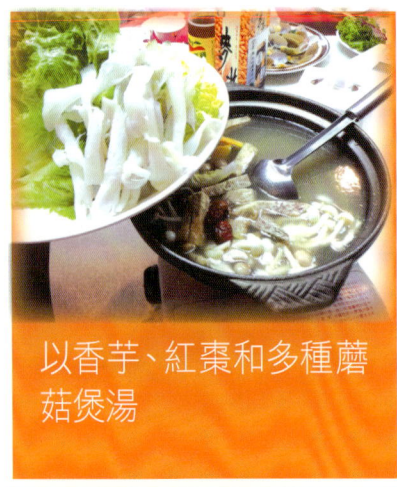

以香芋、紅棗和多種蘑菇煲湯

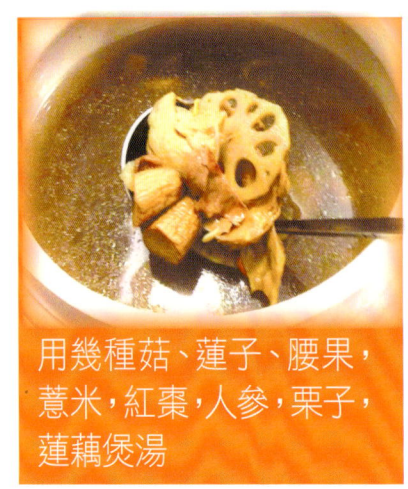

用幾種菇、蓮子、腰果，薏米，紅棗，人參，栗子，蓮藕煲湯

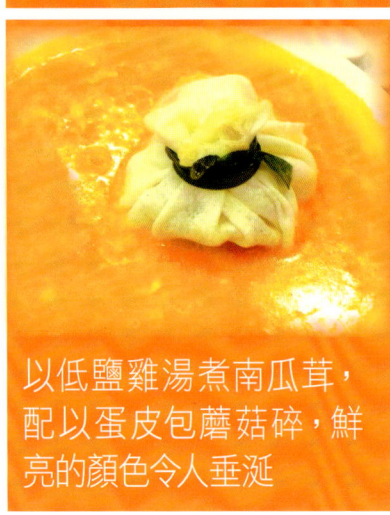

以低鹽雞湯煮南瓜茸，配以蛋皮包蘑菇碎，鮮亮的顏色令人垂涎

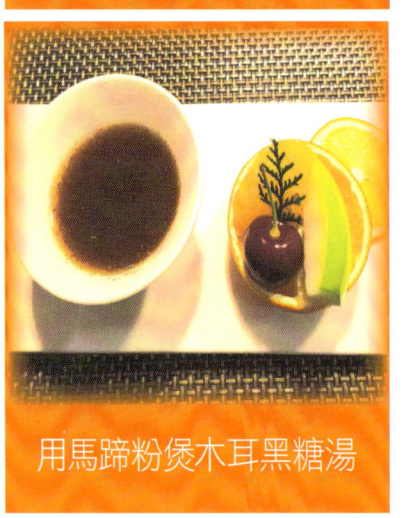

用馬蹄粉煲木耳黑糖湯

在寶島有機會在農場自配沙律和弄手卷，感覺十分新鮮：大家可隨意選擇自己喜歡的蔬菜，配以不同醬料，便可做出美味的蔬菜卷和沙律。做法簡單又有趣，非常適合用來招待朋友和作為家庭聚會的菜式。可選擇不同種類和顏色的蔬菜，如紅青椒、椰菜絲，生菜、木耳、青瓜等。木耳更含有豐富的纖維，可幫助大腸蠕動，減低便秘的機會，保持腸道健康。更可以幫助降低膽固醇，保持心血管健康及預防心臟病。

以蔬菜為主的壽司

一般的壽司以米飯為主，含較多澱粉質。大家可嘗試以苜蓿芽 (alfalfa sprout) 代替米飯，配上青瓜，生菜，紅椒等材料，增加蔬菜的攝取量，並減少進食澱粉質。而且配搭清新爽口，是一個很好的選擇。

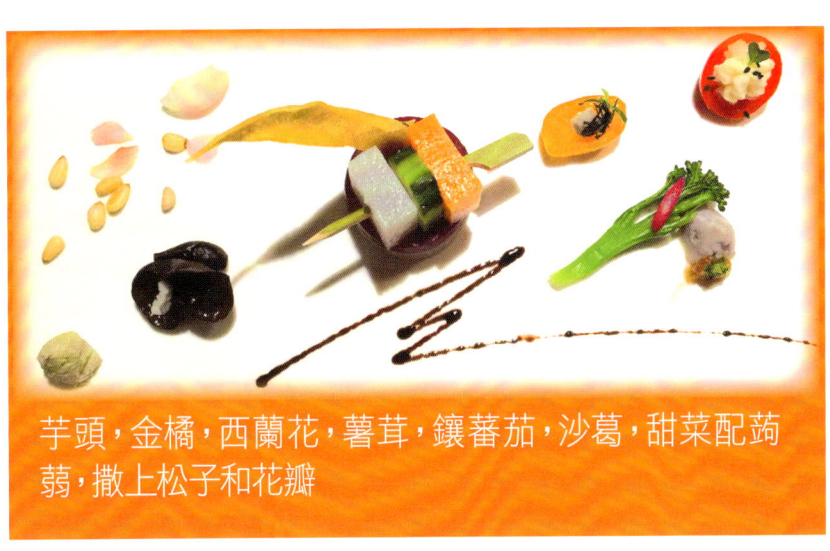

芋頭，金橘，西蘭花，薯茸，鑲蕃茄，沙葛，甜菜配蒟蒻，撒上松子和花瓣

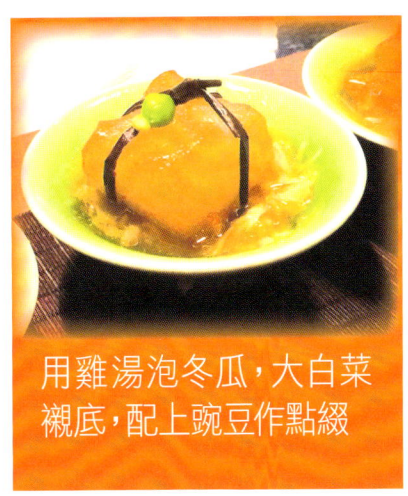

用雞湯泡冬瓜，大白菜襯底，配上豌豆作點綴

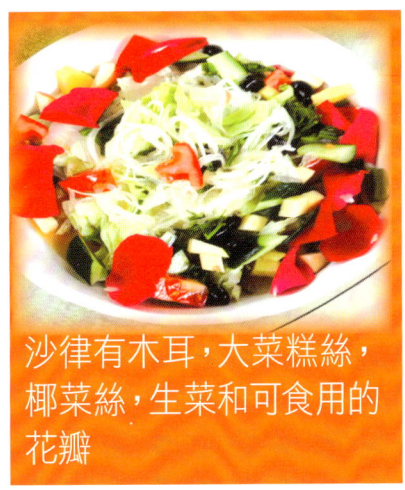

沙律有木耳，大菜糕絲，椰菜絲，生菜和可食用的花瓣

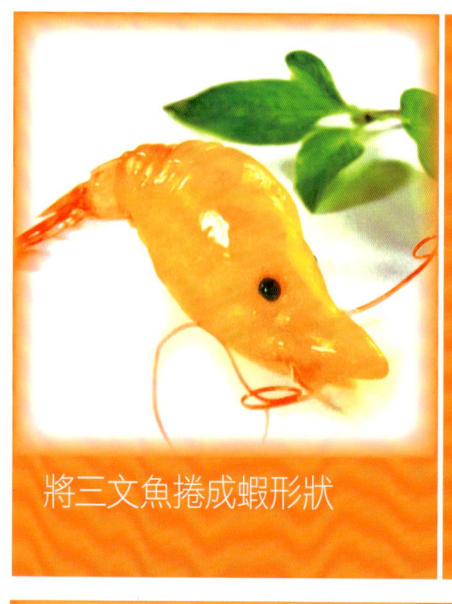

將三文魚捲成蝦形狀

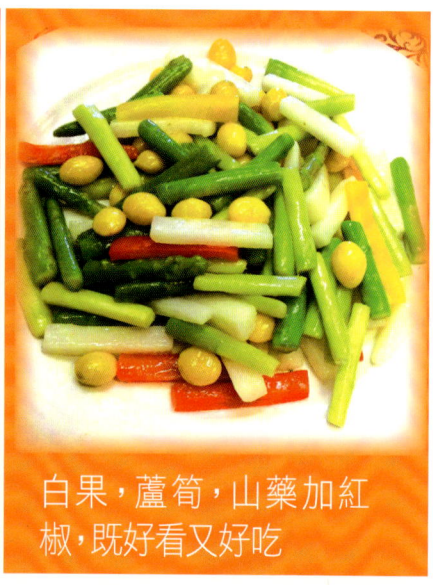

白果，蘆筍，山藥加紅椒，既好看又好吃

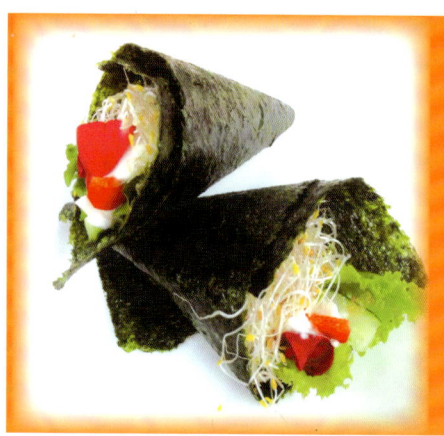

壽司手捲使用苜蓿芽 (alfalfa sprout) 代替米飯，以減少攝取澱粉並增加蔬菜的進食量

介紹了以上的健康美食，相信大家對蔬菜和不同材料的多種配搭方法有了新的認識。

只要大家發揮創意，用不同的配搭，就可提升餸菜的美味和增加進食蔬菜的趣味性，從而增加蔬果的進食量。 ▨

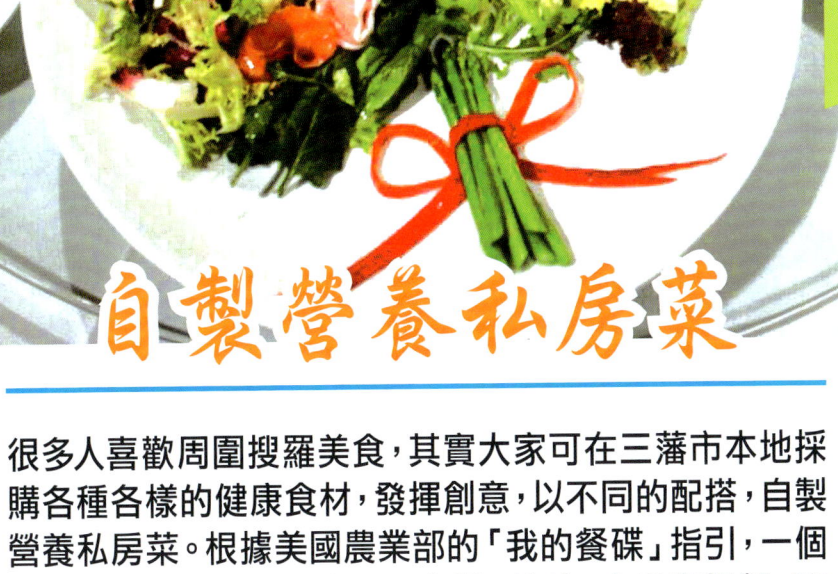

自製營養私房菜

很多人喜歡周圍搜羅美食，其實大家可在三藩市本地採購各種各樣的健康食材，發揮創意，以不同的配搭，自製營養私房菜。根據美國農業部的「我的餐碟」指引，一個健康的餐碟應包含穀類、蛋白質、蔬菜、水果和奶類，而蔬果應佔餐碟的一半。多吃蔬果有助降低患心臟病、某些癌症和第二型糖尿病的風險。美國農業部建議，小孩每天應吃大約兩杯半蔬果，青少年應吃3至5杯蔬果，成人每天應吃大約5杯蔬果。

健康早餐

很多人生活忙碌，往往忽略了吃早餐的習慣。其實吃早餐是非常重要，因為它提供了展開一天所需的能量。有些人早餐只吃一個麵包，飽肚就好，卻不知道單吃一種食物，營養會不夠均衡。早餐應和午餐，晚餐一樣，包含「我的餐碟」上的

不同食物種類：穀類、蛋白質、蔬菜、水果和奶類。特別要注重攝取蛋白質，以提供所需的能量。一份營養豐富的早餐不但為你提供營養，更可幫助我們以充沛的精力迎接一整天繁忙的生活，提升做事效率。

以**鬆餅(popover)**為例，鬆餅可加入蕃茄、牛油果、雞蛋和生菜，再配一個水果和一杯脫脂或1%低脂牛奶便成一份豐富的營養早餐。鬆餅做法：兩杯1%低脂牛奶(弄暖和)，一杯全麥麵粉，一杯白麵粉，雞蛋4隻。

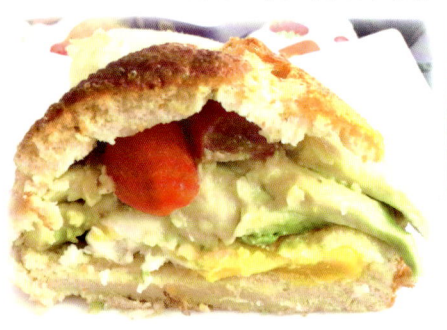 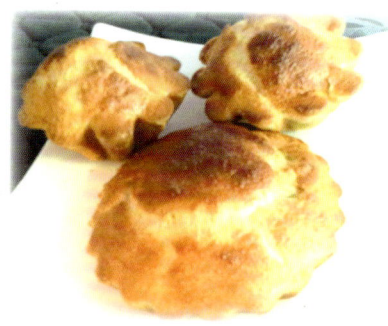

美國心臟協會建議每日不要吃超過300毫克膽固醇，一隻雞蛋就有200毫克，所以，想減少吃蛋黃份量，可以用兩隻蛋黃和4隻蛋白代替。做法也簡單：只需把烤箱預熱至450°F，將烤杯盤預熱，噴上少許噴霧式菜油，將混合好的材料倒進烤杯，放入烤箱烤20分鐘之後將烤箱溫度調低至350°F，再烤15分鐘便可。

前菜

很多人喜歡吃主菜前點一些開胃前菜，前菜的樣式可以很多元化。好像**鷹嘴豆生菜包**，在洗淨的生菜葉，塗上鷹嘴豆泥(hummus)，配不同種類的豆，加葵花籽(sunflower seeds) 和

五穀片製成美味爽口的生菜包。鷹嘴豆和各種豆類含豐富的植物蛋白質和食物纖維。葵花籽亦含豐富的食物纖維和有助降低患心臟病的機會和降低膽固醇的奧米加三脂肪酸 (omega-3 fatty acids)。生菜葉比較爽口，配以葵花籽和五穀片，十分有口感，很適合用來招呼親友。

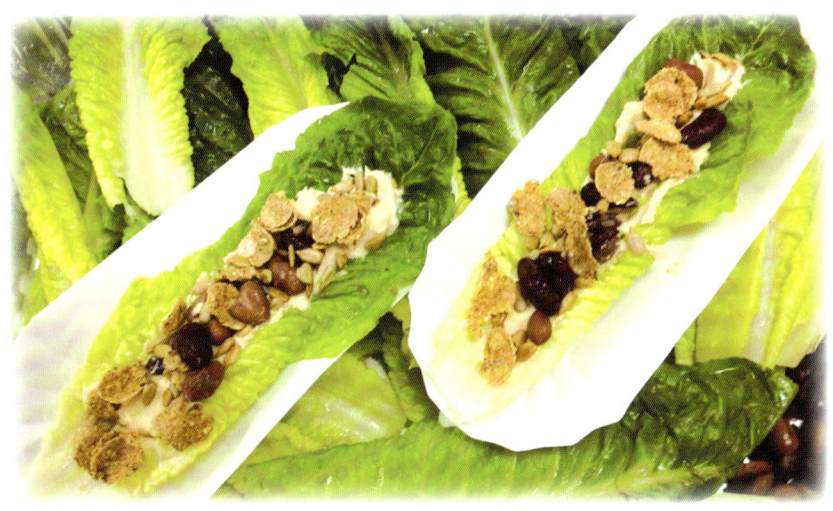

另一款前菜**淮山紫蕃薯蓉**是用鮮淮山和紫薯做的：先將鮮淮山紫蕃蒸熟，去皮，壓製成糊狀，加少許鹽調均即成，可配上水果裝飾，又可塗上全麥餅乾作營養小吃或前菜。

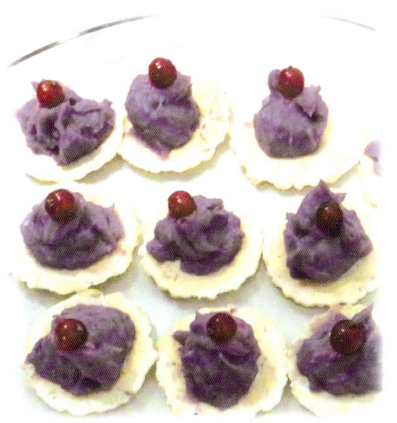

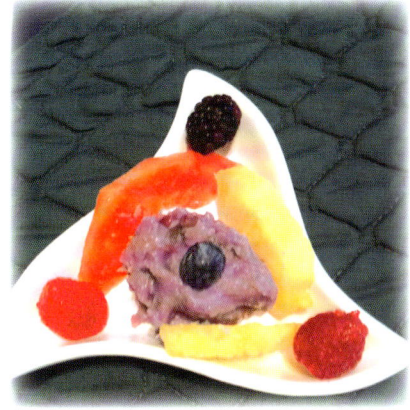

以植物為主的菜式

經過一整天的辛勞,下班總覺得特別餓,因此晚餐會吃得較豐富。一般人在晚餐會預備較多的肉類和澱粉質,但其實晚餐應跟早餐午餐一樣,有一半是蔬果,以減少澱粉質和肉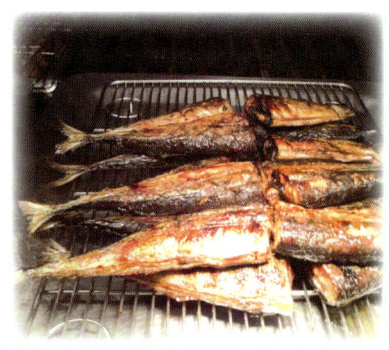類的攝取量。肉類方面我們更應注意選擇含豐富奧米加三脂肪酸的魚類,少吃含奧米加六脂肪酸的紅肉。奧米加三可從深海魚如三文魚、沙丁魚,果仁如核桃、杏仁、亞麻籽(flaxseed)、奇異籽(chiaseed)中攝取。

以**甘藍菜意粉(kale pasta**,下左圖)為例,甘藍菜屬於深綠色蔬菜,深綠色蔬菜富含維他命A,維他命C和維他命k。維他命A有助良好的視力,維他命C可增強抵抗力和促進傷口痊癒。維他命k可幫助血液凝固和幫助身體吸收鈣。另外可嘗試到農夫市場(farmer's market)買一些可食用的花(edible flowers),配薄玉米餅(tortilla),加蕃茄,波菜,水牛芝士(mozzarella cheese),便成一款美味的健康菜式(下右圖)。

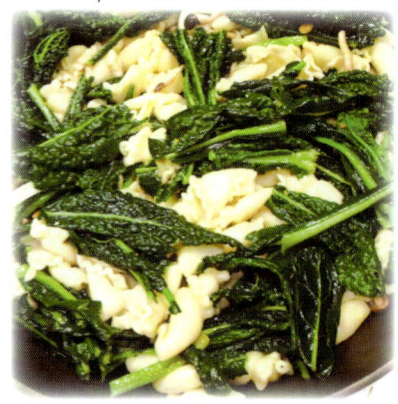
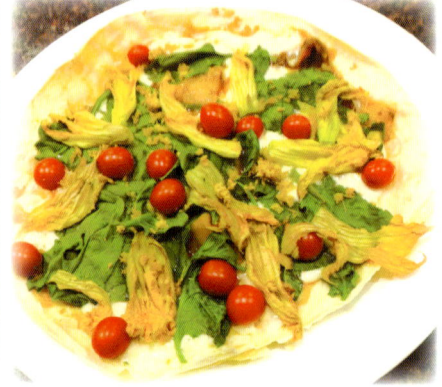

自製餃子

很多人喜歡到超市買急凍餃子煮食，但外面買的餃子一般有很多的肥肉和飽和脂肪，不宜多吃。其實自製餃子十分簡單，可以放很多不同的蔬菜混入其中，減低吃肉的份量。蔬菜多沒有脂肪且含豐富的營養素和食物纖維(dietary fiber)。

以下為您介紹四種色香味美的餃子：

1. 捲心菜紅蘿蔔瘦肉餃

將捲心菜洗淨，切碎，加少許鹽和薑片，先出水，再放入隔渣袋，把水瀝乾備用。將碎瘦肉加芝麻油、豆粉、少許鹽醃半小時備用。將紅蘿蔔切絲加入捲心菜和瘦肉混合成餡料。紅蘿蔔含豐富的胡蘿蔔素，有助良好的視力和保持皮膚的健康。大家更可以考慮到農夫市場或超市(trader joe's)購買不同顏色的蘿蔔，增加抗氧化素(antioxidant)。

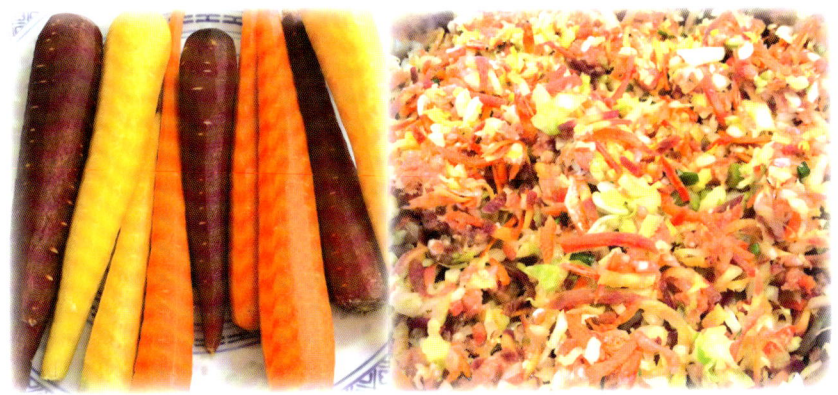

2. 意大利瓜(zucchini)雞蛋餃子

將意大利瓜洗淨切絲，加少許鹽出水，放入隔渣袋，把水瀝乾備用。將雞蛋打勻，炒香再加入意大利瓜絲作餡料。亦可加上蝦皮增加餃子的鮮味，先將蝦皮煎香，再加入其他餡料，煎香的蝦皮十分滋味可口。

3.冬菇木耳馬蹄瘦肉餃子

將冬菇和木耳浸軟切碎,加入醃好的瘦肉,沙葛或馬蹄作餃子餡料。馬蹄十分爽口,作為餃子餡料令人食欲大增;而木耳含豐富的食物纖維,可幫助腸道蠕動,減少便秘。

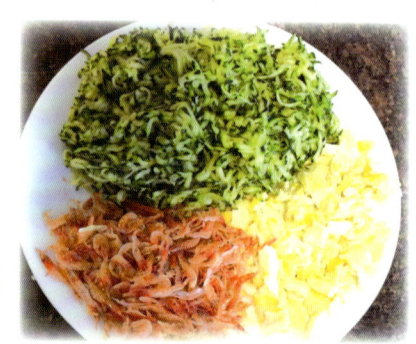

4. 毛豆茸餃子

將去殼的毛豆蒸大約5分鐘,壓碎,加少許芝麻油和鹽作餡料。如果想餡料豐富一點,可加入沙葛、彩色蘿蔔、捲心菜、薑茸、冬菇和蔥。

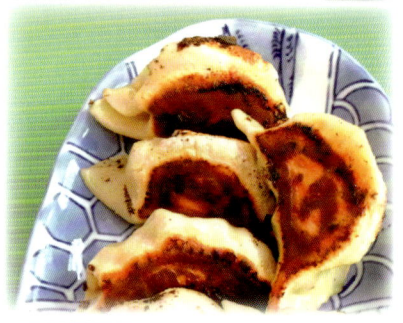

除此之外,大家亦可嘗試自製餃子皮,可以將Kabocha南瓜蒸熟,起肉,煮爛,再搓入麵粉,製成黃色的南瓜餃子皮。南瓜含豐富的維他命C,維他命C能促進傷口的痊癒和增加抵抗力。除了採用南瓜,大家亦可用紅蘿蔔或菠菜做餃子皮。先將蔬菜洗淨,放入攪伴機打成汁,搓出色彩繽紛的餃子皮,以蔬菜搓成的餃子皮不但含豐富的營養,而且比超市

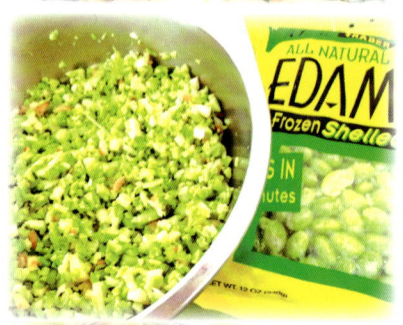

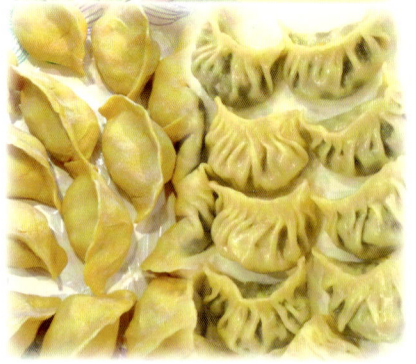

買的餃子皮更有口感。繁忙生活中，為節省時間，每次做餃子可做多一點，放入冰箱儲存，留放下一次食用。

煮餃子的方法有三種：

1. 蒸餃 將冷藏的餃子放入蒸籠蒸10分鐘至熟。

2. 用水煮熟 將冷藏餃子放入沸水煮至沸騰，加入一碗水煮沸，餃子會浮起，再重覆步驟至餃子浮起。

3.煎熟 燒熱平底油鑊，把餃子鋪平在鑊中，倒入一杯至兩杯滾水，將大火轉至中火，蓋上鑊蓋，以中火將餃子煮至金黃。

七彩繽紛的健康沙拉

將核桃或其他堅果加入沙拉菜，核桃含有豐富的奧米加3脂肪酸(Omega3 fatty acid)，可幫助降低患心臟病的機會和降低膽固醇。加入捲成花瓣型的煙三文魚，砌成美麗的圖案（題圖）。購買三文魚時要留意，因為生三文魚有很多的寄生蟲，不宜生吃。建議大家選購煙三文魚或把三文魚徹底煮熟，加入沙拉，再配自製沙拉醬，更添美味。沙拉醬做法：將1杯低鈉質雞湯 (low sodium 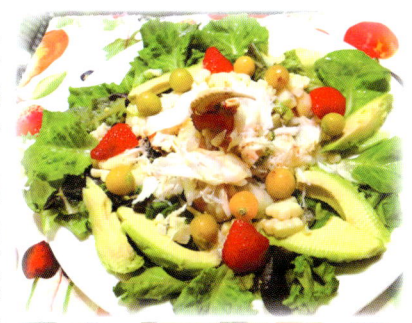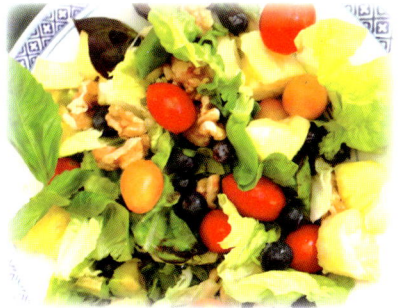chicken stock)，¼杯糖，1茶匙芝麻油，¼杯低鈉生抽和¼杯米醋放入煲煮5分鐘，待涼，放入雪櫃雪凍備用。

滋潤湯水

很多人煲湯時喜歡加豬肉或豬骨，增加湯水的甜味和鈣質。但豬骨湯只含有微量鈣質，一碗豬骨湯只有大約2-10毫克的鈣，遠低於成年人每日所需的1000-1200毫克鈣質。相反，豬肉和豬骨含有高脂肪，多吃會增加膽固醇和患心臟病的風險。至於湯的甜味，其實選用植物為主(plant-based diet) 食材的湯亦可以很鮮甜美味，研究顯示以植物為主的飲食可減低患慢性疾病的風險。例如**冬菇眉豆素湯**，

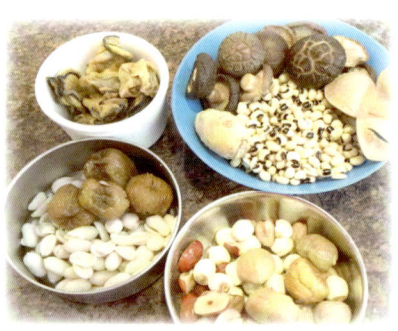

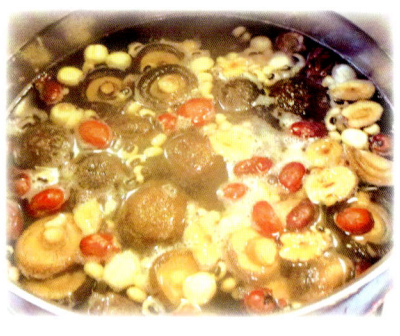

材料有冬菇、眉豆、花生、蜜棗、蓮藕、紅棗、栗子、薑和果皮。材料豐富，不加任何肉類亦很鮮甜，如果想增加湯的鮮味，可加入蠔豉。做法是先把冬菇、果皮和眉豆浸軟，再將所有用料放置大鍋中，以大火煮沸後，轉中火煮約3至4小時便可。

紅蘿蔔雪梨湯材料有紅蘿蔔、雪梨、蜜棗、薑和瘦肉。將紅蘿蔔和雪梨洗淨，去皮，切塊，和其他用料一同放入大鍋中，以大火煮沸。再轉中火煮3至4小時，加入少許鹽調味便可。

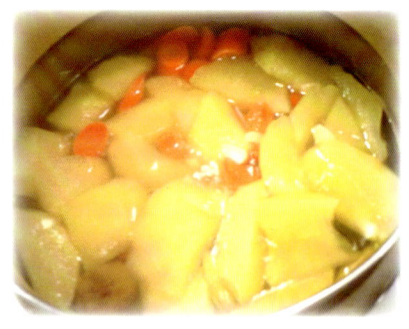

低糖低脂甜品

很多人認為所有甜品都是高糖份，高卡路里的食物，非常不健康。尤其想控制體重的人士，覺得甜品是禁品，完全不可以吃。其實只要懂得選擇和控制份量，都可以放心品嚐各種美味的甜品。

朱古力近年受到不少媒體的關注，有些研究指出朱古力的其中一個主要成份可可(cocoa)可能對心臟健康有益。可可本身是低糖低脂的，但是製作朱古力的過程會添加糖份和脂肪，進食過量會導致體重增加和提高慢性疾病的風險。黑朱古力通常比牛奶朱古力有更多的可可成份，偶爾淺嘗並無不可。如果你喜歡朱古力味，可以將無糖可可粉加入脫脂奶或燕麥中，在提供潛在健康益處的同時不會添加糖份和脂肪的攝取。

新鮮水果含豐富的食用纖維及維他命而且不含脂肪及膽固

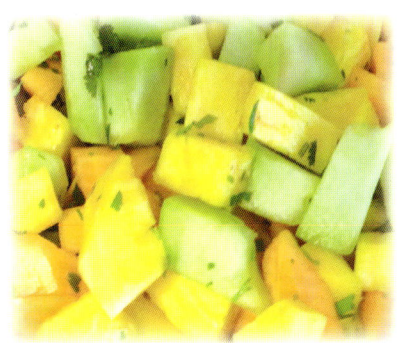

醇，比較其他傳統甜品如：雪糕，曲奇餅等，水果作甜品是更明智的選擇。

生果盤

將木瓜和菠蘿切片，加入藍莓，便成為一款色彩繽紛的水果盤。木瓜和菠蘿含豐富的維他命C，一個中型的木瓜便有約188毫克維他命C，超過一般成年人每日所需75-90毫克的維他命C。或將洗淨的芫茜切碎，灑在切好的水果上，又是一個不錯的選擇。

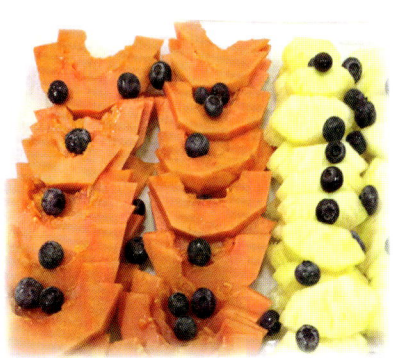

豆腐花

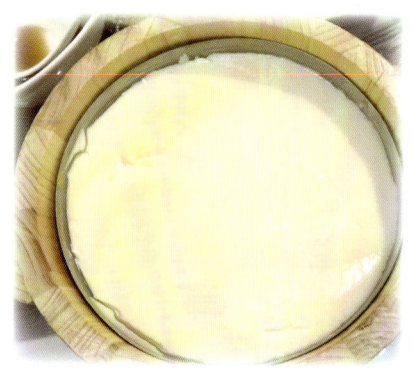

豆腐花香滑可口，而且含有豐富的營養價值，深受大家的喜愛。豆腐花的做法：首先以開水將石膏粉和生粉攪勻備用。將豆漿煮至大滾，把攪拌好的石膏粉和生粉倒進盛豆腐花木桶或大碗中，將煮滾的豆漿撞入放有石膏粉和生粉的木桶或大碗中，讓豆漿凝結成為豆腐花。如果想攝取較多鈣質，可以選用加鈣豆漿。購買加鈣豆漿時，記得閱讀食物標籤，確保鈣質含量有20%以上。

自製麵包

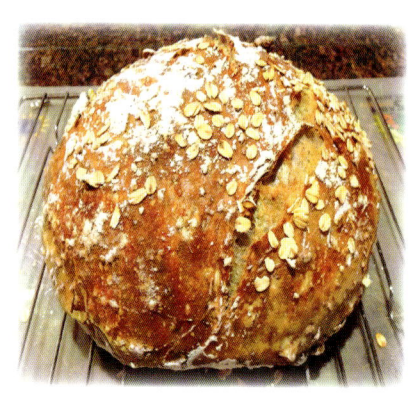

很多家庭主婦喜歡自製麵包，以下為大家介紹一款高纖亞麻籽果仁麵包：將3杯麵粉（一半白麵粉，一半全麥麵粉）放入大碗，混入2茶匙的發酵粉(yeast)，半杯麥皮，3湯匙已磨成粉的亞麻籽和少許果仁後，加入冷水以木匙快速攪拌成麵糊。蓋上濕毛巾，置放於室內發酵4小時。發酵後可將麵粉拿出來，對摺，摺出喜歡的形狀，再發酵半小時到麵團膨脹。將焗爐預熱至350˚F，把麵團焗45分鐘至金黃。

以上介紹的各款「營養師的自製營養私房菜」，希望大家在家嘗試這些健康食譜，讓它們成為你的自家營養私房菜！◪

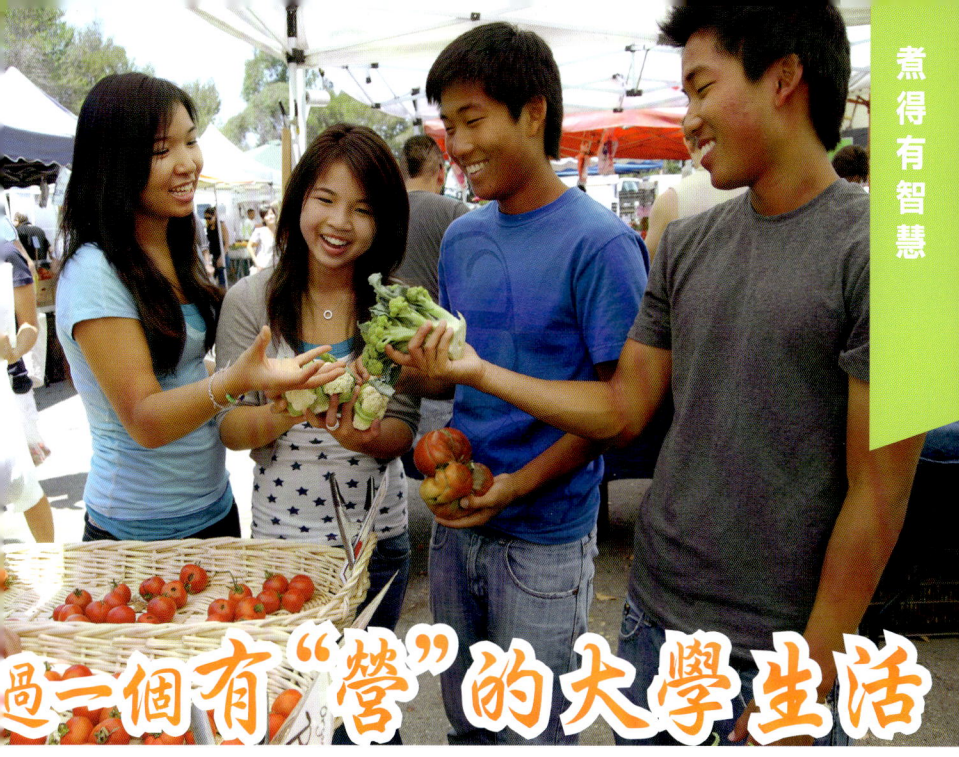

過一個有"營"的大學生活

大學生活對大多數人來説都是人生中一重要的里程碑。大學新生活多了很多自由，很多事情都可自己決定，在應付繁忙的讀書生活時可能會忽略了選擇健康的飲食。到衛生局求診的大學生中也有很多以為自己瘦就可以不注重健康飲食，吃很多雪糕和油炸即食麵，導致三酸甘油脂(triglyceride)和膽固醇(cholesterol)非常高。所以在這裡提醒學生們要作出明智的飲食習慣及過活躍的生活方式來保持健康的身體，要以最佳的狀態來應付忙碌緊張的大學生活。

健康的廚櫃和冰箱

健康的飲食由健康的廚櫃和冰箱開始。在忙於準備中期試的時候，很多學生都不會花時間出外購買食材煮食，所以廚櫃和冰箱中的「存貨」就決定了每餐的飲食。油炸即食麵簡單，

健康廚櫃/冰箱精選

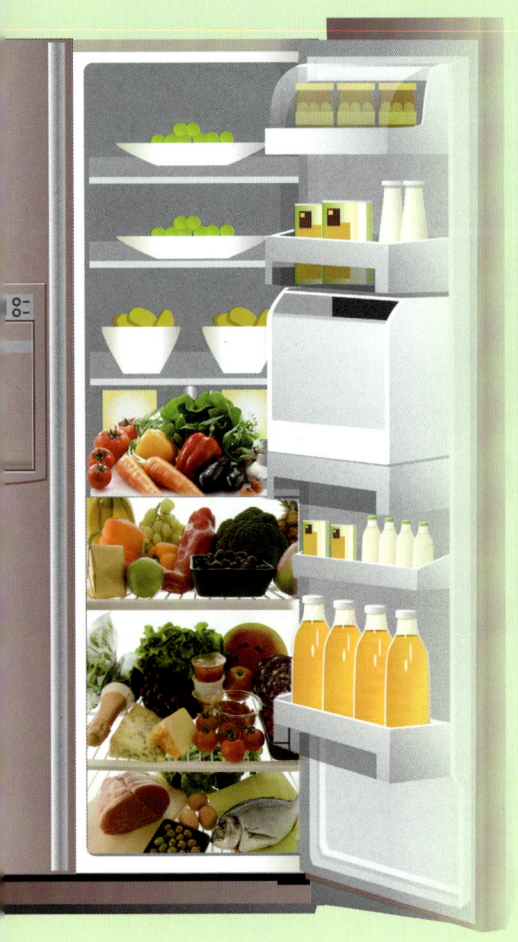

非油炸即食麵

無添加糖的早餐五穀片

全麥麵包

全麥餅乾

急凍雜菜

預切/預洗蔬菜
(pre-cut/pre-washed vegetables)

新鮮/急凍毛豆(edamame)

胡蘿蔔條

西芹條

雞蛋

盒裝蛋白

新鮮水果

低脂奶油芝士
(low-fat cream cheese)

莎莎醬(salsa)

低脂沙律醬

鷹嘴豆泥(hummus)

好味又方便,是不少學生的指定溫書晚餐,但這種油炸即食麵含大量的脂肪,其中大部份更是對心臟健康有害的飽和脂肪(saturated fat)。多吃不但容易增磅,對心臟健康亦有負面影響。建議大家可在廚櫃中儲存一些非油炸即食麵,它的脂肪含量是油炸即食麵的三份一或一半。

除了穀類以外,一頓健康的晚餐當然少不了蔬菜、蛋白質、水果和奶類。急凍雜菜是一個既方便又健康的選擇,晚餐時只

要放一些入微波爐加熱就可為你提供多種蔬菜。你亦可買一些已切好的蔬菜(pre-cut vegetables)來做沙律。至於蛋白質方面，蛋是最容易準備的蛋白質食物，晚餐時可加一隻水煮蛋或用少許油煎蛋，早餐時可以做一個簡單的奄列(omelet)。早餐時用蛋白配以預先切好的蘑菇片或其他蔬菜做一個健康的蛋白奄列(egg white omelet)。奶類方面建議低脂/脫脂奶和酸乳酪，配無添加糖的早餐五穀片(cereal with no added sugar)，不但是方便又健康的早餐，亦可當作溫習時的小吃。另外，大家亦不妨在廚櫃中儲存一些全麥麵包，可塗上低脂奶油芝士(low fat cream cheese)。這是另一個健康簡單的早餐選擇。

溫習當然少不了零食和飲品，你的廚櫃可能放滿了炸薯片、糖果和汽水，它們都是高脂肪、高糖份的食物。如果你需要溫書零食，可用全麥餅乾配以低脂奶油芝士或莎莎醬(salsa)，全麥餅乾和莎莎醬含纖維素，低脂奶油芝士則含有鈣質。最簡單省時的小吃莫過於新鮮水果，不少大學附近都有農夫市場(farmer's market)，可以買到新鮮的有機水果。此外，胡蘿蔔條和西芹條也是很好的溫書伙伴，配以低脂沾料(low fat dips)如低脂沙律醬和鷹嘴豆泥

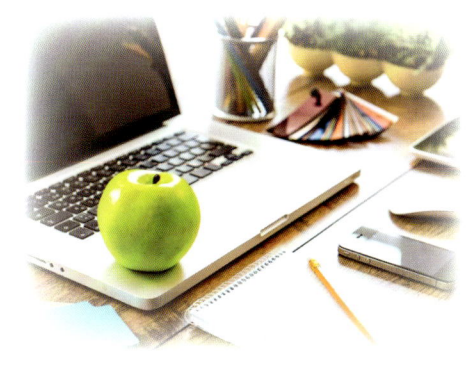

(hummus)，既健康又美味。如想更節省時間的話可以買預先洗好(pre-washed)的胡蘿蔔條和西芹條。冰箱中亦可儲存一些急凍毛豆(edamame)，水煮大概5分鐘就成為健康的小吃。

捱夜溫書當然少不了提神飲品，你可能會在廚櫃中已放了一箱汽水或有買其他甜飲品如冰茶和波霸奶茶之類。你知道

它們有多少糖份嗎？每杯波霸奶茶大約含7茶匙糖，一罐加糖冰茶含13茶匙糖，而一瓶20安士的汽水則含有16茶匙糖。如果你不想在中期試後增肥了幾磅，應在廚櫃和冰箱內放水和無附加糖的茶或咖啡。每天不要喝多過一杯(8安士) 果汁，因為果汁裡含有大量果糖，多喝一樣會增磅。

在學校食堂作明智的選擇

如果你在學校食堂(dining hall)用餐，要有計劃作選擇。很多食堂都是自助餐形式，想吃多少都可以(all you can eat)，你可能會覺得吃得越多越划算。但是，這樣就很容易進食多過我們的身體所需，增加肥胖的風險。你可以拿少一點的份量，吃飽了就離開食堂。在食堂停留的時間越長，就有更大的引誘吃過量的食物。

大部份學校食堂都有沙律吧(salad bar)，「沙律」看似很健康但如果你不小心選擇，沙律亦可變成高脂肪高鈉的食品。煙肉粒(bacon bit)和油炸小麵包片(crouton)都是高脂高鈉的沙律配料，不要放太多。沙律醬也含有不少脂肪，要選擇低脂沙律醬和份量不能放太多。如果不喜歡吃生的蔬菜可把它們放入微波爐加熱。在熟食櫃檯，可能有一些預先做好的食物配搭(pre-made plate)，你不一定要選擇那些配搭。可以自己配搭較健康的食品，最後當然要留意你的餐碟上有沒有一半是蔬菜水果。

除了健康飲食之外，體力活動對健康的身體同樣重要。嘗試步行或踏單車去上課，走樓梯而不用電梯，有空的時候去學校健身室做運動。體力活動、健康的廚櫃/冰箱和有良好的飲食選擇都能幫助身體去應付考試和繁忙的大學生活。

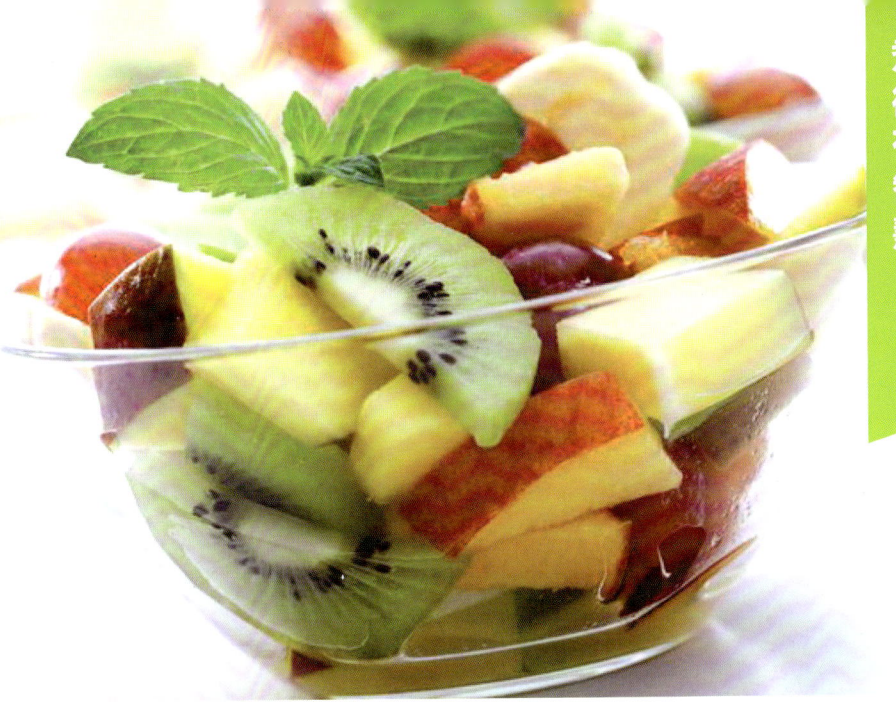

享受正確飲食的滋味

美國營養學協會(Academy of Nutrition and Dietetics)將每年3月定為全美營養月(National Nutrition Month)，而2016主題是「享受正確飲食的滋味」(savor the flavor of eating right)。根據美國農業部(USDA)發佈的2015－2020年美國人膳食營養指南(Dietary Guidelines for Americans 2015-2020)，在過去超過25年，超過50%的成年人是超重及肥胖。2016美國心臟協會報告顯示，在2013年美國有80萬人死於心臟病、中風及其他心血管病。全美有44%人患有糖尿病前期和糖尿病。以華埠衛生局為例，59%病人是超重或肥胖，45%人患有糖尿病前期和糖尿病。這些數據顯示改善飲食習慣的迫切性，以下和大家探討如何以健康飲食減低疾病的風險。

我常和大家分享健康飲食的資訊，因為親身看到不少三高人士（高血壓、血糖、血脂）經過營養師的教導如何改善飲食習慣後，三高的情況受到控制。一位有高血糖的學員，改善了飲食和多做運動後，血糖指數受控制。另一位學員嘗試多吃糙米，購物時自己訓練閱讀食物標籤以選擇較健康的食品，並多做運動，該學員的血脂、體重和腰圍都下降了。

新穎的食材

要吃得健康，亦可嘗試一些新穎的食材，如亞麻籽(flaxseed)和奇異籽(chia seeds)。亞麻籽含有豐富的食物纖維和奧米加3脂肪酸，一項研究指出，進食亞麻籽可幫助高血壓病人降低血壓。磨成粉末的亞麻籽可加入早餐或飲品，亦可用於焗麵包。奇異籽蘊含豐富的奧米加3脂肪酸、食物纖維、蛋白質和礦物質。有研究表示，進食奇異籽或可幫助改善心血管疾病。奇異籽可以生吃，又可以灑在穀物、飯、酸乳酪或其他菜上。

除了認識亞麻籽和奇異籽的好處，還可學習以下九個營養技巧，包括注重均衡飲食、認識"選擇我的餐碟"、多吃蔬菜水果、多做運動、選擇低糖低脂的健康食物、控制食量、少喝含附加糖份的飲品、減少電視/電腦螢光幕時間、閱讀營養標籤和健康烹調。

九個營養技巧

●每餐用"選擇我的餐碟"的原則

一個健康的餐碟包含5個食物種類:蔬菜、水果、蛋白質、穀類及奶類。由於身體需要吸收各種營養維持健康，因此進食不同種類食物十分重要。蔬果應佔餐碟的一半。穀類可選擇全穀類，如全麥麵包，糙米。鮮奶選擇1%低脂或脫脂奶。而蛋白質可選擇較瘦的肉類，去皮雞肉、豆腐、焗魚或豆類。可瀏覽 www.choosemyplate.gov。

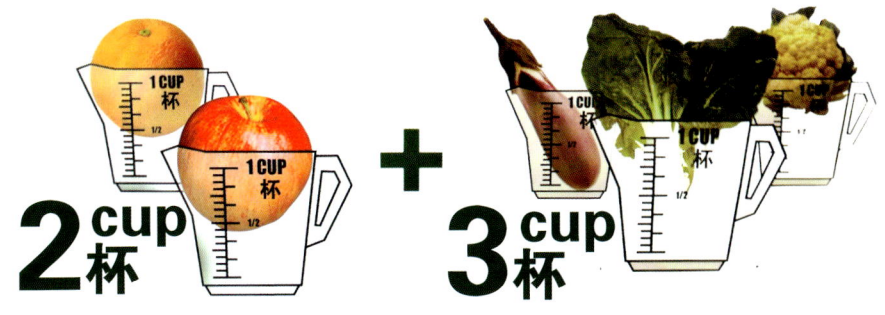

●五杯蔬菜水果

研究顯示多吃蔬果可減少患心臟病和某些癌症的風險。建議成年人平均每天進食五杯蔬果：兩杯水果、三杯蔬菜。多進食不同顏色的蔬菜以便身體吸收各種營養素。

●閱讀營養標籤

閱讀食物標籤可幫助選擇較健康的食物。閱讀食物標籤第一要留意標籤指明每份份量和整包裝所含的份量。以即食麵為例，一包即食麵4安士，若標籤指明每份份量為2安士，即是半包的份量。整包即食麵便含有兩份2安士的份量，標籤所指的脂肪和糖份亦要乘2代表整包即食麵的脂肪和糖份。

●選擇低糖低脂的健康食物

為了減低增加體重和患其他慢性疾病的風險如第二型糖尿病、高血壓、或心血管病，應減少進食高糖份高脂肪食物。高糖份高脂肪食物包括油炸食物、加糖五穀片、午餐肉、即食麵等。

●控制食量

除了要均衡飲食，多菜少肉，控制食量亦很重要。每天少食多餐，這樣可幫助每餐不會進食過量。

●少喝含附加糖份的飲品

若進食過多的添加糖，身體會把額外的糖份轉化成脂肪，以致體重增加。添加糖的主要來源是來自加糖飲品，如檸檬茶、汽水、波霸奶茶等。一樽20安士汽水便有64克糖，等於16茶

匙糖。因此鼓勵多喝水，減少喝加糖飲品。亦可自製蔬果味水，把喜歡的蔬果洗淨，切片，放入水樽後加水，便製成美味無糖的蔬果味水。

●健康烹調

烹調盡量用少油的方法，如蒸、焗、煎(用易潔鑊，只用少量油)。調味料方面亦選擇一些天然的調味料如蒜頭，蔥，香草，避免一些含高鈉質的調味料如豉油、魚露或海鮮醬等。多吃高鈉質食物會增加患高血壓的風險。

●每天做30分鐘運動

多做運動可幫助骨骼和肌肉強壯，幫助控制體重和血糖。平均成年人需要至少一星期五天三十分鐘運動，小朋友和青少年每天需要最少一小時的運動。

●每日不要多過兩小時螢光幕時間

專家建議每日不應超過兩小時螢光幕時間（上班或做功課以外）。

營養資料

希望大家透過以上資訊學習如何改善飲食習慣，並幫助家人建立良好的身體。如想取得更多營養飲食資料，可瀏覽美國營養學協會網站：www.eatright.org。為自己定立健康飲食的挑戰，假如你平常沒有吃到足夠的蔬菜水果，嘗試在三餐和小吃中包含各種不同顏色的蔬果，目標要達到每天3杯蔬菜2杯水果的建議份量。食飯後可與家人出外散步半小時，幫助消化。如果家中有小孩，應從小就灌輸健康的意識。出外購買食物時閱讀食物標籤，並訓練小孩閱讀食物標籤，選擇低糖低脂的食物。週末不要常常去茶樓飲茶吃點心，而是帶他們去公園運動和踏單車，讓他們明白體力活動的重要性，並透過這些親子活動增加和子女的溝通，令他們感受到你的關懷。

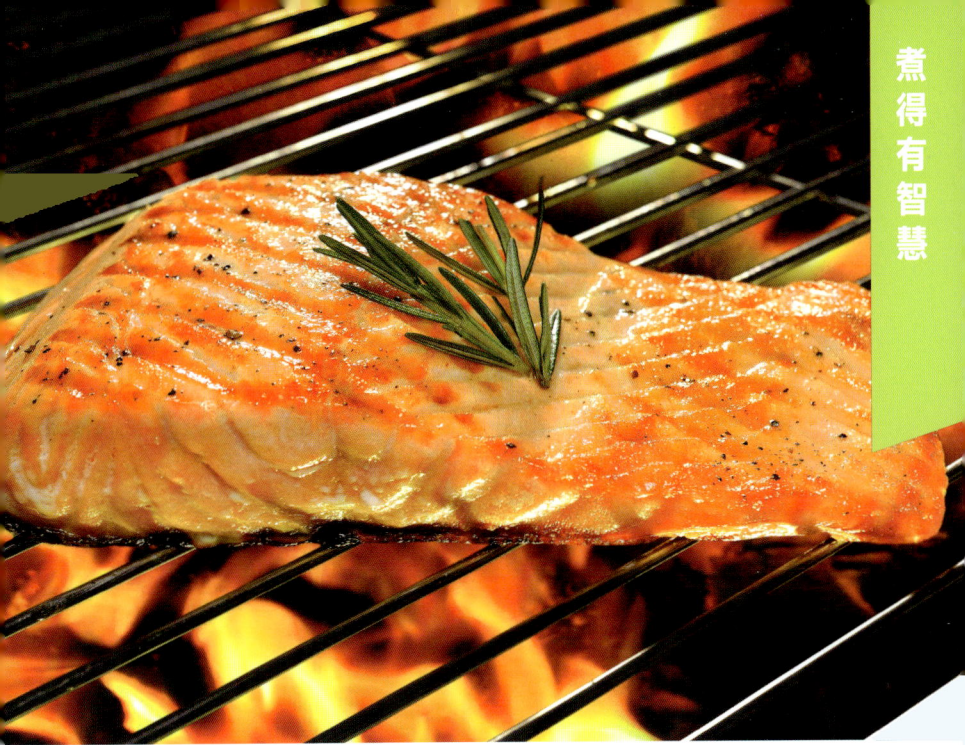

開個營養燒烤派對！

暑假來臨了，很多家庭都喜歡舉行燒烤派對，最常見的食物包括紅肉，香腸等加工肉。根據世界衛生組織(WHO)在2015年10月發表的報告，加工肉類被列為最具致癌風險的「1類致癌物」，即對人體有明確致癌性，與吸煙、酒精、石棉(asbestos)等同級，而紅肉則被列為次一級的2A類致癌物。以下我們一起探討加工肉類，紅肉和癌症的關聯，並介紹健康明智的燒烤方法，選擇健康食材及健康飲品。

紅肉，加工肉和癌症的聯繫

世界衛生組織分析了800多份有關肉類飲食與癌症的研究後，得出加工肉類(processed meat)有明確致癌性的結論。加

工肉類泛指經過鹽醃(Salting)、醃製(curing)、發酵(fermentation)、煙熏(smoking)或其他方式處理過的肉，如香腸、臘腸、火腿、煙肉、臘肉、牛肉乾、午餐肉等。肉類加工的過程會產生N-亞硝基化合物(N-nitroso compounds)和多環芳香族碳氫化合物 (Polycyclic aromatic hydrocarbons PAHs)等致癌物質，而常被用作加工肉類防腐劑的硝酸鈉(sodium nitrate)也是致癌物質。每天50克(約1.8安士)份量的加工肉類，也就是説少於半條臘腸或2片火腿，就可增加18%患大腸癌(colorectal cancer)的風險，估計每年多達3.4萬人因進食太多加工肉類食品而患癌死亡。

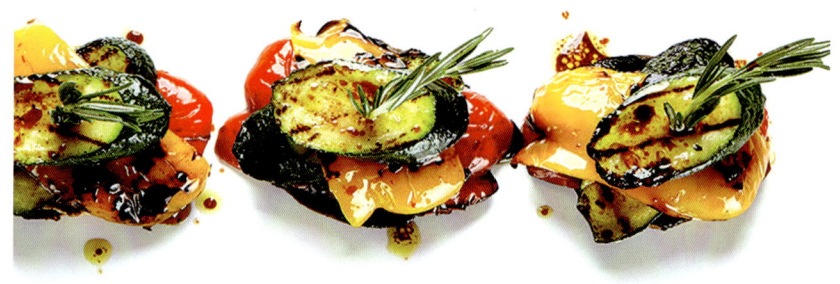

健康明智燒烤方法

研究指出經過高溫(High temperature)或用明火燒烤(cook over flames) 的肉會產生名為Polycyclic aromatic hydrocarbons (PAHs)和Heterocyclic Aromatic Amines (HCAs) 的致癌物質。這些致癌物質可引致基因(DNA)作出變化，可能會導致癌症。因此，可參考以下的明智燒烤方法：

●烤或燒肉類或魚類時，先醃最少30分鐘。研究指出醃製過的肉類可能會減少製造Heterocyclic Aromatic Amines(HCAs)致癌物質的數量。

- 醃製肉後，醃肉汁或會感染大量的細菌，所以切記不要用醃肉汁來做醬料。
- 選擇瘦肉：燒烤前，先切除肥肉和除去家禽的皮。
- 可製串燒：將肉，雞或魚切件，和其他蔬菜串起做串燒，可減少燒烤的時間。
- 盡量減少高溫烹調方法如烘 (grilling)和燒烤 (barbecuing)。
- 用刺破的鋁紙覆蓋著烤架和用夾鉗翻轉肉塊，這樣就不會破壞肉的本身，同時肉汁不會滴到火焰上而導致意外。
- 將燒烤時間縮短。你可以將肉類、雞肉和魚類先用焗爐或微波爐煮一煮，然後再烤。
- 避免燒焦食物。應該經常將肉翻轉和用低溫煮熟。如果燒焦，就應該在吃之前將燒焦的部份切去。
- 多烤一些不會製造致癌物質的食物，例如：素肉餅漢堡包、硬豆腐、蔬菜和水果。
- 可嘗試以烤魚代替烤紅肉，並選擇一些含低水銀的魚，如三文魚。

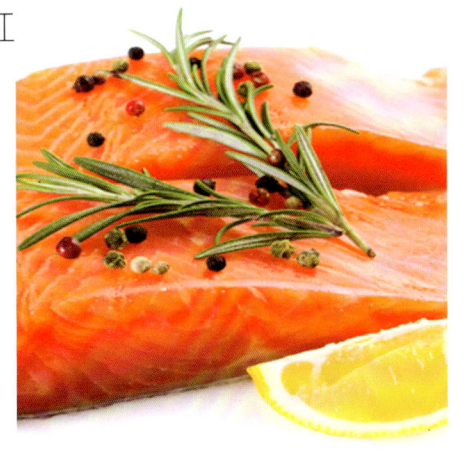

明智選擇健康食材

科學家指出進食高纖維食物，例如：蔬菜、水果、全穀類和豆類，可以幫助修補基因(DNA)和減低患上癌症的機會。如果你限制自己只吃3安士的紅肉又多吃蔬菜、水果、全穀類和豆類，那麼紅肉對身體的傷害就大大減少。而研究顯示多進食十字花蔬菜如西蘭花、抱子甘藍 (Brussels sprout)，花椰菜，包心菜，與減低患上某些癌症的風險有關。大家可嘗試以用切細的西蘭花、櫻桃蕃茄、洋蔥、青椒和去皮的切件雞肉串起來做串燒。不但可減少吃肉類的份量，又可進食更多的蔬菜。除此之外，肉類方面可多選擇烤魚，魚類含豐富的奧米加3脂肪酸，包含DHA和EPA兩種人體無法自行製造的多元不飽和脂肪。奧米加3脂肪酸有助減低患心臟病的風險。建議每星期進食兩至三次，大約三安士(即一副撲克牌的大小)的份量。

健康飲品

在夏日炎炎燒烤，大家可能很自然地喝下2-3罐汽水或其他加糖飲品，但一罐汽水含大約40克糖，相等於10茶匙糖。如果喝下2-3罐汽水，便等於喝下20-30茶匙糖，十分不健康。鼓勵

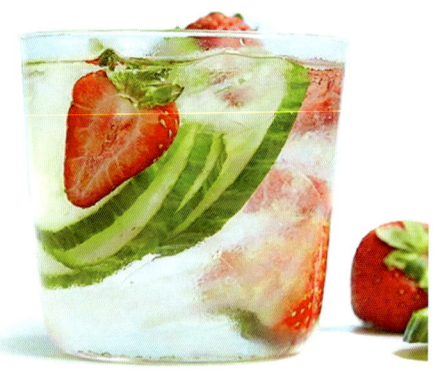

大家嘗試以自製蔬果味水來代替加糖飲品，做法非常簡單，只需把青瓜加檸檬洗淨切片，加入薄荷葉和水，便可製成蔬果味水。除此之外，大家更可發揮創意自由配搭，把自己喜歡的水果切粒加水製成不同味的蔬果味水。希望大家可參考以上的建議，與家人過一個快樂又健康的燒烤派對。

資料來源:

International Agency for Research on Cancer. (2015). IARC monographs on the evaluation of carcinogenic risks to humans, volume 114. Red Meat and Processed Meat. Lyon, France: IARC; Retrieved from: http://monographs.iarc.fr/ENG/Monographs/vol114/mono114.pdf

American Cancer Institute for Cancer Research. (2014, May 1). Guide to Healthy Grilling. Retrieved from http://www.aicr.org/enews/2014/05-may/enews-guide-to-healthy-grilling.html

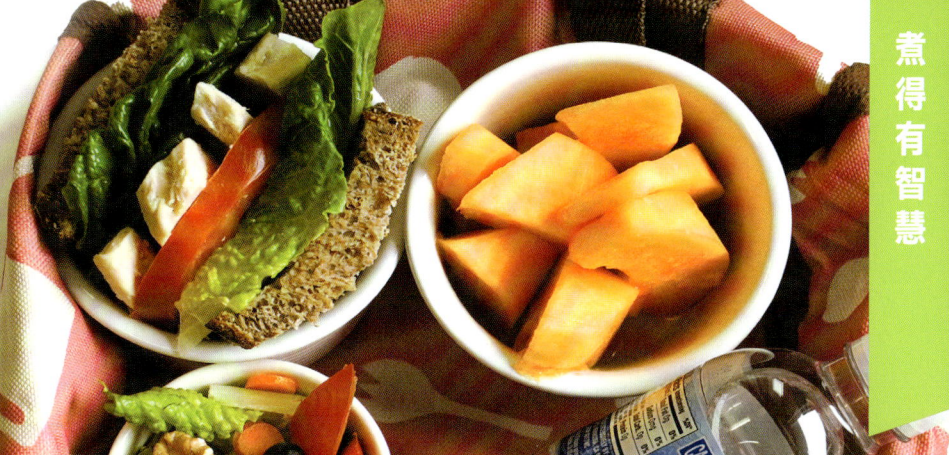

如何為子女準備

愛心營養餐盒

為了子女的健康著想及滿足他們的口味，自製餐盒是一個非常好的選擇！可參考以下的建議如何為子女準備愛心營養餐盒：

當準備營養餐盒時，可按照「選擇我的餐碟」(Choose MyPlate)去選擇不同的食物種類以達到均衡飲食——穀類、蔬菜類、水果類、奶類和蛋白質類。有關更多「選擇我的餐碟」的資訊，可瀏覽網站www.choosemyplate.gov

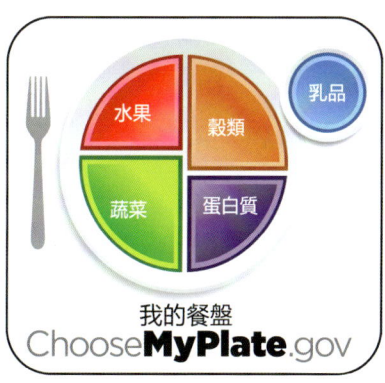

117

蛋白質:選擇三文治的肉要小心，應少吃醃製肉類(例如義大利臘腸Salami，火腿)因為它們含有硝酸鹽(Nitrate)，根據世界衛生組織(World Health Organization)，肉類加工的過程會產生N-亞硝基化合物(N-nitroso compounds) 和 (Polycyclic aromatic hydrocarbons PAHs)等致癌物質，而常被用作加工肉類防腐劑的硝酸鈉(sodium nitrate)也是致癌物質。每天50克(約1.8安士)份量的加工肉類，也就是說少於半條臘腸或2片火腿，就可增加18%患大腸癌(colorectal cancer)的風險。取而代之我們可選擇自製去皮雞肉 (蒸或焗)，白切雞，或買烤雞肉，罐頭水浸吞拿魚 (water packed tuna fish) 亦是一個很好的選擇。

穀類:三文治最好有一半是全麥麵包，亦可以用水餃，炒飯，涼麵配搭各種蔬果來代替。

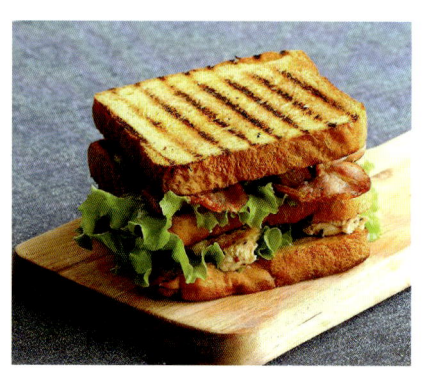

蔬菜類:鼓勵小孩養成良好的習慣，多吃蔬菜以增加吸取纖維素，減低便秘和患大腸癌的風險。盡量多吃不同種類和顏色的蔬菜，以攝取不同營養。每天的餐碟應有一半是蔬菜和水果。雞絲沙律簡單方便，加核桃 (walnut)、夏威夷豆(macadamia nut)，可增加奧米加3脂肪(omega-3)的攝取量。

水果: 吃不同種類的水果以攝取不同營養，每天的餐碟應有一半是蔬菜和水果。

飲品:避免飲用加糖飲品。一瓶20安士的可樂含16茶匙糖，多飲用可引至肥胖。我們最好選擇飲用水，每日最少應飲8杯水。加入幾片喜愛的蔬果,如草莓和橙,製成美味蔬果味水。另外,可飲用脫脂奶,或加鈣橙汁。如選擇果汁,每日最多不要超過4-6安士,以免飲用過多糖份,因為果汁含有很多的果糖。

保持餐盒的新鮮和衛生安全

● 餐盒要保持清潔乾爽以免滋生細菌。適合細菌繁殖的温度在攝氏4-65度,因此,應十分小心的處理餐盒內的温度

● 凍或熱的食物儘量保持其原有温度,如使用冰袋(ice pack)或保温瓶

● 可考慮不需冷藏的食物,如水果和餅乾

● 提醒子女在飯前洗手

● 家庭活動可選擇野餐以代替飲茶。這樣既能鼓勵子女參與更多戶外活動(如遠足、行山),又可培養親子關係,一舉兩得

● 準備食物時,攜同子女一起購買、清洗等,能從小培養健康飲食的好習慣

為子女準備營養餐盒除了可選擇營養食物,更可增加親子時間。透過與小孩一同商討食材,一同到超市購買,一同預備,可增加與小孩相處,增進親子關係。小孩積極的參與,會增加他們對餐盒的喜愛,更願意進食。

資料來源:

International Agency for Research on Cancer. (2015). IARC monographs on the evaluation of carcinogenic risks to humans, volume 114. Red Meat and Processed Meat. Lyon, France: IARC; Retrieved from: http://monographs.iarc.fr/ENG/Monographs/vol114/mono114.pdf

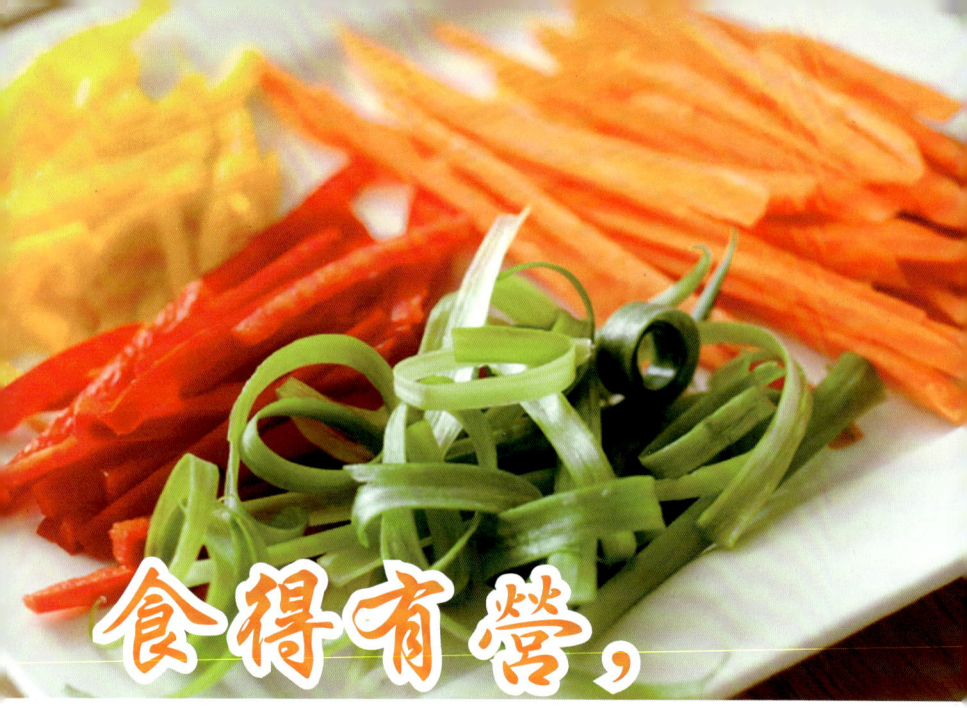

食得有營，
色香味俱全

提到營養健康的菜式，大部份人都會覺得一定是淡而無味。所以一提到健康飲食，熱愛美食的朋友都會聞風色變。但其實，創意地使用一些烹飪和食材保管的技巧，不但可以保持食物營養，而且可以提升食物的風味。今天向大家介紹一些準備食材時會運用到的技巧，讓大家在健康飲食中發掘新滋味。

技巧一•選擇合適食材，事半功倍！

俗語有云：開門七件事，柴米油鹽醬醋茶。可見鹽與我們的日常生活息息相關。但你又知不知道，鹽也有不同的種類。下面這個表格就列出了不同類型的食鹽及鈉質含量。不同的鹽有不同的結構和顆粒大小。因此在相同體積下，密度高的鹽比

密度低的鹽含鈉質更高。所以在同樣使用一茶匙鹽的情況下，密度低的鹽可以減少鈉質的攝取，但是鹹味也會較淡。還有一類型的食鹽是通過添加氯化鉀(PotassiumChloride)來代替一部份的鈉質，從而減低鈉質的含量。但是大部份人都會品嘗到這類型食鹽中鉀(Potassium)的苦味，因此你可以根據你的喜好作出選擇。但是謹記，不同類型的食鹽還是含有相當高的鈉質，因此應該留心鹽的攝取量。2015年至2020年美國人膳食指南(Dietary Guidelines for American 2015-2020)建議每天鈉質的攝取量應當少於2300毫克，約一茶匙鹽。

不同類型的食鹽鈉質含量對比

食鹽種類	一茶匙的重量	一茶匙的鈉質含量
細顆粒加碘食鹽 (Fine grain iodized table salt)	6克	2360毫克
細顆粒海鹽 (Fine Sea Salt)	5.6克	2160毫克
含氯化鉀食鹽 (Salt contains potassium chloride)	6克	1760毫克
猶太鹽 (Kosher Salt)	2.8克	1120毫克

技巧二•合理儲存食材

食材新鮮程度對菜式的味道影響十分大。建議在準備食材時，仔細檢查每個食材的品質和保質期限來確保食用新鮮的食物。以食油為例，食油的成份和儲存方法會影響食油的質量和使用期限。氧氣不利於食油的儲存，因為氧氣容易使

油氧化腐壞。所以廠家在食油裝瓶封口的過程中會加入氮氣(Nitrogen)來排走瓶口的氧氣，以延長食用油的保質時間。但是當瓶口打開之後，空氣中的氧氣就會進入瓶子，開始產生氧化作用，所以開瓶後的食油容易變壞。此外，高溫也是一個令食油容易變壞的原因。許多人習慣把食油放在靠近灶頭的地方，以方便使用。但是這個習慣會讓食油長時間暴露在高溫的煮食環境中，會加速食油變質的過程。像橄欖油和菜油這類富含不飽和脂肪並有益於心臟的食油就較容易受氧氣和高溫影響。因此最佳的食油儲存方式是放置在陰涼乾燥處，並緊閉瓶口。

技巧三 • 切、灼、烤讓蔬菜滋味十足！

方法一：切蔬菜 大多數的蔬菜味道比較清淡。蔬菜裏的酵素有助於提升和新增蔬菜的味道。因此通過切蔬菜可以釋放更多的酵素來增加蔬菜的風味。這個方法適用於十字花科的蔬菜，例如捲心菜、西蘭花、抱子甘藍(Brussels Sprouts)和椰菜花。

方法二：灼蔬菜 用開水燙灼蔬菜有助於降低蔬菜的苦味，這個過程可以減少蔬菜中的苦味因子。灼蔬菜之後，也可以用涼水或者冰水浸泡蔬菜，這樣更加可以保持蔬菜脆嫩的口感。

方法三：烤蔬菜 烤也是一種提升蔬菜風味的方法。食物在高溫的作用下會產生一種叫做「美拉德反應」(Maillardreaction)的化學反應。在這個反應中，食物裡的氨基酸(Amino acid)和糖類會重新結合，並使食物表面生成褐色和多種風味化合物。而烤箱烤蔬菜可以減少煮菜過程中熱量的流

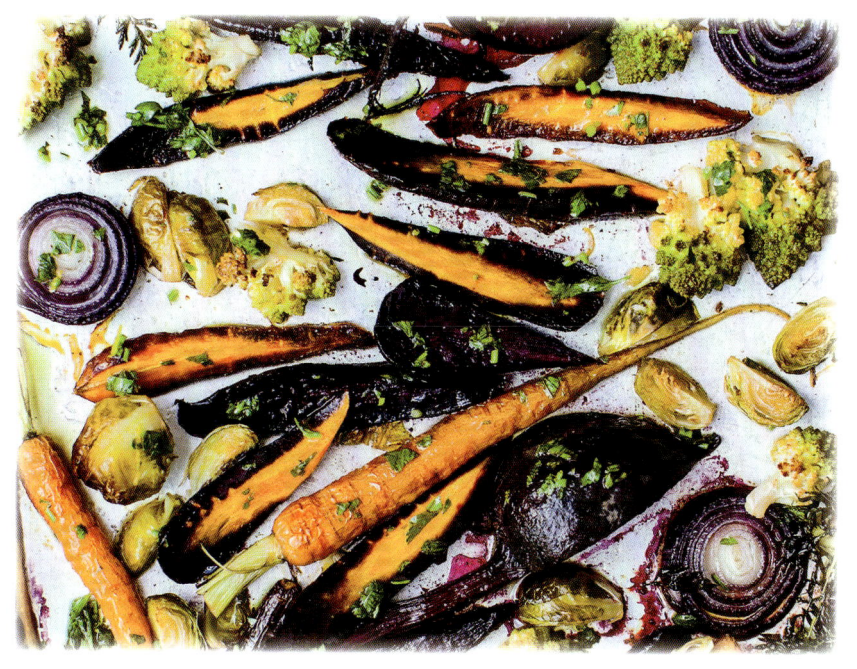

失,增加蔬菜表面的溫度並產生「美拉德反應」,因此烤蔬菜的風味更佳。相反,蒸煮蔬菜過程中所產生的溫度達不到產生「美拉德反應」的溫度,因此蒸煮的蔬菜比烤蔬菜味道較平淡。如果你平時對蒸煮蔬菜不是很感興趣,烤蔬菜可能是一個不錯的選擇。

方法四:洋蔥的「焦糖反應」(Caramelization)

不同的烹飪方法可以改變洋蔥的味道。新鮮的洋蔥具有強烈的刺激性氣味。煮洋蔥過程中產生的「焦糖反應」不但可以減輕洋蔥的刺激性味道,還可以使洋蔥更有甜味。「焦糖反應」是一個將多糖(Polysaccharides)轉變成單糖(Monosaccharides)的化學反應。因此,「焦糖反應」使更多的糖分被釋放出來,洋蔥的味道也變得更香甜。

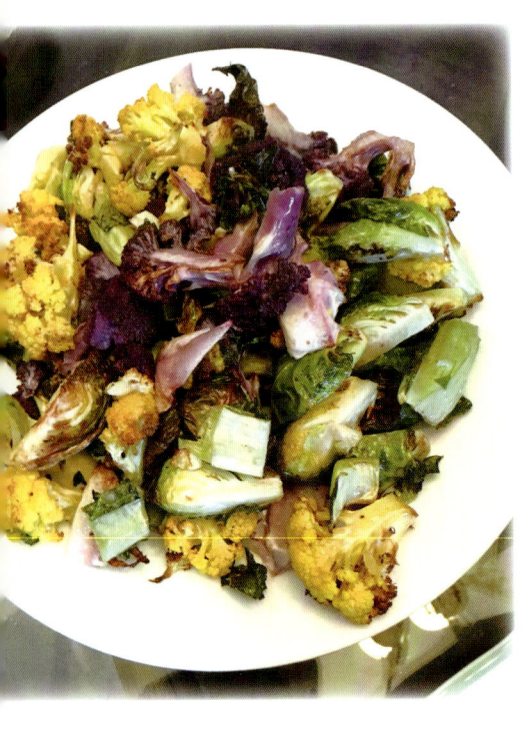

烤雜菜食譜
（四至五人份）

● 用料：

半個紫椰菜花，半個椰菜花，一條紅蘿蔔，一條黃蘿蔔，一條紫蘿蔔，十個抱子甘藍(Brussels Sprouts)，三湯匙橄欖油，四瓣蒜頭，二分之一茶匙猶太鹽，三分之一茶匙黑胡椒粉。亦可根據個人喜好添加適量香料，例如九層塔(Basil)、迷迭香(Rosemary)、百里香(Thyme)。

● 做法：

1. 把紫椰菜花、椰菜花切成塊。把各種蘿蔔切成片狀。抱子甘藍對半切開，備用。

2. 蒜頭切碎，備用。

3. 烤箱預熱至華氏350度。

4. 將切好的蔬菜與橄欖油、猶太鹽、黑胡椒粉、蒜蓉及香料混合好，並鋪在烤盤上。放入烤箱烤30分鐘直至蔬菜變軟。

5. 將烤好的蔬菜取出烤箱，即可食用。

想要食得有營，同時色香味俱全，需要我們從選擇食材，儲存食材，到烹飪食材都處處用心。希望這些介紹給大家的小技巧可以讓各位在健康飲食中也能有滋有味。

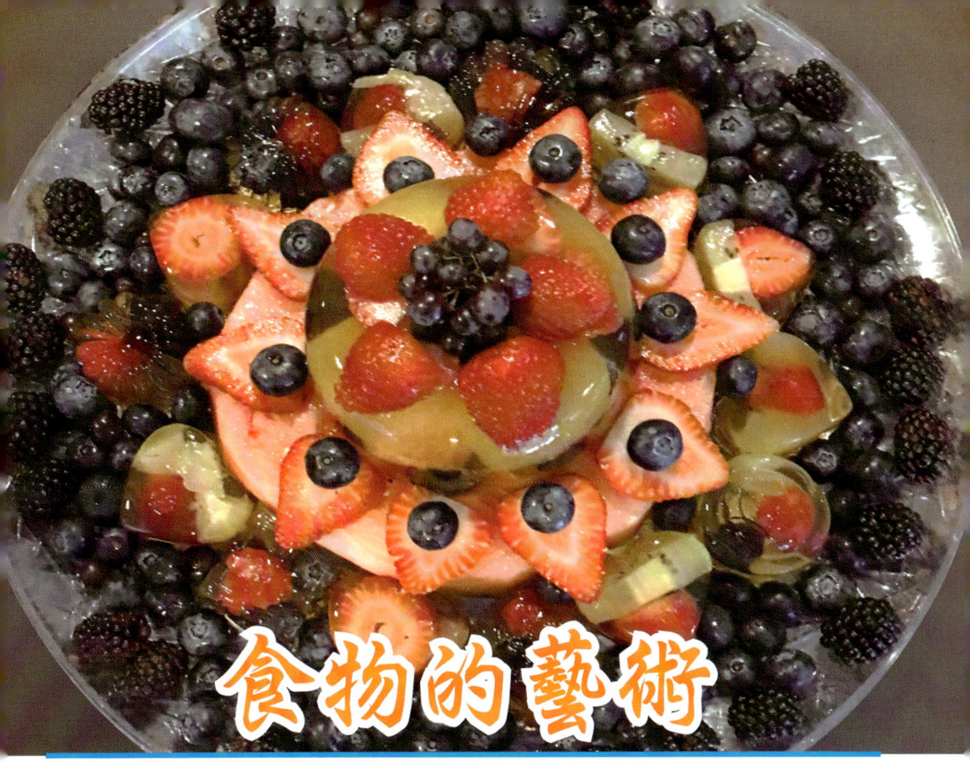

食物的藝術

我參觀了阿姆斯特丹(Amsterdam)的國立博物館(Rijksmuseum)，對博物館的藝術創作、顏色的巧妙運用留下了深刻印象。我在想，如果將藝術元素加入食物，會是多麼的賞心悅目。今期，我會和大家分享如何採用各種食材去製作出美味又精緻的食物創作。

精美海鮮刺身

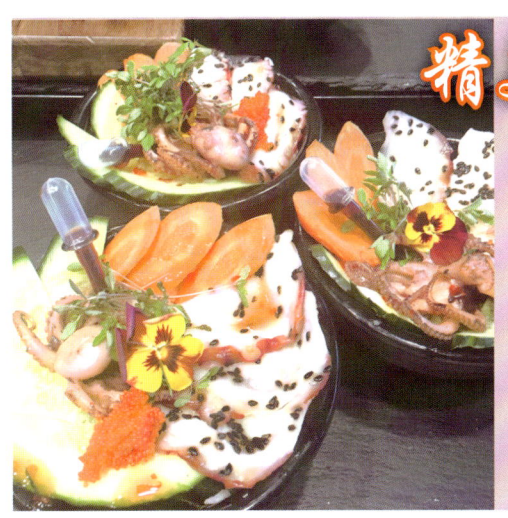

用不同顏色的蔬菜，如青瓜和紅蘿蔔等配上海鮮刺身和可以食用的鮮花作裝飾。不同種類的蔬菜含不同的營養素，亦可增添不同的顏色，增加賣相又健康美味。

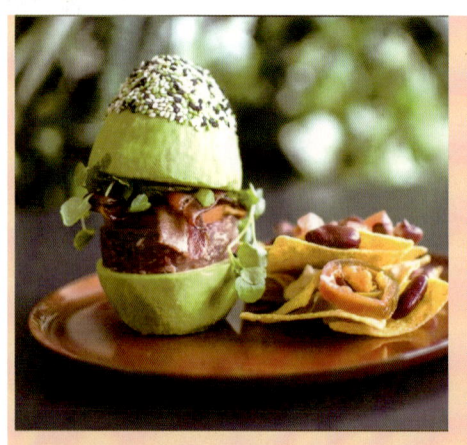

牛油果素菜包

以牛油果做包，夾沙拉菜，再以切粒的蕃茄和焗粟米片(corn tortilla)伴碟。牛油果含豐富的單元不飽和脂肪酸(monounsaturated fat)，有助降低壞膽固醇，可減低患心臟病的風險。此外，牛油果亦含葉酸(folate)、鉀(potassium)和纖維。以牛油果代替牛油可減少進食飽和脂肪。

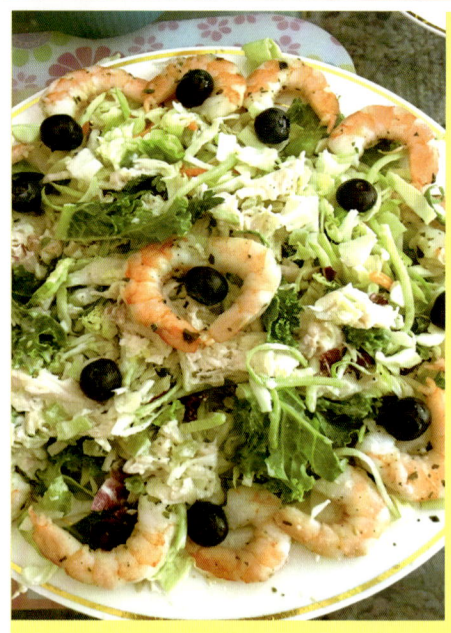

大蝦沙拉

以羽衣甘藍(Kale)、捲心菜配鮮蝦，可以兩片蝦製一個心型，加上藍莓，製成美味沙拉。羽衣甘藍屬於深綠色蔬菜，含豐富的維他命、鈣質、鐵質、鉀質等十分有營養。很多人覺得羽衣甘藍比較硬身，很難入口。其實煮羽衣甘藍竅門在於預備過程。首先去除羽衣甘藍的莖部，只留葉的部份。再加入少許橄欖油、檸檬汁，用手按摩羽衣甘藍的葉子至軟身，等一兩分鐘後加入其他的沙拉菜、蝦、沙拉醬便成美味的沙拉。

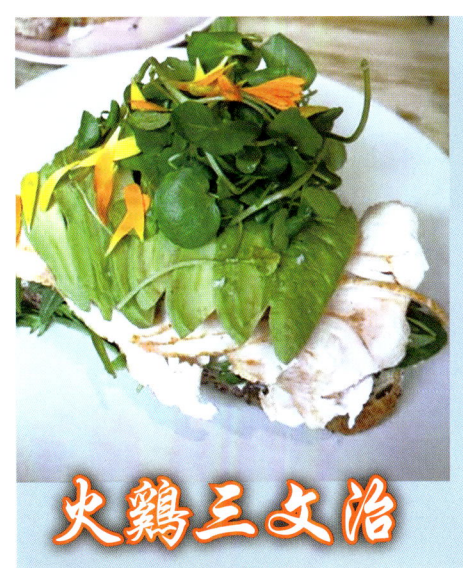

火雞肉配上切片牛油果、豆苗和可食用的花瓣。火雞肉含較少的脂肪，是很好的選擇。可加入很多的蔬菜，如豆苗、芝麻葉(arugula)或其他沙拉菜，加可食用的花瓣增添一些顏色，便製成一個色香味美的三文治。

火鷄三文治

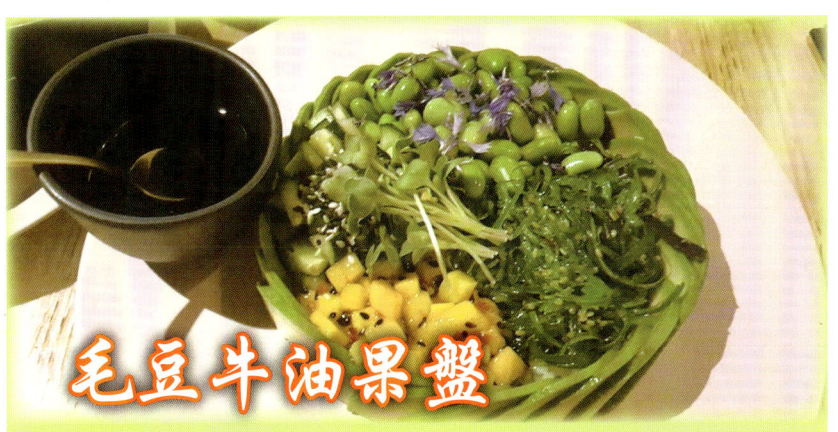

毛豆牛油果盤

以切片牛油果砌成一個圈，裡面擺放不同的蔬果，包括煮熟的毛豆(edamame)，豆苗，切粒的芒果，青瓜加海藻製成一個美味蔬果盤。在很多日本餐館都能食到毛豆，常見的食法是以沸水煮熟，加少許鹽，食的時候去殼。毛豆含低脂肪、高鈣、鐵和鎂。美國食品藥物管理局(FDA)建議每天進食25克大豆蛋白，作為低飽和脂肪和膽固醇飲食的一部份。半杯去殼毛豆（約一杯連殼毛豆）含有8克大豆蛋白。

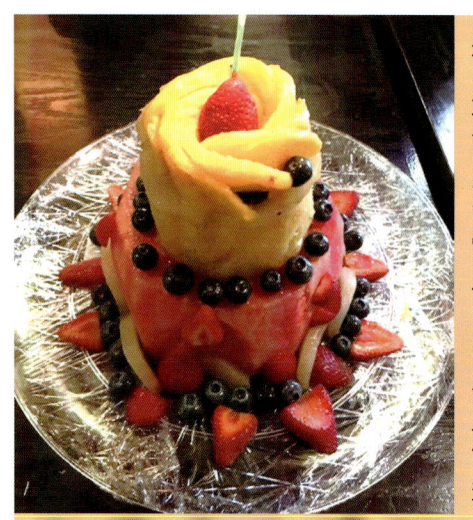

很多人喜歡買蛋糕慶祝生日，但蛋糕比較高糖份高熱量，一件忌廉蛋糕有300卡路里，多吃會增加體重。建議改用不同顏色的水果製成健康的生日蛋糕，美觀又健康。家長可和小朋友一同發揮創意，配上心思，製作出美味的水果蛋糕！透過選購，構思，創作，清洗，切細，再將材料放在一起，製作過程可訓練小朋友思考力和創作力，家長可從旁協助和提供意見，是很好的親子活動。相信收到水果蛋糕的親朋好友更能感到這份心意。

這水果生日蛋糕以西瓜做底，菠蘿做第一層，以藍莓填滿菠蘿中間空心的部份。每層以藍莓作點綴，水果蛋糕面可以用切片芒果和士多啤梨作裝飾，再以藍莓，奇異果和士多啤梨圍邊便成一個美味的水果蛋糕。

水果生日蛋糕

跟大家介紹了不同的健康美食，希望大家對蔬果和不同食材的多種配搭方法有了新的認識。只要大家發揮創意，用不同的配搭，就可提升餸菜的美味和增加進食蔬果的趣味性，從而增加蔬果的進食量。祝各位吃得有營，活得更型！

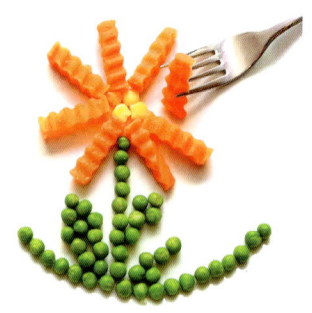

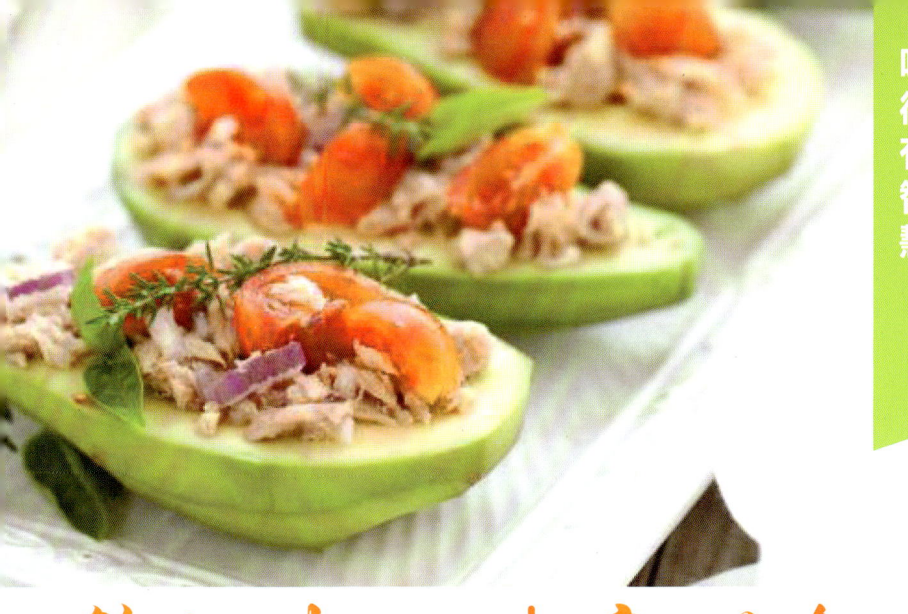

繁忙中的健康膳食

你剛接了孩子和完成一天繁忙的工作回到家。全家人都在等待晚餐。你會叫外賣或是烹調一些又快速又健康的膳食呢?

研究顯示:24%的美國人,每星期至少5次到餐館午餐。如果包括晚餐,那我們就有更多在餐館就餐的機會。餐館或店舖準備的膳食通常都缺少蔬菜、水果、全穀類和豆類。這些膳食不足幫助保護我們的健康免受癌症、心臟病、糖尿病和肥胖等病症的威脅。

每日吃至少5杯水果和蔬菜、選擇全穀類和豆類、減少動物蛋白質和飽和脂肪,加上足夠的體力活動,能減低30至40%患癌症的機會。

不健康的飲食和不足夠的體力活動,是引發癌症的一個主要原因。世界衛生組織估計在2020年,癌症病患率會增加一半,高達1500萬個新的病患者。

所以我們應該預先做好準備，在繁忙的日子裡，解決不健康飲食的問題。建議在你的廚房和雪櫃裡預先儲備多一些健康食品、冷上湯和健康正餐。

以下是兩項常見的障礙與解決方法：

問題一： 「我太疲倦，懶得每天烹調。」

解決方法： ●買預先切好和洗好的新鮮蔬菜混合入沙拉或用作炒吃。菠菜葉子比被束起未洗的菠菜容易準備得多。

●週末期間，設法烹調大量健康的菜餚。你可以煮雙倍或三倍的份量，然後將它單獨分裝，放在冰櫃冷凍。這樣你就可以在你不想烹調的日子，用微波爐或蒸爐，翻熱它們來吃。

●事先將自製的上湯用塑膠容器或冰塊盤子凍結。當你需要炒菜或做湯麵時，你就可以使用凍結的上湯配一些蔥。

● 蕃茄肉醬可放在冰櫃較長的時間。先烹調肉醬，然後冷凍侍用。先用許多的新鮮蕃茄、洋蔥，切成小方塊然後加入碎火雞或雞肉，用鹽和糖調味。意大利粉可保留在冰箱幾天。這樣，你就可以一天享用燴意粉，其他日子就可以用意大利麵做湯麵。建議選擇全麥意大利粉以增加纖維素。

問題二： 「我很厭倦烹調。」

解決方法： 讓家人幫忙。你不但節省時間，你的孩子亦能學做營養的美食。研究顯示，如果孩子看到父母在享受地進食健康食物，他們將會進食更多。

為你推薦四款快速的健康膳食：

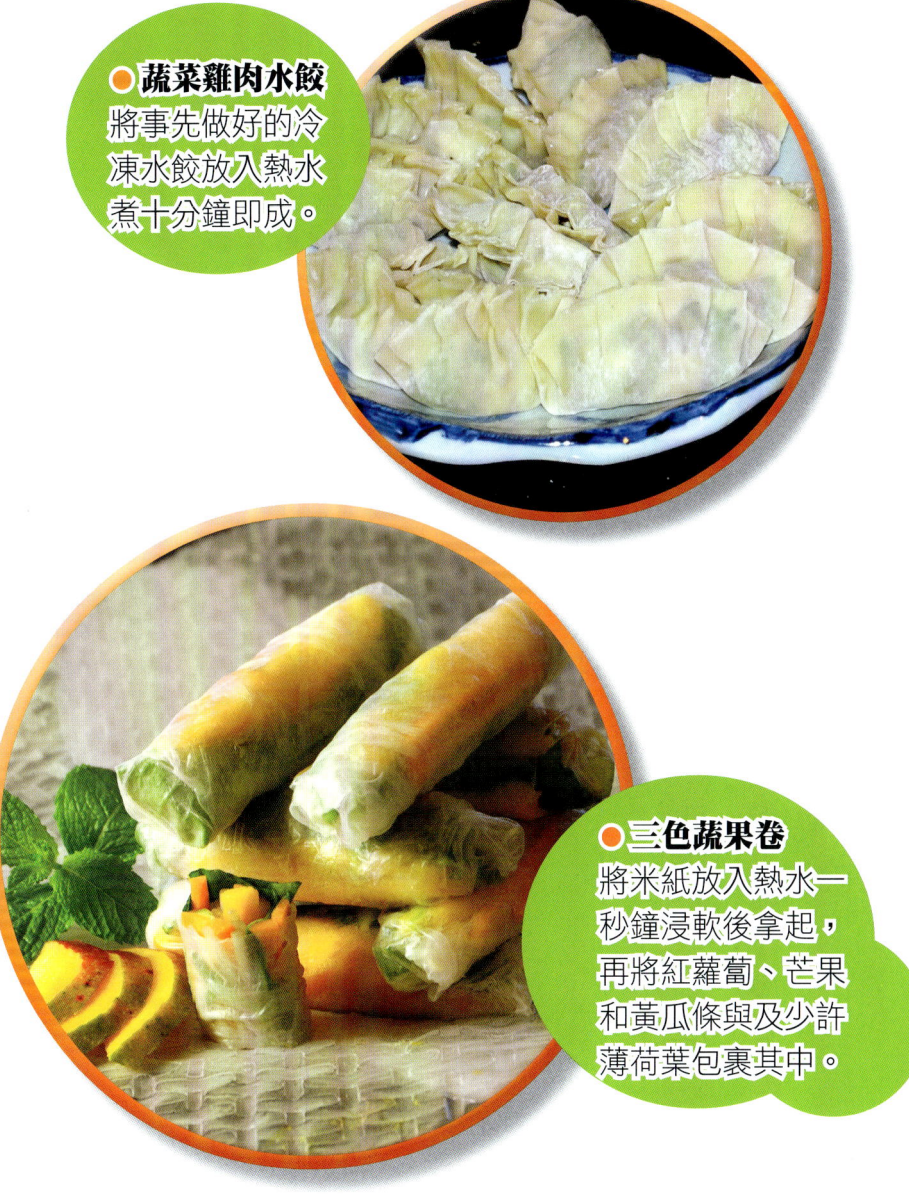

● **蔬菜雞肉水餃**
將事先做好的冷凍水餃放入熱水煮十分鐘即成。

● **三色蔬果卷**
將米紙放入熱水一秒鐘浸軟後拿起，再將紅蘿蔔、芒果和黃瓜條與及少許薄荷葉包裹其中。

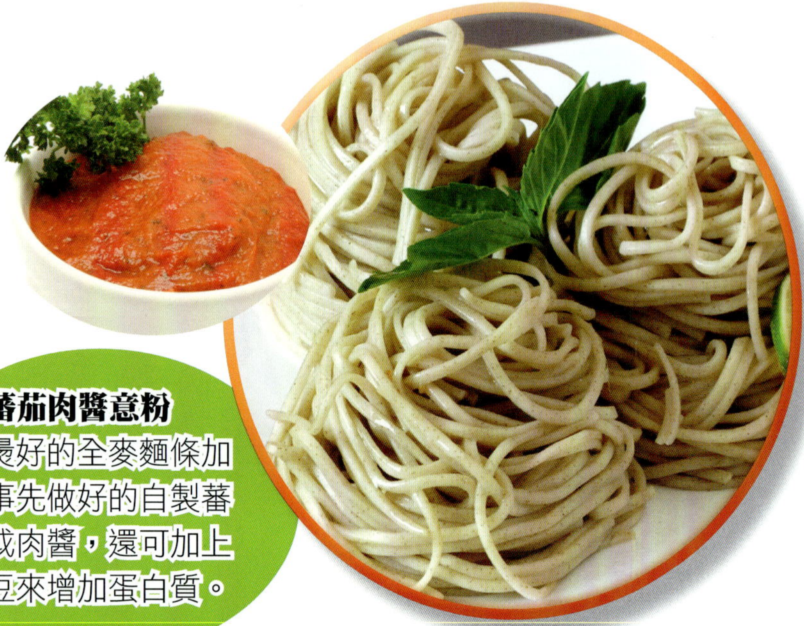

● **蕃茄肉醬意粉**

將燙好的全麥麵條加入事先做好的自製蕃茄或肉醬，還可加上毛豆來增加蛋白質。

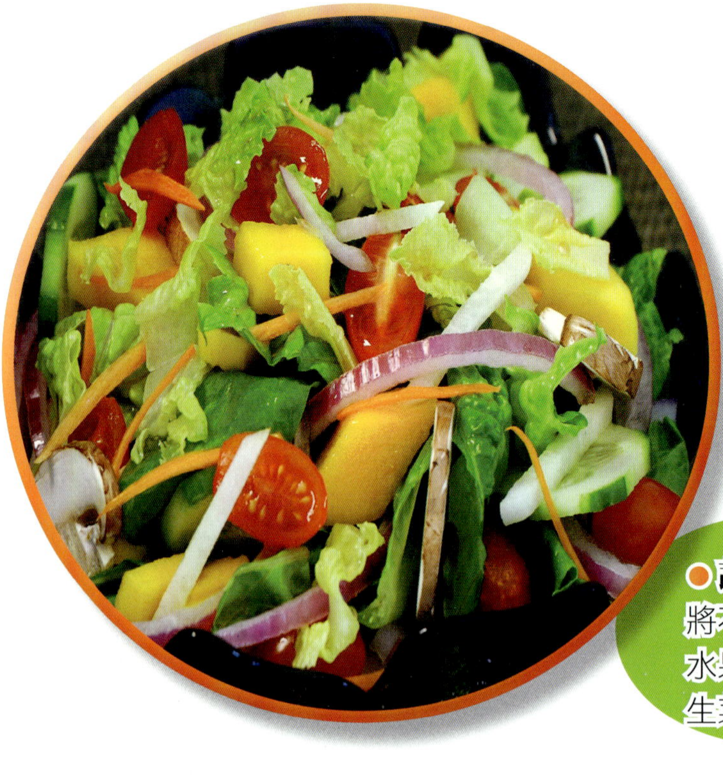

● **蔬果沙拉**

將不同顏色的水果切片放在生菜上。

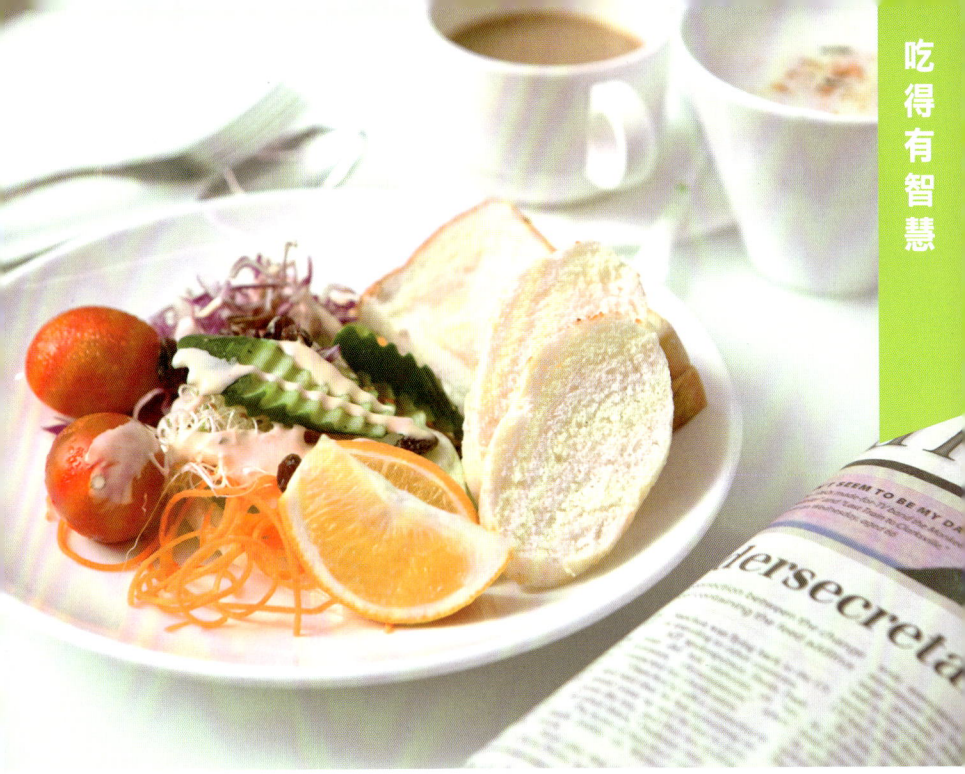

健康的營養早餐

現在的都市人生活忙碌，很多人都沒有時間吃早餐，以為喝一杯豆漿或吃一個麵包就足夠了，卻不知道單吃一種食物，其營養會不夠均衡。早餐是非常重要的，因它提供了整天所需的能量。那麼，我們的早餐應該吃什麼呢？根據美國農業部的飲食指引「選擇我的餐碟」(Choose MyPlate)，一個健康的餐碟應包含穀類、蛋白質、蔬菜、水果和奶類。下面讓我們解答一些有關早餐的疑問和對各樣早餐搭配所進行營養分析。

早餐的常見誤解

誤解#1:	不吃早餐有助減肥。
答案:	不少人為了節省時間或減肥而長期不吃早餐，但這樣不但無助減肥，反而有增肥的風險。早上起床我們的身體處於飢餓狀態，如果不及時補充能量，等到中午才進食，很容易因為太飢餓而進食過量，增加增肥的風險。
誤解#2:	早餐只吃一個麵包，飽肚就好。
答案:	早餐和午餐、晚餐一樣，需要包含「選擇我的餐碟」上所包含的食物種類：穀類、蛋白質、蔬菜、水果和奶類。例如一杯1％低脂/脫脂牛奶、一片全麥麵包、一個水煮蛋、一個水果和一份蔬菜來提供一頓均衡的營養餐。
誤解#3:	不吃早餐對兒童的學習能力沒有影響。
答案:	根據一份2005年美國政府對47名食用早餐的兒童所作出研究總概報告，吃早餐的兒童比不吃早餐的兒童學習成績和認知能力要高。

明智的早餐配搭

牛角包配全脂奶 　對比　全麥麵包配新鮮水果和1％低脂/脫脂牛奶

牛角包配全脂奶只有穀類和奶類，缺少了「選擇我的餐碟」上的蔬菜、水果和蛋白質，而且牛角麵包其中一個主要成份是牛油，含有大量的脂肪。一個牛角包就有12－15克(2-3茶匙)脂肪，其中的一半是對心臟健康有害的飽和脂肪，應盡量減少進食。全脂奶亦含不少脂肪，一杯8安士的全脂奶便有8克的相等於大約2茶匙的脂肪。如想享受一頓健康的早餐，

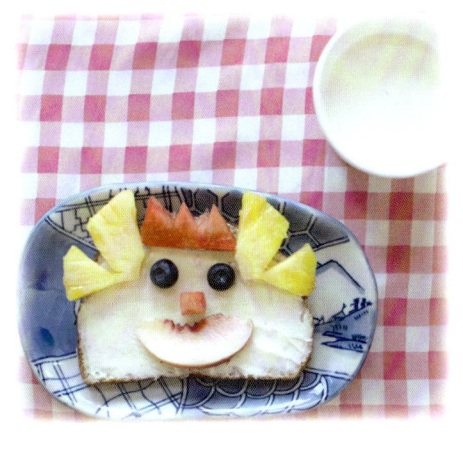

可用全麥麵包代替牛角包，用低脂芝士取代牛油塗麵包，再配上一碗新鮮草莓。你亦可發揮創意，在麵包上加上各種水果蔬菜做成一個可愛笑臉，例如用藍莓做眼睛、菠蘿和西瓜做頭髮、桃子做嘴巴，小孩子一定喜歡，再加上一杯1％低脂/脫脂牛奶，若不能喝牛奶，可嘗試飲加鈣豆漿。購買豆漿時謹記要選擇加鈣的豆漿，閱讀營養標籤看看鈣質的「每日建議食用量百份比」(% Daily Value)是否有大概30％。

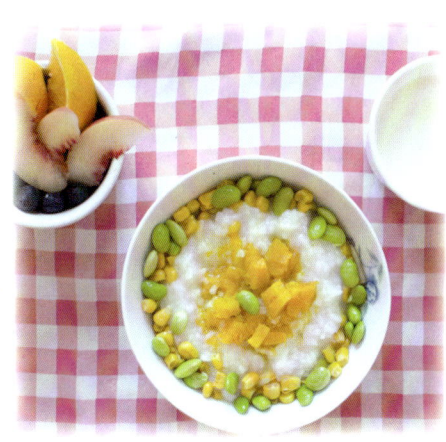

白粥加油條　對比　毛豆南瓜粟米粥配1％低脂／脫脂牛奶

白粥和油條只含有「我的餐碟」上的一個食物種類(穀類)，缺乏蛋白質、蔬菜、水果和奶類。油條的熱量和脂肪含量偏高，建議不吃油條，並在粥裏加入一些毛豆、南瓜粒和粟米粒來增加蛋白質和蔬菜，再加上一碗新鮮水果和一杯1％低脂/脫脂奶就可成一份營養均衡的健康早餐。

水煮燕麥 對比 牛奶煮燕麥加香蕉藍莓

燕麥片是高纖維的全穀類，多食用可減低患心臟病和癌症的風險，如用1%低脂/脫脂牛奶代替水來煮燕麥片就更好，這樣有助增加鈣質的攝取量。麥片煮好後加入香蕉藍莓或你喜愛的鮮果粒便成一份豐富的營養早餐。

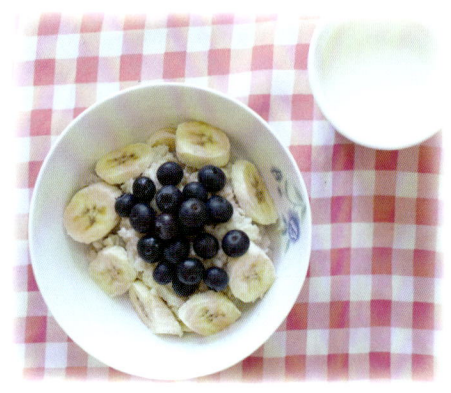

煎雙蛋香腸 對比 蛋白奄列 (egg white omelet)

蛋是最容易準備的蛋白質食物，不過一隻雞蛋就有200毫克膽固醇，建議買純蛋白以減少膽固醇攝取量。而香腸則是高鹽高脂肪食物。根據不同的牌子和大小，一條香腸總脂肪

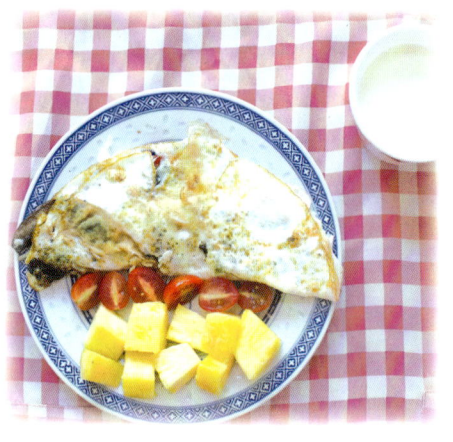

大約有15-30克(3-6茶匙)，而且一般醃製肉類含亞硝酸鹽，多吃可增加患癌病的風險，因此應盡量少吃。你可用蛋白配以瘦火腿肉、蘑菇、蕃茄粒、洋蔥粒或其他蔬菜做出一個健康的蛋白奄列。

其他營養早餐食物

除了以上提及的幾款健康早餐配搭外，你亦可嘗試將以下的健康食物加入你的早餐餐單中：

- 全麥餅乾＋低脂芝士
- 脫脂/低脂酸乳酪＋水果粒
- 高纖低糖五穀片＋1%低脂/脫脂奶
- 紅蘿蔔條、毛豆配水果奶昔
- 五色蔬菜沙律＋杏仁片

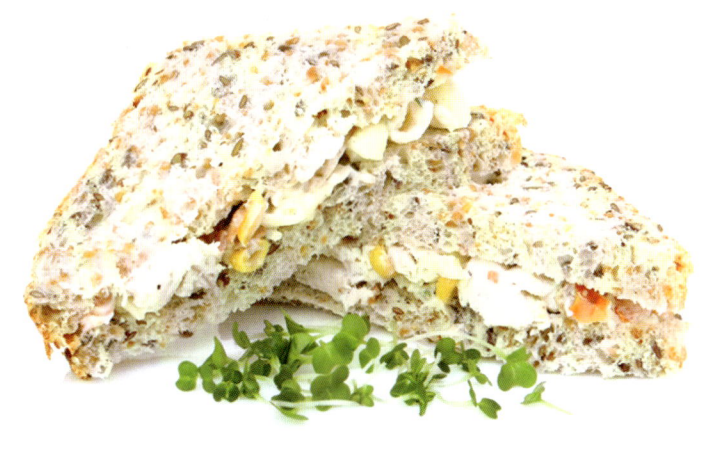

要準備健康營養早餐其實非常容易，只要預先購買健康的材料，並好好分配早上的時間，做早餐時就不會手忙腳亂。你亦可預先計劃好整個星期的早餐餐單，每天準備不同的食物配搭，家人就不會對某一食物生厭，亦可從各種食物中吸取不同的營養。讓健康有營養的早餐為你開展健康的一天！

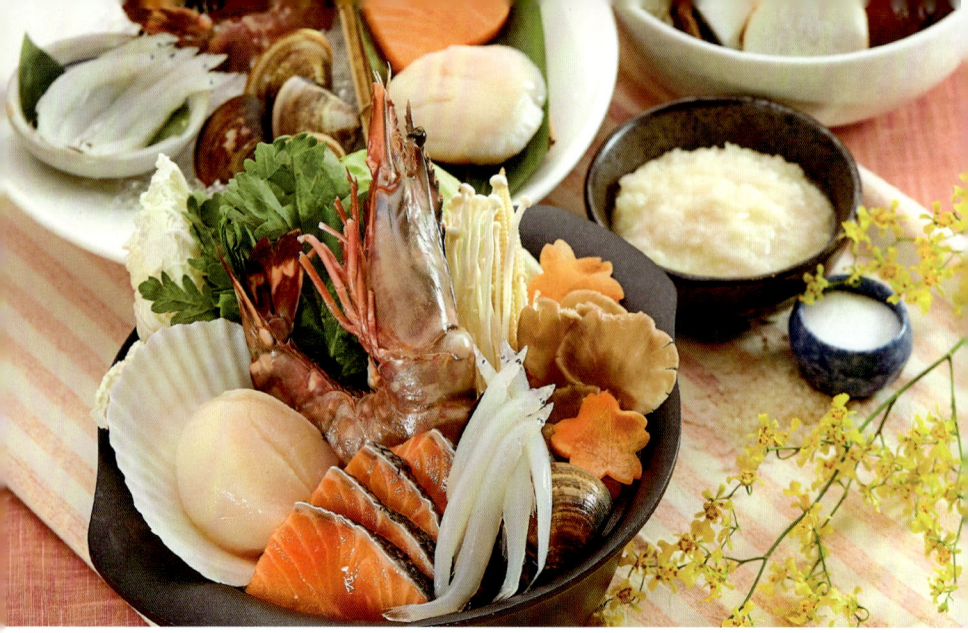

出外用膳健康心得

根據調查顯示，美國的成年人平均每星期出外用膳4.8次。餐館的膳食通常都較油膩，而且較少蔬菜、水果和全穀類，不足以提供身體所需的營養素。不健康的飲食和不足夠體力活動是誘發癌症的其中一個主因。美國防癌協會2010/2011數據顯示，在華人癌症患者中，男性的前列腺癌和女性的乳癌與飲食有密切的聯繫。癌症等慢性疾病不單是成年人的問題，美國疾病控制與預防中心檢視了2011-2014年的數據，發現在美國的兒童和青少年當中，每5個就有1個血液膽固醇指數不良，增加心臟病的風險。因此，健康飲食是所有年齡層時刻都應關注的問題，出外用膳時也不例外。

以下和大家分享幾個出外用膳時的健康心得：

感恩節是親友聚餐的日子，又是表達你對親友感恩的日子。

你可自製健康的無附加糖乾果送給親友,亦為感恩節餐桌上增添健康的選擇。到農夫市場選購時令蔬果,如柿子、紅棗、蕃薯、蘋果等蔬果來自製營養乾果。柿子含豐富的纖維素和胡蘿蔔素(beta-carotene),可透過身體轉化成維他命A。維他命A有助維持良好的視力和身體的免疫力。1個乾柿子(約5片乾柿子)提供5克纖維素和90微克維他命A,成年女性每天需要25克纖維素和700微克維他命A。而紅棗含有鐵質,1安士紅棗有1.4毫克鐵質,可幫助製造血液,減低患上貧血的機會。成年男性每天需要8毫克鐵質,女性則需要18毫克。

乾果做法很簡單,將蔬果切片,在150-200°F的焗爐焗半小時至2小時。如若製乾蘋果片,用檸檬水浸10分鐘以保持蔬果色澤。不同的蔬果和不同厚度會令焗的時間和溫度有所不同,每半小時檢查蘋果片的狀況,焗到自己喜歡的乾度即可。你亦可用脫水器(Dehydrator)製作乾果。自製乾果健康有益,而且別具心思,適合送贈親朋好友,表達對他們的「心」意。

1. 控制份量

餐館的食物種類繁多,容易點選過量食物,或食物份量過大。吃不完怕浪費食物,但勉強吃完則對身體不健康。所以出外用膳切忌眼闊肚窄,只叫適當的份量,不夠再叫。中式碟頭飯的米飯份量通常較多,點菜時可叫餐館減少米飯的份量。想知道自己每天的熱量需要和各食物種類的建議份量,可到美國農業部膳食指引網站(www.choosemyplate.gov)的互動工具,輸入年齡、性別和體力活動量,以獲取相關資料。很多連鎖餐廳的餐牌都有標示膳食的營養資料,你可以此比較各餸菜的熱量和自己的熱量需求,以避免「超標」。

你亦可在開始進食前就先把部份食物打包進外帶盒子，避免不小心進食過量。

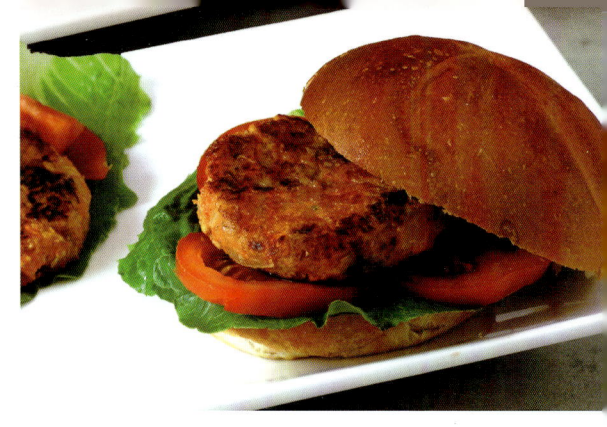

2. 烹調方法要注意

炸雞肉三文治： 780卡路里，43克脂肪，1590毫克鈉質

烤雞肉三文治： 400卡路里，7克脂肪，1090毫克鈉質

烹調方法可大大影響餸菜的熱量和營養成份，以一個雞肉三文治為例，炸雞肉三文治(breaded fried chicken breast sandwich)比烤雞肉三文治(grilled chicken breast sandwich)多380卡路里和36克脂肪，其中的差額就等如一碗半飯加5茶匙油。點選餸菜時多選擇蒸(steam)、灼(poach)、烤(grill)、焗(bake)、炒(sauté，stir-fry)等低脂的煮食方法，避免油炸(deep fry)和有忌廉醬(cream sauce)的餸菜。點菜時不忘要求：少鹽、少油、少汁或醬汁另上。

3. 選擇低脂蛋白質

蛋白質類食物很多時候是出外用膳的主菜，蛋白質雖是身體所需的營養，但謹記要選擇低脂的蛋白質食物才有利身體健康，例如選擇：瘦肉、肉眼、腿肉、去皮家禽、海鮮、豆製品，用它們來代替高脂肪蛋白質食物，可為你省去不少熱量和脂肪。例如以3安士去皮雞腿肉代替同等份量的雞翼就可減少攝取93卡路里和11克脂肪。其他高脂肪蛋白質食物的例子有：腩肉、排骨、加工肉類等。

4. 包含全穀類

美國農業部建議穀類總食量中至少一半應是全穀類，例如糙米、全麥麵包、燕麥片、全麥麵條等。全穀類比精製的穀類含有更多維他命和礦物質，全穀類更有豐富的纖維素。纖維素不僅對心臟和腸臟健康有益，更有助增加飽足感，幫助我們控制食量。現在很多餐館都供應糙米和全麥麵包，下次點餐時可要求以全穀類代替精製的穀類。

5. 餐餐有蔬果

成年人每天需要大概3杯蔬菜和2杯水果，出外用膳亦不要忘記進食蔬果。有些肉類餸菜會有少量的蔬菜拌碟，但這樣是不足夠的。如二人進餐，應額外點選1-2碟白灼或上湯蔬菜，若一人進餐，應點選有較多蔬菜的菜色，如西芹雞柳、肉絲炒三蔬等。蔬菜湯亦是增加蔬果的好方法。不少人喜歡點沙律，但沙律不一定健康，要避免高脂肪的沙律配料如煙肉、全脂沙律醬、全脂芝士、炸麵包粒等。

看看以下例子比較高脂和低脂沙律：
Cobb沙律(生菜、煙肉、烤雞肉、蕃茄、牛油果、雞蛋、藍芝士)配全脂Ranch沙律醬: 900卡路里，72克脂肪，1530毫克鈉質
雜菜雞肉沙律(混合雜菜(mixed greens)、烤雞肉、紅菜頭、鷹嘴豆)配意大利沙律醬: 566卡路里，7克脂肪，533毫克鈉質

蛋糕、曲奇、中式糕點等高脂甜品則以水果代替，但如果已經飽了就應停止進食，不要因為餐館附送免費甜品或水果就勉強進食。

6. 避免加糖飲品

餐館除了食物種類繁多外，餐飲的選擇也不少，但其中多是加糖飲品。這些加糖飲品只提供熱量和糖份而沒有其他重要營養素。1罐12安士汽水就含有136卡路里和8茶匙糖，1瓶20安士的加糖冰茶則含213卡路里和14茶匙糖，所以餐飲應多選擇清水和清茶。

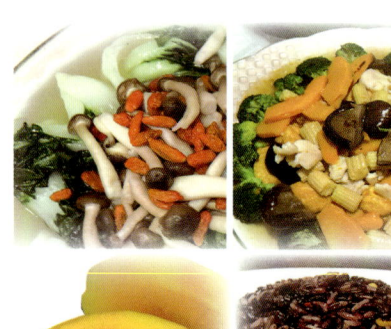
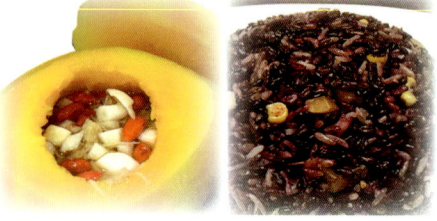

四人出外晚餐健康範例：

- 上湯白菜杞子
- 西蘭花冬菇紅蘿蔔炒雞柳
- 蒸魚
- 粟米杞子糙米
- 燉木瓜湯

其實只要我們預先做好準備，即使在繁忙的日子裡，也可以在家中烹調健康美食，不用出外到餐館用膳：

● 買預先切好和洗好的蔬菜混合入沙律或作炒菜

● 預先買一些容易準備的沙律配料，如牛油果、櫻桃蕃茄、紅菜頭，為沙律增添營養和色彩

● 廚櫃常備全穀類，如全麥五穀片和全麥麵包，全麥麵包只要加上煎蛋、牛油果和蕃茄就成為一頓簡單的健康早餐或午餐

● 週末期間烹調大量健康菜餚，然後將它獨立包裝，放在冰箱冷凍儲存，平日翻熱一下就可以食用

● 預先自製上湯，用塑料容器或冰塊盤子冷凍儲存。需要炒菜或做湯麵時，就可用這些凍結的上湯

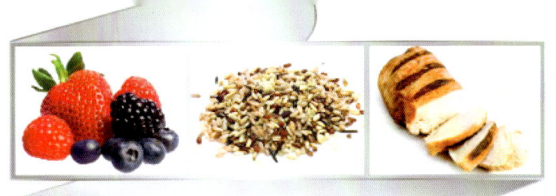

PUT YOUR
BEST FORK FORWARD
National Nutrition Month® 2017

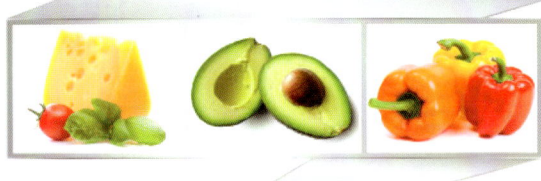

夾 得 有 智 慧

美國營養學會將每年三月定為全美營養月。目的是要關注發展健康飲食和體力活動習慣的重要性。2017年的主題是用 "叉子的智慧"（Put the Best Fork Forward），以提醒大家小心進食。中國人一般以筷子進食，所以我們將主題改為「夾得有智慧」更為貼切。每一個在飲食中的少少改變對身體都有幫助，因為每一口食物加起來對身體也可作出大的改變。美國營養學會的網站有很多的營養資訊，有興趣可瀏覽 http://www.eatright.org/

中國人常有的問題包括高血壓、糖尿病和高血脂。美國有18.7%的亞裔有高血壓。在加州，超過三份一的華裔成年人屬超重或肥胖。在美國亞裔人口中，58%的加州兒童和77%成年人蔬果進食量不足夠。以下會圍繞三高的主題，探討如何以低脂、低鈉質飲食改善高血壓和高血脂的問題。

低脂飲食：

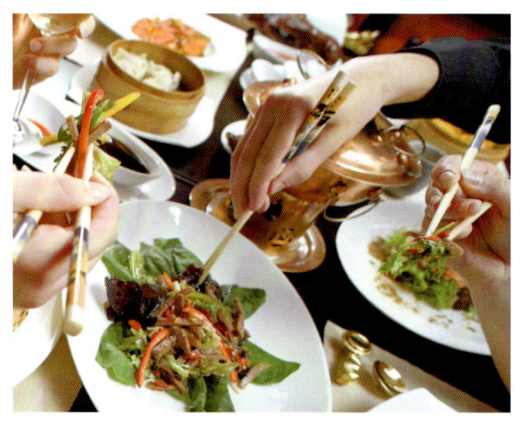

選擇低脂食物對我們的心臟、血管、和血脂非常重要。但是，認識健康食油和不健康食油也是同樣重要的。

●大家應選擇單元不飽和脂肪，因為可幫助減低血中的壞膽固醇，可降低患心臟病和中風的機會。含高單元不飽和脂肪的食油包括橄欖油、芥花籽油、花生油、和奇異果的脂肪。

●大家應避免兩種對心臟和血管有害的脂肪----飽和脂肪和反式脂肪。飽和脂肪多來自動物，含高飽和脂肪的食物包括紅肉、臘腸、午餐肉、肥肉、排骨、帶皮家禽、奶類製品、芝士、和以全脂的奶製品。

●棕櫚油和椰子油，雖然這些是植物油，但是它們屬飽和脂肪，我們應該避免。

●當選擇奶製品，應選擇1%低脂或脫脂奶，取代全脂和2%脂奶以減低飽和脂肪的進食量。以脫脂奶取代全脂奶，每杯(8盎司)奶可以減少攝取5克的飽和脂肪，相等於一茶匙的脂肪。

另一種危害心臟和血管的脂肪是氫化或部份氫化脂肪，即反式脂肪。經常進食這類脂肪會大幅度提高膽固醇水平，引發心血管疾病。

●反式脂肪是食品製造商通過「氫化」程序將植物油變成半固體狀,用來代替飽和脂肪加工食品,其典型代表是條狀人造牛油(Stick Margarine)。

●反式脂肪使食品加工變得更方便和廉價,並且可以延長保質期。反式脂肪普遍存在於市場上的烘烤食品,如:餅乾、曲奇餅及蛋糕、薯片及薯條、固體菜油(Vegetable Shortenings)以及一些人造牛油。

●若想知道食品中有否存有反式脂肪,應閱讀食物標籤的營養表(Nutrition Fact)。反式脂肪(Trans Fat)可以在總脂肪(Total Fat) 之下找到。在成份表中(Ingredients List),氫化油(Hydroge-nated Oil) 或部份氫化油(Partially Hydrogenated Oil) 相等於反式脂肪。所以,閱讀成份表也能幫助你知道食品有否存有反式脂肪。最理想的是購買越少反式脂肪及不含氫化油的食品越好。

低鈉質飲食:

很多人不知道鈉質是什麼?鈉質是一種礦物質,也是食鹽的主要成份。在我們的日常飲食中,鈉的主要來源是食用鹽和加工食品。美國心臟協會建議成年人每天不應進食超過2300毫克的鈉質,即大約一茶匙的食鹽的鈉質,更加主張不超過1500毫克的鈉質。

●罐頭湯、豆豉鯪魚、醃制蔬菜如雪裏紅、味菜、鹹酸菜、或醃制的肉類如鹹魚、鹹蛋、臘腸、臘鴨、熱狗腸等等都是高鈉食物,我們應盡量少吃。

●食用過量鈉質,可令血壓上升,從而增加心臟的負擔。烹調食物時少用鹽,多用香料香草,如:檸檬、花椒、八角、蔥、

蒜頭、胡椒粉、薑、五香粉、香茅等調味來代替鹽或高鈉質的醃料，如：醬油、蠔油、味精、雞粉、蝦醬、腐乳等。

●購買罐裝湯、餅乾、醬汁時選有低鈉或低鹽標籤的。每湯匙低鹽醬油有520毫克鈉，而一般的醬油則有820毫克鈉。請注意低鹽醬油其實也有不少的鈉，所以即使是「低鈉」也不要用太多。低鈉的雞湯只有72毫克鈉，而一般雞湯有高達860毫克鈉。

健康烹調的智慧

除了選擇低脂和低鈉質飲食外，健康烹調亦很重要。

●可多用焗、烤、燒、烘、炆、蒸、灼和炒的方法煮食。改變用料，以瘦肉如肉眼、腿肉、柳枚代替排骨和腩肉。

●而烹飪工具方面，可用易潔鍋，只需少許油煮製食物。

●用噴霧式菜油煮食可省卻許多油，噴少許便可塗勻鍋面。隔油杯可隔去湯和汁液的油，減少喝下湯或汁的脂肪。

以上我們圍繞著以低脂、低鈉質飲食及健康烹調的智慧改善高血壓、和高血脂。希望大家學習多關心心臟的健康，過健康的人生。

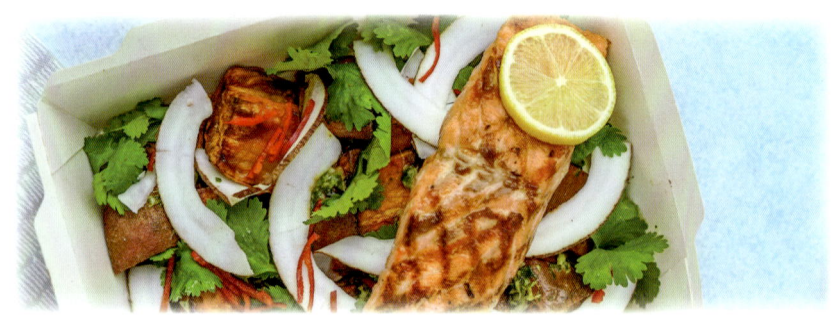

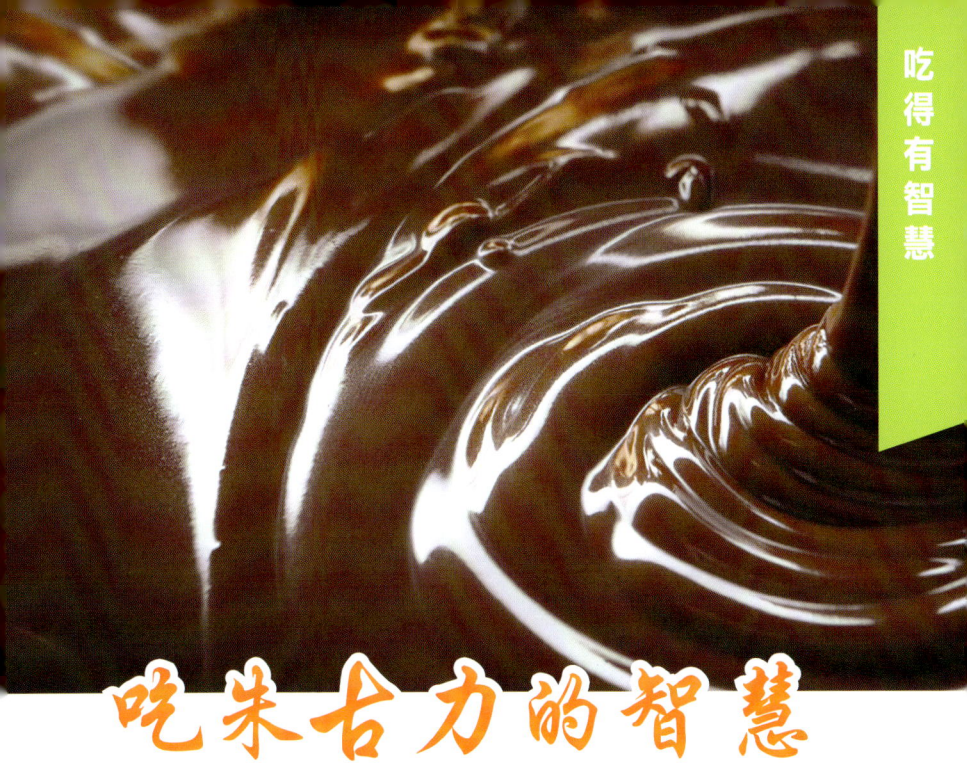

吃朱古力的智慧

眾所周知，朱古力是屬於高脂肪高熱量食物。但根據近年的研究顯示食朱古力對身體有好處，包括降血壓，降低膽固醇等。究竟朱古力對我們的身體是否有益？我們要怎樣選擇有益的朱古力？

朱古力的來源

朱古力的原材料是可可豆(cocoa bean)。可可豆是指可可樹長出的果實的種子。一般可可樹每年可生產100-300粒的可可豆。可可豆含可可固體(cocoa solid)及可可脂(cocoa butter)，約各佔一半。由可可豆製成朱古力要經過很多的步驟，首先，將取出的可可豆烘焙，釋放出芳香物質(aromatic substance)。

147

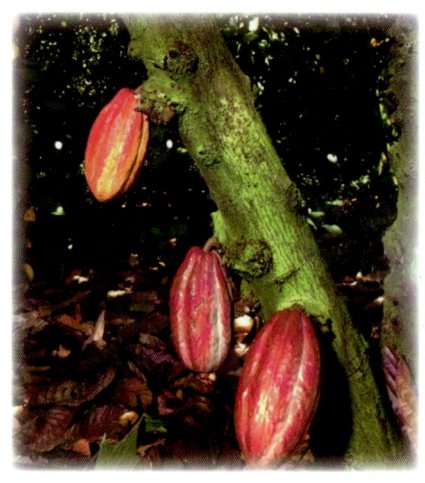 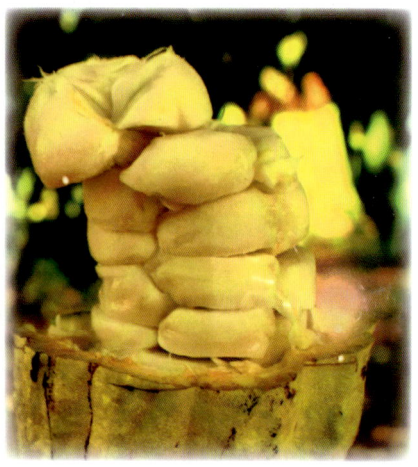

將可可豆從穀粒中碾碎，研磨，以打開可可粒的細胞結構，釋放出可可脂。將提煉出的可可固體，加熱，混合其他的成份，如可可脂、糖、奶粉、卵磷脂(lecithin)，香草(vanilla)，以精細滾筒精煉，去除氣泡。最後，將製成的朱古力漿均勻倒入模具中，冷卻，經包裝後出售。朱古力之所以說有益，關鍵於朱古力所含的抗氧化物－類黃酮(flavonoids)。一般抗氧化成份儲存於可可固體中，而可可脂則不含抗氧化成份。因此，朱古力所含的可可固體愈高，抗氧化的成份亦愈高。

白朱古力、牛奶朱古力、黑朱古力的分別

黑朱古力含豐富的可可固體，大約50-90%，愈多可可固體代表含愈多的類黃酮，抗氧化的成份亦愈高。市面上常見不同百分比的黑朱古力，究竟代表什麼？以70%黑朱古力為例，可可的成份佔該朱古力的70%，這可可成份包括可可固體和可可脂，但可可固體和可可脂的比例則沒有註明。我們可透過閱讀食物標籤比較出那一款黑朱古力含較多的可可固體。一般優質的黑朱古力只含可可固體、可可脂和糖。如兩款同樣是80%黑朱古力，兩者都沒有含其他特別成份，可參考脂

肪量，選出含較少脂肪量的朱古力。較少的脂肪量代表該朱古力含較少可可脂，較多的可可固體，所含的類黃酮亦較高。相比之下，牛奶朱古力含大約10-50%的可可固體，比黑朱古力少，所含的類黃酮亦相對地少。而白朱古力只含可可脂，沒有任何的可可固體，因此不含類黃酮。

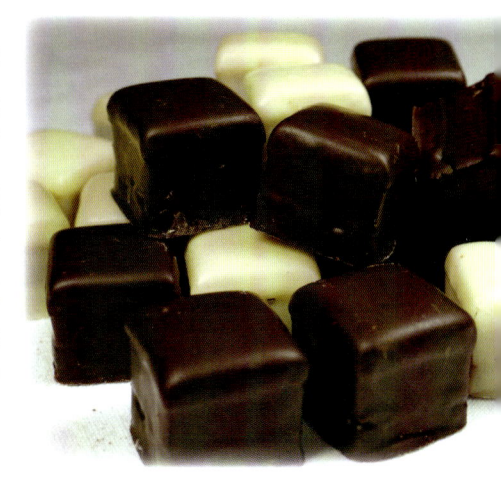

究竟類黃酮對我們身體有什麼好處？類黃酮是一種抗氧化物，研究証明類黃酮有助在血管內壁產生一氧化氮(nitric oxide)，幫助血管放鬆，並改善血流，降低血壓，有助預防心血管病。亦有研究顯示朱古力的類黃酮可增加胰島素的敏感性，有助減低患糖尿病的風險。除了朱古力，類黃酮亦存於蔬果、茶、豆製品之中。

選購和儲存朱古力的提議

比起牛奶朱古力和白朱古力，黑朱古力含最多的類黃酮。故從營養價值角度選購朱古力，應選擇含較高可可固體的優質的黑朱古力為佳。除此之外，可可粉的製作過程亦直接影響類黃酮的含量。消費者應選擇天然可可粉，不要選擇荷蘭加工的可可粉(Dutch-processed)，因為製造過程加入鹼，雖然增加了風味和賣相，但破壞了類黃酮的結構，令抗氧化成份大大降低。雖然研究証明吃含類黃酮黑朱古力有助降低血壓，但是黑朱古力亦含糖份和可可脂，屬於高熱量食物。

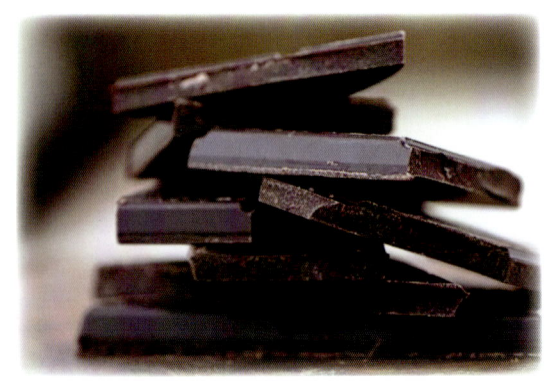

一安士的黑朱古力便含有150-170熱量,而可可脂含很高的飽和脂肪,多吃會增加體重,導致肥胖。

朱古力一般在存放乾爽環境下,有時候看到朱古力表面出現白霜,以為是發霉,其實是朱古力起霜 (chocolate bloom)。朱古力起霜有兩種:脂霜 (fat bloom) 和糖霜 (sugar bloom)。脂霜是由可可脂中的三酸甘油酯的分離以成,而糖霜是由潮濕引起的。兩者對身體都沒有害,可安心食用。要除去脂霜或糖霜的方法很簡單,只要將朱古力加熱,攪勻,待冷卻後成為固體狀便可。

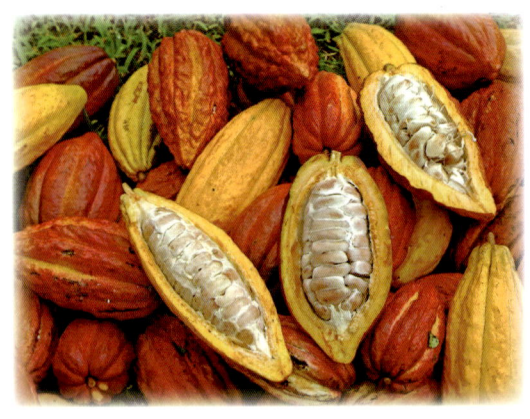

以上為大家介紹了朱古力的構造,比較各種的朱古力,和講解其好處和壞處。若想食朱古力的話,可選擇黑朱古力。謹記黑朱古力亦屬於高熱量的食物,一塊一安士的朱古力便有150-170熱量。若想從飲食中吸取類黃酮,建議多選擇蔬果,因蔬果含豐富的類黃酮並低熱量,是最佳選擇。

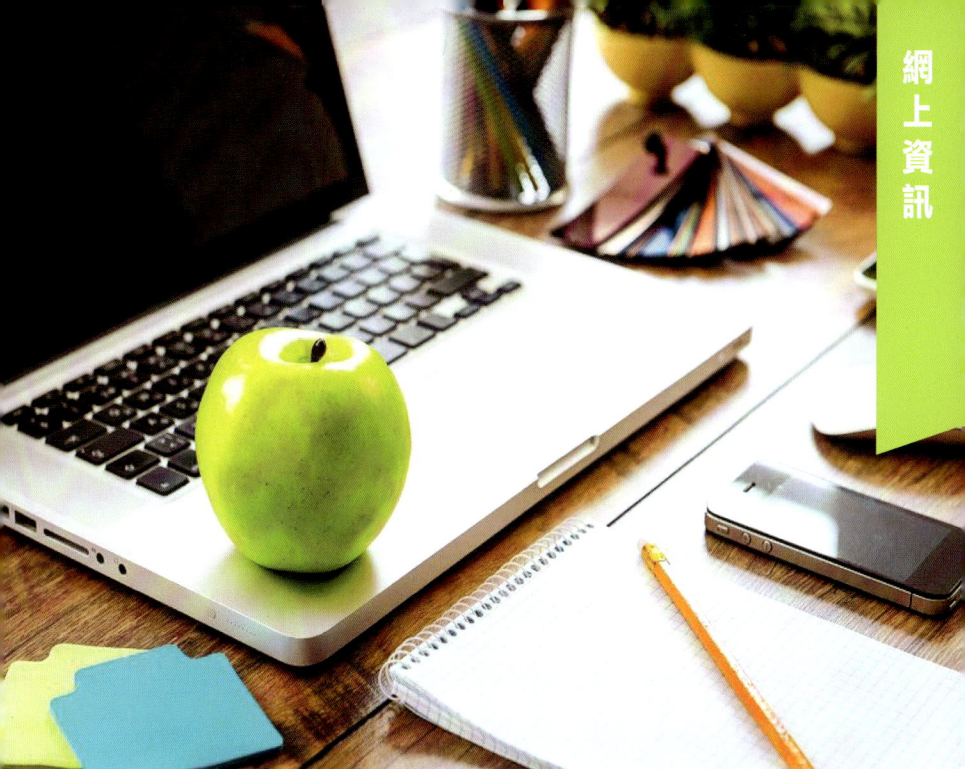

營養網站知多少？

現在幾乎所有家庭都會使用互聯網，電腦、智能手機、板腦(tablet)、遊戲機都可以上網。互聯網上有很多免費的資料，不少人有疑問時都會嘗試上網查找答案，但網上找到的資料不一定正確可信。今期為大家介紹幾個網站，獲取正確的營養及健康資訊。

以下為大家介紹幾個可靠的網站，它們提供免費正確的營養資訊，其內容不一定適用於所有人，如有疑問應約見自己的家庭醫生和營養師進行討論，確定哪些適合自己使用。

151

華埠公共衛生局營養部
Chinatown Public Health Center，Nutrition Services

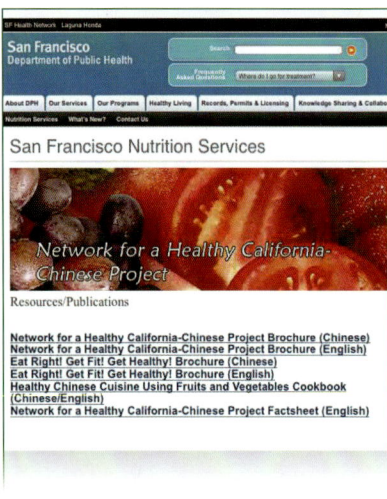

www.sfdph.org/dph/comupg/oprograms/NutritionSvcs/ChineseProj/default.asp

華埠公共衛生局是三藩市公共衛生署(San Francisco Department of Public Health)其下的一個公共衛生局，位於三藩市華埠的中心地帶，致力為華埠居民提供健康保健服務。營養部的網站只有英文，內有衛生局的地址、聯絡方法和營養部的簡介，"Resource/Publications" 部份有一些中英文小冊子可供下載。

香港營養學會
Hong Kong Nutrition Association

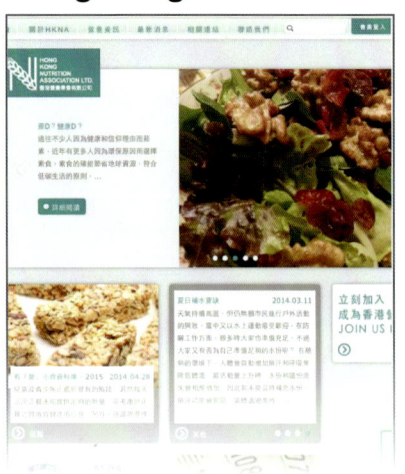

www.hkna.org.hk/zh-hant

香港營養學會是由一群營養師及營養學家組成的香港註冊專業團體，致力推廣以科學理論為基礎的營養知識，詮釋並澄清具爭議性的營養資訊及向公眾宣傳。網站有中英文版本，它的「營養資訊」部份有多篇由該學會會員撰寫的營養知識文章，文章只有中文版

本，用字較粵語化，有時候有一些廣東話俚語夾雜其中，但總體來説簡短易明，而且題目廣泛，有嬰兒到老年等不同年齡層的營養資訊、運動營養、假日飲食建議等。網站亦有搜索功能，可輸入關鍵字查找相關文章。

台大醫院營養室
National Taiwan University Hospital Dietetics Department

www.ntuh.gov.tw/dd/default.aspx

是國立臺灣大學醫學院附設醫院的營養部。網站設有中英文版本，台灣民眾可透過網站獲取門診資訊和醫院營養師的最新活動。遠在美國的我們可以到網站的「營養衛教」部份，內有多篇營養知識文章(只限中文)，題目廣泛，包括各種疾病的預防和患病期間的飲食，如癌症、糖尿病等，亦有關於食品安全和一般營養保健的資訊。文章是以PDF方式存於網站，方便大眾直接把文章下載到自己的

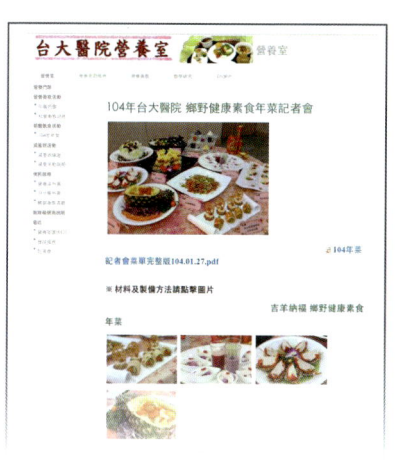

電腦儲存。和香港營養學會一樣，此網站亦有搜索功能，如果輸入「健康上菜」關鍵字，可搜尋到該醫院營養師設計的健康食譜，食譜附有相片、做法、營養分析和製作食譜的影片連結。

華人社區健康資源中心
Chinese Community Health Resource Center

www.cchrchealth.org/

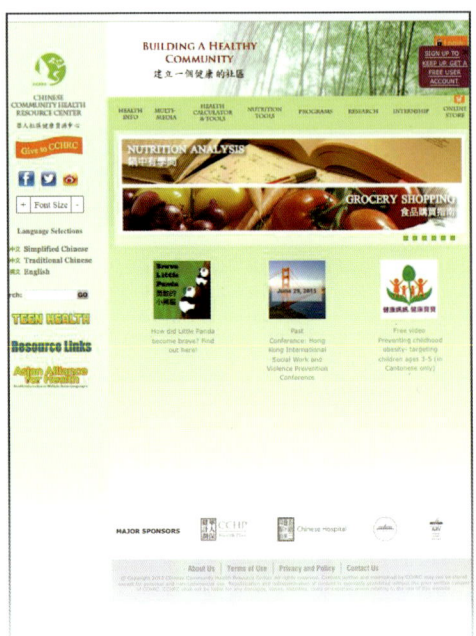

是三藩市灣區華人社區中很有聲譽的私營非牟利社區健康教育機構，中心擁有完備的雙語健康教育資料，旨在透過迎合中華文化特點提供雙語健康教育及服務。中心在2006年推出了中英雙語網站，內有超過100個健康主題的健康教育資料，包括疾病、食物營養、心理健康等。文章全都設有繁體中文、簡體中文和英文版本，而且是以PDF方式存於網站，方便直接下載和列印。網站的「健康飲食」部份有兩個營養成份分析互動工具：「日常食品購買指南」和「鍋中有學問」，幫助你理解和閱讀營養成份標籤，它們載有多種食材和菜式的熱量、脂肪、碳水化合物、蛋白質和其他營養成份，你可根據食物類別點選某一食材，亦可輸入關鍵字搜尋。如果是健康的食材會顯示「推薦食用」的字眼，有時或附有對此食材的評議(如高熱量、高鈉)和較健康的替代品。

其他英文營養健康網站：

·美國營養協會(Academy of Nutrition and Dietetics):
www.eatright.org

·美國糖尿病學會(American Diabetes Association):
www.diabetes.org

·美國心臟協會(American Heart Association):
www.heart.org

·加州健康成功典範(California Champions for Change):
https://cachampionsforchange.cdph.ca.gov/en/Pages/default.aspx

這些網站不但有營養和健康保健資訊，亦有健康的食譜和食譜的營養成份分析，美國營養協會和美國心臟協會的食譜更附有視頻。加州健康成功典範是加州公共衛生署其下的項目，所以網站亦有申請加州糧食卷和食物銀行(food bank) 的資料。

更換用料-改善食譜

如果在其他網站搜尋到食譜，那些食譜不一定健康，但你可以明智地更換用料，令食譜更健康：

● 用較瘦的肉(如：瘦肉、肉眼、腿肉、柳枚、去皮火雞及雞)代替高脂肪肉類(如：排骨、腩肉、腊腸、腊肉)

● 做甜品時用蘋果醬取代食譜裡部份或全部的油

● 做甜品時，糖的份量減少1/3至一半

● 用脫脂罐頭淡奶代替奶油

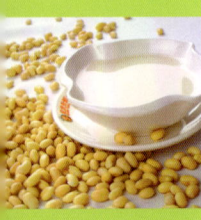

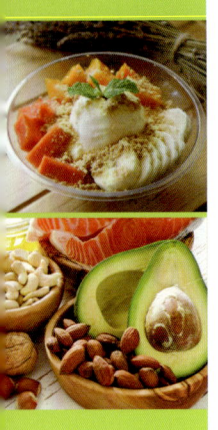

節日飲食
的智慧
WISDOM OF
HOLIDAY
EATING

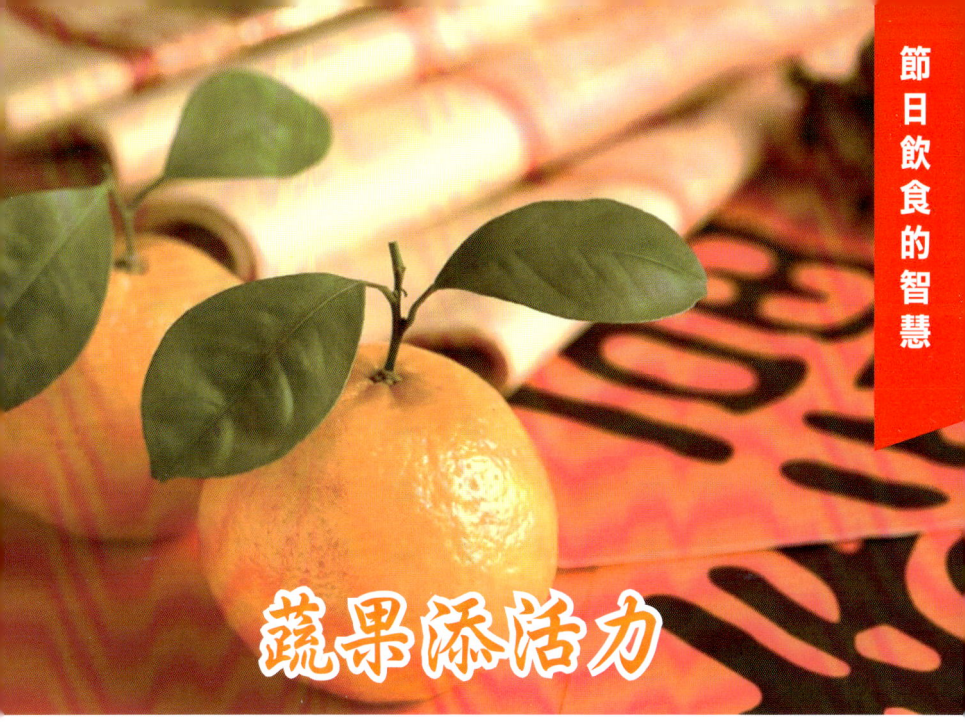

蔬果添活力
健康過新年

在新的一年裏，如果你希望有一個健康快樂的開始，就請你從選擇開始。選擇營養的食物、選擇低脂低糖、選擇健康的烹飪方式、選擇適合的份量、選擇蔬果、選擇運動、選擇健康人生！

送禮同時亦送健康

春節拜年時大家都習慣送禮以表達心意，食品是最常見的新年賀禮。曲奇、糕餅、糖果、朱古力等零食看似美味，但都含有高糖份、反式脂肪(trans fat)和高飽和脂肪(saturated fat)，進食這些食物會增加血管閉塞的風險。建議大家可送贈水果作為健康賀年禮品。水果不單含有豐富的營養和食物纖維，亦寓意著過一個豐收(fruitful)年，十分好意頭！以下為新年常見水果：

桔子寓意大吉大利，含豐富的維他命C亦含有維他命A。維他命C可增強身體的抵抗力，有助傷口癒合，而維他命A有助保護視力。選購桔子時要選擇有莖有葉，較飽滿和重身的，如存放在冰箱，可保存達一星期。

橙寓意金錢碌碌，含豐富的維他命C，食物纖維和葉酸。葉酸是維他命B的一種，參與製造紅血球，可降低胎兒先天缺陷的風險。選購橙時要選擇薄皮，較飽滿和重身的，一般薄皮橙比厚皮橙更多汁。如保存冰箱內，最多可存放達兩星期。

蘋果寓意平平安安，含豐富的食物纖維，防止便秘。選購蘋果時要選擇有莖有葉，光滑和結實的，避免選擇有瘀傷的。如將蘋果存放在冰箱，可保存達三個月。有關其他水果的好處和營養價值，可到"每月豐收"(harvest of the month) 的網址瀏覽：http://www.harvestofthemonth.cdph.ca.gov/

除此之外，還可考慮贈送含豐富蛋白質和纖維的藜麥(quinoa)、低糖全麥纖維餅、未經油炸且無額外加鹽的堅果。堅果含有不少對心臟健康有益的不飽和脂肪(unsaturated fat)，又含豐富的蛋白質和食物纖維。要注意的是由於長者的咀嚼及消化能力較弱，較硬的堅果未必適合長者，所以選擇水果或含豐富營養的藜麥更好。

營養的新年糕點
新春佳節，我們總喜歡在家製作一些糕點，來招待親朋好

友。此時，只要你加入一些心思，就能把健康元素加上可口美味，帶給你的家人，讓快樂加倍。

實際上，操作很簡單。你只需要對最拿手的點心在材料搭配、烹飪方式上稍作修改，就能如願以償。例如：營養的新年糕點可以減少粉的份量，加入一些蕃薯蓉，令口感更滑和味道更佳；籮蔔糕裏添加一些南瓜，可增加營養濃度；做年糕的時候，用脫脂淡奶代替部份水份，可增添美味及鈣質濃度；而甜品中的糖份和脂肪各減少三分之一，風味依然。

吃高熱量食品要有節制

俗話説，少吃多滋味，除了要聰明選購食品和使用明智的烹飪方法外，我們還要有節制地吃，因為新年所吃零食的熱量往往都很高。

對於那些高熱量和高脂肪食品應該淺嘗即止，例如：肉乾的脂肪含量非常高，吃一塊肉乾相等於攝取一個半茶匙的油。建議你若要以肉乾招待親友，不妨試著把肉乾切成小塊狀，盛在精緻的小碟子上，一樣大方得體。花生、瓜子或乾果由於其體積小，一邊聊天一邊吃的話，不知不覺中就吃過量了。建議大家抓一小把放在一個小碗裏，吃完了就停下來。同時，應盡量減少吃油炸小食，因為一般在市面上購買的油炸食物如煎堆、油角、蛋散等，通常使用的油，是經反覆高溫使用，這類食品多吃不利健康。

在歡慶佳節時，應特別注意長者飲食，由於長者的咀嚼及消化能力較弱，應選擇較軟或已切碎的食物，以幫助進食及消

化，如："老少平安"——切碎腐皮，加入雜菜粒、帶子粒或肉丁，既有營養，又好意頭。另外，賀年食品豐富，很容易因吃過量而引起消化不良，所以，應盡量避免小朋友進食過量賀年零食而影響正餐，甚至食滯或引起身體不適。

飯前喝清湯，多吃蔬菜，每日多喝水。除了注意飲食，堅持運動是保持適體重的良方，只要每天運動三十分鐘，便能減低慢性病，何樂而不為？

以下為大家特別介紹以南瓜為主的健康金糕，祝大家步步高升：

健康金糕

用料：

粘米粉：1·5杯
南瓜絲：2杯
清水：半杯
蘿蔔絲：4杯

配料：

冬菇：10粒
鹽：1茶匙
乾貝：6粒
特瘦臘腸：1條
（或用1杯瘦豬肉）

做法：

- 先將南瓜和蘿蔔去皮、切件。
- 將南瓜和蘿蔔放入攪拌器攪碎或磨碎後，放入鍋裏煮熟，待涼後用。
- 將浸軟的冬菇、乾貝和瘦臘腸切粒。
- 先炒香臘腸，用紙巾吸走多餘的油。然後放入冬菇和乾貝。
- 用水將粘米粉拌勻，後加入煮熟的南瓜、蘿蔔絲和配料拌勻。放入一吋高的蒸盆裡，灑些配料在糕上面。
- 蒸20至30分鐘，可做三盆。

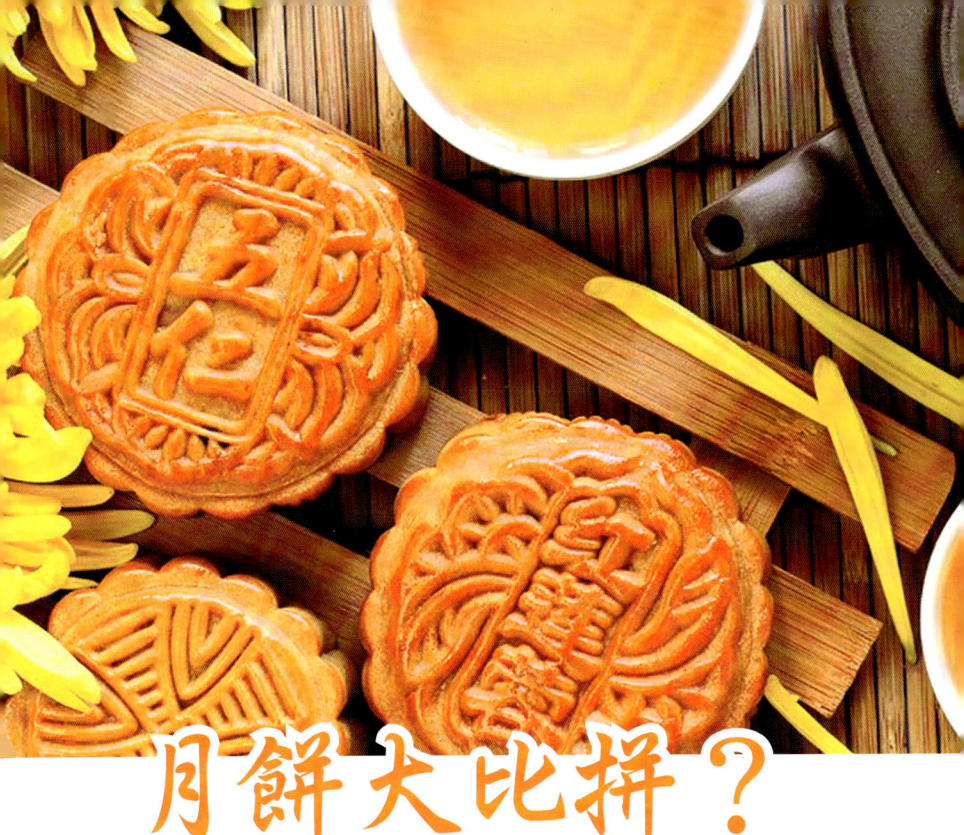

月餅大比拼？

在中秋節，人月兩團圓的日子裡，當然少不了一邊賞月，一邊吃月餅。但不少月餅都是高脂、高糖、高熱量的，以下教大家怎樣選擇健康月餅！

選擇高纖低脂低糖月餅

在眾多種月餅中，雙黃蓮蓉月餅脂肪含量最高，糖份含量在眾月餅中也是第二高的，所以我們應盡量少吃。淨蓮蓉月餅雖然比雙黃蓮蓉月餅含較少的脂肪，糖份含量卻是眾月餅之冠。有高膽固醇的人士要注意脂肪攝取量，特別是飽和脂肪，愈低愈好。而不少長者愛吃的五仁月餅，脂肪和糖份含量較蓮蓉月餅低。五仁月餅用果仁來代替蓮蓉做餡料，其果仁含豐富的纖維及健康的脂肪酸，因此是較健康的選擇。在

現今社會健康風氣大行其道的情況下，不少大牌子都推出低糖月餅，其熱量、脂肪和糖份都較低，糖尿病患者可考慮以此選擇。相比傳統月餅，冰皮月餅一般含較少的熱量、脂肪和糖份，如果不喜歡吃冰皮的月餅，可嘗試新式的水果月餅。

最多吃¼個

除了選擇較健康的月餅外，份量控制也是非常重要的。千萬不要一次吃掉整個月餅，一個雙黃蓮蓉月餅已含有800卡路里。如果以一個2000卡路里的餐單來計算，一個雙黃蓮蓉月餅所含的熱量已超出一餐的需要。如果我們在吃這些月餅時亦能把份量控制在1/4個以內，就能領略到"少吃多滋味"的好處。因此，我們不妨和家人朋友一起分享一個月餅，一次最多吃1/4個。迷你月餅亦是控制份量的好幫手，一般傳統月餅約重180克，而迷你月餅約重90克，迷你冰皮月餅就只有60克。

用餐要注意

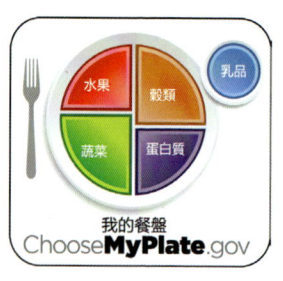

另外，中秋節用餐時亦應注意以下數個要點：少大魚大肉、少煎炸，多用煮、燙、滷、烤的方式來減少烹調用油，及增加日常的運動量來幫助消耗因月餅而吃下過多的油脂，例如急步行30分鐘，便可消耗150卡路里。賞月時可多吃一些合時的水果蔬菜來代替月餅，例如沙田柚、楊桃、芋頭等等，既應節，又健康。記得美國農業部的飲食指引「選擇我的餐碟」(Choose MyPlate)建議大家要維持一個均衡健康的餐碟，包含適量的穀類、蛋白質、蔬菜、水果和奶類。

讓我們比較一下幾款常見月餅（一個傳統大月餅）的數據：
（註：營養成份會隨其重量、材料、製法而有差別）

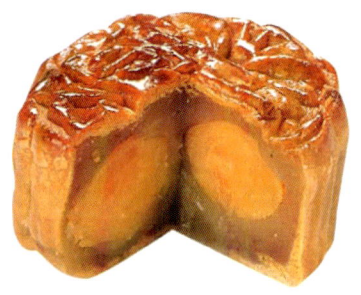

雙黃蓮蓉月餅

重量:200克	熱量:800卡路里
脂肪:9茶匙	糖:18茶匙

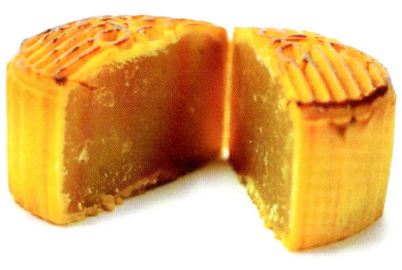

淨蓮蓉月餅

重量:200克	熱量:800卡路里
脂肪:8茶匙	糖:20茶匙

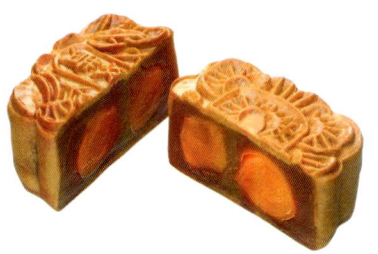

低糖雙黃蓮蓉月餅

重量:200克	熱量:480卡路里
脂肪:6茶匙	糖:2茶匙

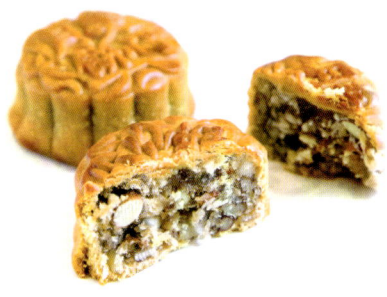

五仁月餅

重量:200克	熱量:800卡路里
脂肪:6茶匙	糖:8茶匙

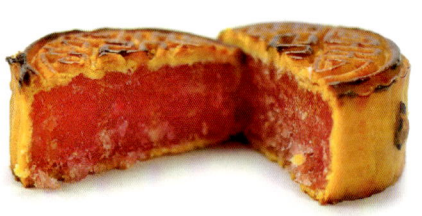

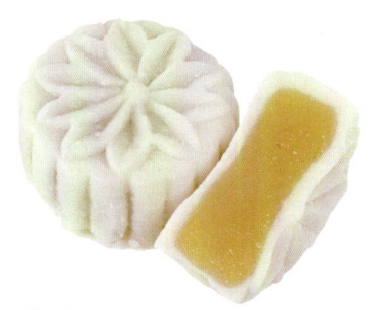

水果月餅

重量:200克	熱量:170卡路里
脂肪:1茶匙	糖:5茶匙
╲	╲╲╲╲╲

冰皮月餅

重量:200克	熱量:800卡路里
脂肪:3茶匙	糖:9茶匙
╲╲╲	╲╲╲╲╲ ╲╲╲╲

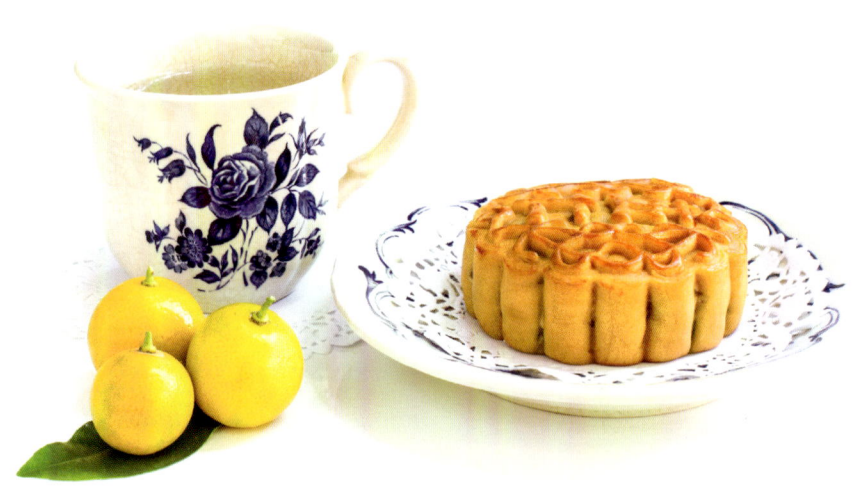

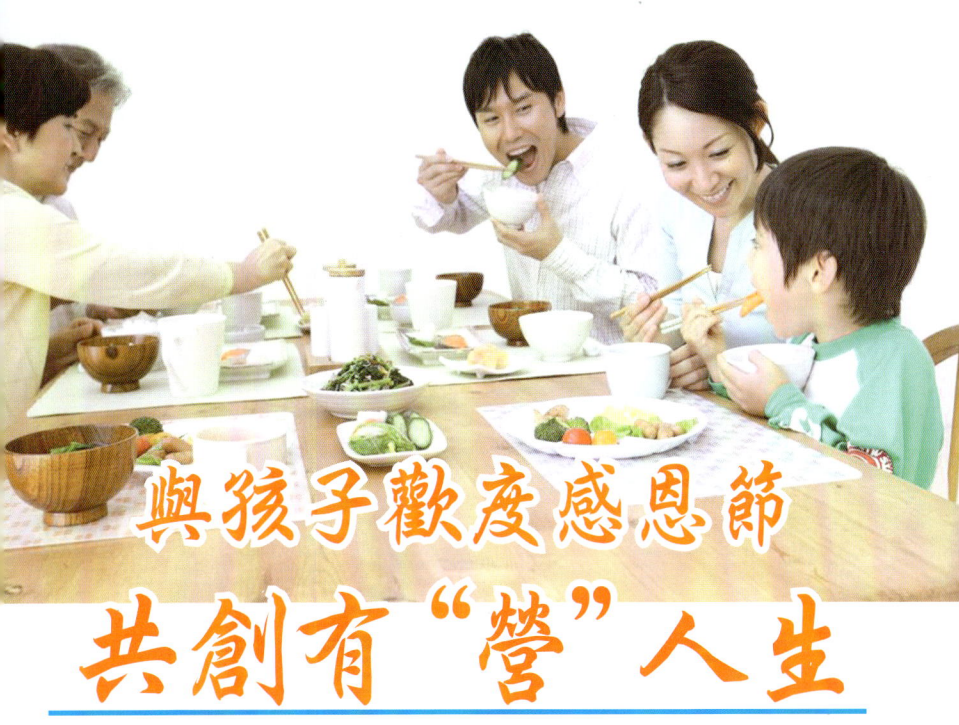

與孩子歡度感恩節
共創有"營"人生

感恩節令人想到一家共聚天倫和感恩的好日子。生活在繁忙的三藩市，大人們忙於工作和其他生活上的瑣事，小孩們忙於上學和繁重的功課，許多家庭連一家人相聚一起吃飯的時間都不多；以下我們一起來探討享受家庭餐聚的重要性，和家長們如何在孩子一生的健康飲食習慣上所擔當的重要角色。

我們有沒有注意到為什麼人們患上慢性疾病的年齡越來越趨年輕化？可又注意到兒童的肥胖率在過去二十年迅速增加？在2014年8月份的營養學及營養學學院(Academy of Nutrition and Dietetics) 所發佈的文章裏，便探討了年齡從兩歲到十一歲兒童的飲食模式、並談到兒童的飲食習慣怎樣地影響他們一生的健康，和家長們可以怎樣引導幫助孩子們養成健康飲食的習慣，使他們畢生受用。

根據該文獻指出，從兩到十一歲兒童的營養存在很大的隱憂，其中最重要的是食物熱量吸取的不均衡：很多兒童在飲食中攝入過多的飽和脂肪、添加糖份和鈉；而高鈣食物、鉀、維生素D和纖維素則攝取不足，造成身體熱量不均衡，而易於肥胖。其次缺乏運動是令兒童肥胖的另一重要因素，不愛運動又過胖的兒童，加上不健康的飲食習慣，患上慢性病的風險也隨之增加。

家長怎樣可以幫助孩子們建立良好的飲食習慣？作為父母的優勢，就是可以利用身教勝於言教的方法：在孩子面前做個好榜樣，使他們從小耳濡目染而建立良好的飲食習慣和認知。研究指出，兒童健康的飲食習慣，有利於預防心血管疾病、乙型糖尿病、癌症和肥胖，對他們一生的健康都有益；孩子們通常會模仿和承襲家長的行為，包括飲食習慣。因此，家長們吃得健康，孩子們也會跟隨着健康飲食的腳蹤，即使到他們長大成家，也會自然地薪火相傳給下一代！

家長要幫助孩子們從小建立良好的飲食習慣，可以參考以下的一些建議：

● 家長要作孩子們的榜樣：對二至十一歲的兒童來説，他們仍非常依賴父母和喜歡模仿父母的喜好，因此父母必須以健康的飲食行動來展示你對飲食的理念--從今天起便開始吃得健康！

● 在家中強調固定的用餐時間，以幫助孩子們重視正餐，在適當的時間才吃零食，這是飲食好習慣的基礎。

● 避免不健康的食物和含糖飲料，減少進食高糖和高脂肪的食物，提供孩子們健康和營養的食物和零食，例如用1%

或脫脂牛奶和水來代替含糖飲料；選擇低/不含糖和低/無脂肪的食材來製作甜點，也可以用蘋果醬 (apple sauce) 取代在食譜中三份一的油，使食物更健康。

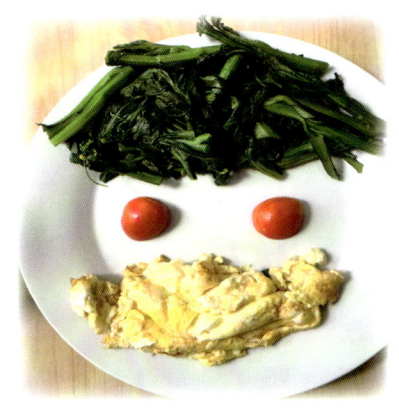

●自製蔬果味水來引起孩子們的喜好：父母要勇於創新，鼓勵孩子自己動手用新鮮的水果和蔬菜製作蔬果味水，好喝又健康。在水中加入檸檬片，青檸片，薄荷葉，黃瓜片，草莓或者其他孩子喜歡的蔬果到飲用水中，使乏味的水變得有趣可口。

●與孩子們一起準備營養均衡的晚餐：自製餐點和避免外出就餐，可減少攝入高脂肪和鈉的機會。更可藉機引導孩子們享受一家人一同烹調的樂趣，自家廚房出來的飯菜不但有更好的營養，更可讓一家人分享一同準備的美味成果。

●不要在電視機面前進食，這樣會令孩子不知不覺地攝入過多的熱量，也失去了彼此關懷和溝通的美好機會。

●為你的孩子製作營養均衡的午餐盒：家長可以用選擇我的餐碟 (Choose MyPlate) 作參考，去選擇不同的食物種類（穀類，蔬菜類，水果類，奶類和蛋白質類）配搭成好吃有益的午餐盒，使孩子保持均衡的飲食。

●明智地選購食物：家長應選擇低脂肪的肉類、新鮮水果、蔬菜、和全穀類的食物，並讓孩子們參與選購食材，使他學會在偌大又林林總總的超級市場裡作出明智的抉擇。

●鼓勵孩子們與你一同準備食物：除了讓他們幫助選購食

材,你也可以鼓勵他們參予煮食,如簡單的清洗蔬果、切蔬果、或揉麵團。讓他們從小就開始享受烹飪的樂趣,其中的好處無疑使他們受益終身。

在感恩節裏我們更要注意飲食的健康,我們可能會在假期後增加一些體重,因為在歡樂中我們往往會吃得比平常多,加上節日的食物多比平常熱量高;因此,計劃一個營養均衡的感恩節大餐是非常重要的,不要忘記這也是家長和孩子們一起享受健康飲食和歡慶假日的好機會。

在此我鼓勵家長們和孩子一同準備感恩節大餐:給孩子們幫忙的機會,讓他們做一些小菜和甜點,例如混合蔬果沙拉-先讓他們幫忙洗蔬果、教他們用安全的塑膠刀將蔬果切成小塊,家長們從旁指導,讓他們把食材混合在一起,他們將對自己的製成品充滿成就感。又例如讓他們幫忙做一個健康的甜品,如水果乳酪:使用無脂的乳酪來代替全脂的乳酪,這樣便可減少脂肪的攝入;給孩子們一個玻璃容器擺放乳酪,然後在乳酪上放置一些新鮮的莓果或其他水果,就完成這一道健康美味的甜品。與孩子們準備家庭聚餐的食物不但可以引導孩子培養健康的飲食習慣,而且更能促進你和孩子之間的交流。

也許你沒有料到,年復一年地,曾幾何時孩子們長大以後離家,你每年這一天所營造的一家團圓溫暖笑聲,和這一屋彌漫的肉香,就在這感恩時節牽引着在天涯海角的遊子們,催促他們奔赴回家!以後你長大的孩子會更願意讓這珍貴的傳統、美好的時光在他們所建立的家庭中連綿下去!

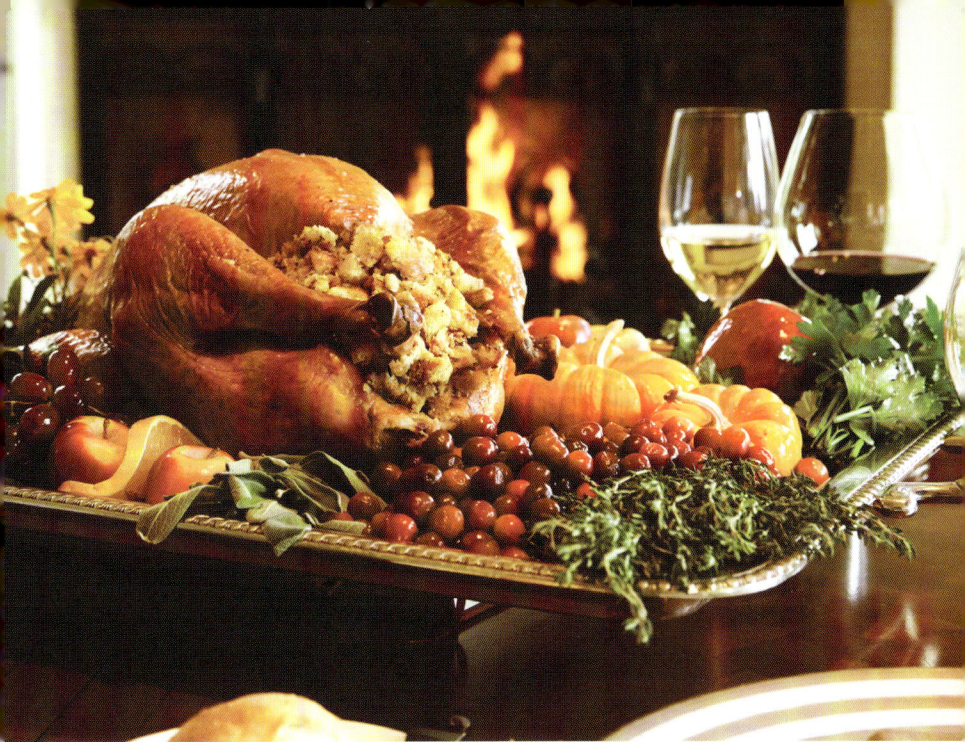

感恩節健康美食

感恩節（Thanksgiving Day）是美國和加拿大共有的節日，原意是感謝天父賜予好收成。在感恩節，一家人和朋友聚在一起，數算一年來神帶給你的恩典。

感恩節傳統食物

火雞是感恩節的傳統主菜，每隻火雞都含有黑肉和白肉。白肉，如胸部的肉，比黑肉含有較少的飽和脂肪。然而，即使是最瘦的肉都含有飽和脂肪和膽固醇，所以應限制每日避免吃超過5安士的肉類來保持健康。最好選擇無皮的雞或火雞，或在進食前將皮除去來減少脂肪含量。

如何安全地解凍火雞？

在室溫解凍肉類是最不安全、最容易讓細菌滋生的方法。以下是兩個比較普遍及容易解凍火雞的方法：

1) 在冰櫃內解凍：

● 在41°F或以下的冰櫃內解凍，每4至5磅的火雞須要24小時解凍，可參考以下由美國疾病控制與預防中心（Centers for Disease Control and Prevention）提議的解凍時間

·4至12磅：1到3天　　·12至16磅：3到4天

·16至20磅：4到5天　　·20至24磅：5到6天

● 把火雞放在大盤內，再放進冰櫃解凍，以免火雞解凍後的汁液接觸到其他冰櫃內的食物

● 解凍的火雞應在1至2天內煮用

2) 用冷水解凍：

● 火雞應放在密封的膠袋內，以避免細菌傳染或火雞吸收水份

● 放整袋火雞在冷水內

● 每30分鐘應更換水直至火雞解凍

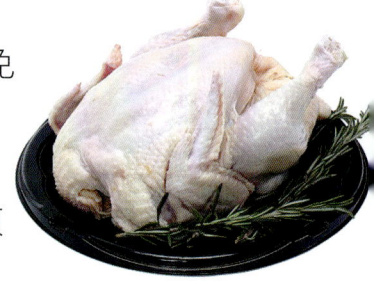

香草火雞食譜

製作火雞的方法有很多，以下是以天然的香草烤火雞方法：

1) 預先將火雞解凍。

2) 將香草，包括鼠尾草（sage）、迷迭香（rosemary）、百里香葉（thyme）、荷蘭芹（parsley）或你喜歡的香草，混入無鹽牛油，攪至平滑，加入鹽和胡椒粉攪好。

3) 將烤爐預熱至華氏450度。

4) 把解凍的火雞放在有深度的烤盤內，胸肉向上。

5) 將混好的香草醃料抹上火雞內外，把切好的紅蘿蔔、西芹和洋蔥放入火雞。

6) 將4杯低鈉質雞湯倒入烤盤，放入烤爐烤45分鐘至金黃。

7) 將烤爐調較至華氏350度，再烤火雞至熟透（火雞烤焗時間根據火雞大小而定，普遍來說，每1磅火雞要烤20分鐘。最重要是用食用溫度計，放在火雞最厚肉的地方如腿位置，確定火雞內的溫度達到華氏165度）。

8) 將熟透的火雞從烤爐取出，蓋上鋁箔，靜待20分鐘使肉汁吸收便可。

健康拌碟建議

通常吃火雞都會有很多拌碟，例如：小紅莓醬(cranberry sauce)、調味肉汁、薯蓉、青豆和甜薯。當然除了這些主菜和拌碟外，還有甜點，例如：南瓜批和蘋果批。在節日的膳食裡，我們應如常保持加入不同的水果和蔬菜。除了健康的原因，五色(紅色、橙或黃、綠、藍或紫色和白色)蔬果還能為節日美食增加色彩和味道。大家可以嘗試和孩子們一同研究一些特別的菜式。在這裡讓我介紹一些可以加入感恩節菜單的特色美味佳餚，好讓不喜歡吃火雞的朋友有其他的選擇：

● 烤羽衣甘藍（Kale）：將羽衣甘藍洗淨、切細，加入少許鹽及橄欖油，放進烤爐中烤20分鐘，烤至脆口，要注意烤的過程，小心燒焦。羽衣甘藍屬於深綠色蔬菜，含豐富的維他命

A、維他命C和維他命K。維他命A有助良好的視力，維他命C可幫助增強免疫力，並有助傷口癒合，維他命K可促進血液凝固。除此之外，羽衣甘藍含豐富的食物纖維和抗氧化素。

● **烤胡桃南瓜 (Butternut squash)**：將胡桃南瓜去皮、洗淨、切粒，放進烤爐中烤20-30分鐘，烤至金黃便可。胡桃南瓜亦含豐富的維他命A、維他命C和食物纖維。這烤胡桃南瓜美味健康又應節，非常適合作感恩節食物。

● **烤薯條**：用噴霧式菜油噴勻烤盆，將薯條平攤擺在烤盆上，放進烤爐中烤40-45分鐘，烤的時候把薯條翻一翻，烤至香脆和金黃。用烤薯條代替炸薯條，脆口又不油膩。

● **咖喱雞**：將切好的雞胸肉用橄欖油炒至金黃，加入你喜愛的幾種蔬菜，例如：紅色馬鈴薯、芹菜、胡蘿蔔、椰菜花、蘑菇等製成咖喱雞。煮咖喱雞時、最好用低脂椰奶，這樣可減少多過一半的飽和脂肪。

● **五色蔬果拌意粉沙律**：以不同顏色的蔬菜例如切片芹菜，葛片，蕃茄，牛油果，青瓜來做五色蔬果拌意粉沙律。

● **烤三文魚**：除了火雞，烤三文魚亦是很好的選擇，因為三文魚的奧米加三脂肪酸(Omega-3 fat)可維持心臟的健康

● **繽紛雜果芭菲(parfait)**：在脫脂酸乳酪(nonfat yogurt)上加上藍莓(blueberry)，草莓(strawberry)和山莓(raspberry)製成的繽紛雜果芭菲來代替含高脂肪的雪糕做甜品。

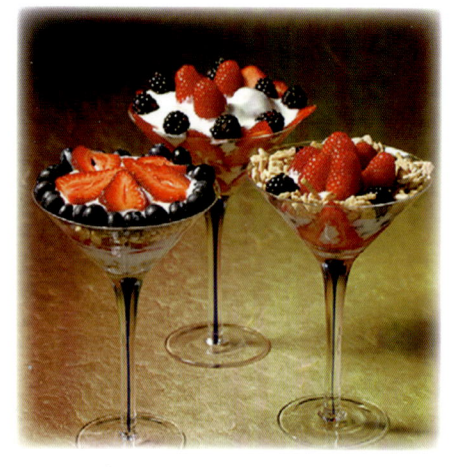

改變用料與烹飪方法建議：

感恩節的菜式通常都包含高脂肪和高糖份的食物，要令我們的感恩節大餐更趨健康。

以下是一些建議：

1.) 改變烹飪方法，可多用：焗、烤、燒、烘、滷、炆、蒸、灼、炒（用不粘鍋，只用少量油），少用：煎、炸。

2.) 可用低脂肪的材料代替平常節日所用的高脂肪材料，可參考以下的圖表：

不用	改用	省略的脂肪 （以茶匙算）	省掉的脂肪 （以克算）
排骨，腩肉(3安士)	瘦肉，肉眼，腿肉，柳枚(3安士)	4-8	20-40
臘腸，臘肉(3安士)	去皮火雞及雞(3安士)	3-7	15-35
午餐肉(3安士)	罐頭水泡吞拿魚，雞肉片，瘦火腿(3安士)	4	20
全脂奶(8安士)	脫脂奶(8安士)	2	10
奶油(8安士)	脫脂罐頭淡奶(8安士)	10	50
牛油（1湯匙）	低脂或脫脂人造牛油(1湯匙)	1	5
甜品裏的奶油(1湯匙)	用蘋果醬取代食譜裏部分或全部的油(1湯匙)	2	10
全脂芝士(1安士)	低脂肪芝士(1安士)	1	5
蛋黃醬（1湯匙）	低脂，脫脂蛋黃醬或脫脂酸乳酪(1湯匙)	1-2	5-10
普通沙律醬(1湯匙)	低脂或脫脂沙律醬(1湯匙)	1	5
雪糕(冰淇淋)(1/2杯)	雪葩，低脂雪糕，低脂冰乳酪或果汁冰棒 (1/2杯)	1	5
炸薯片(20片)	焗薯片(20片)	1	5

希望大家過一個健康愉快的感恩節！

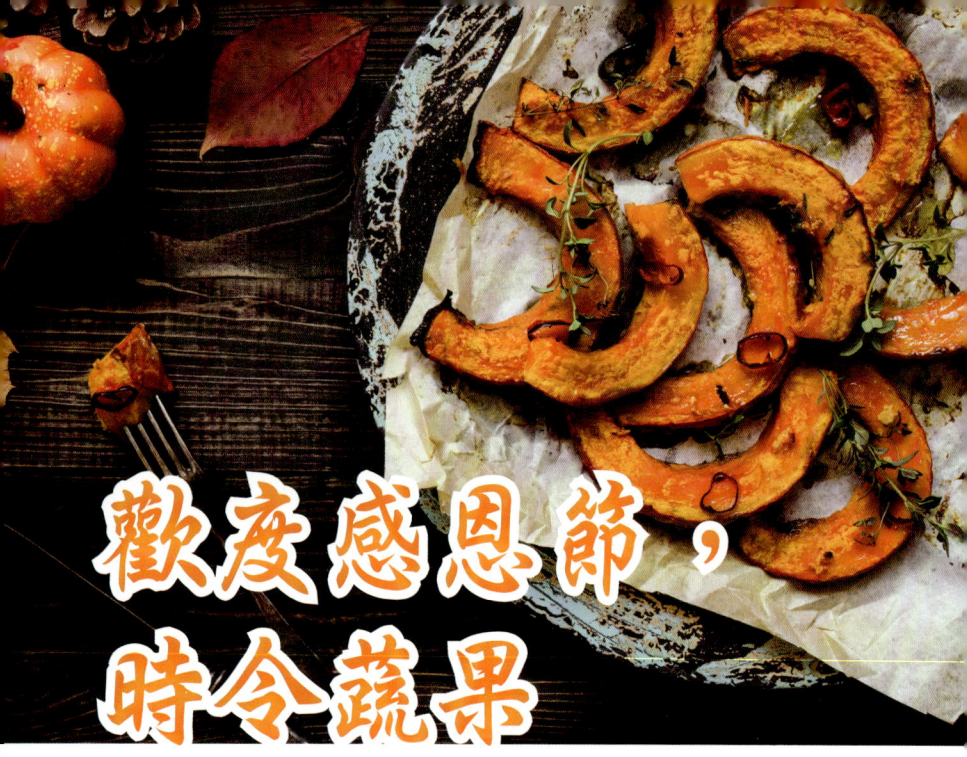

歡度感恩節，時令蔬果

陪伴健康過節

感恩節是美國和加拿大的全國節日。美國於每年11月第四個星期四定為感恩節，為感謝神過去一年的保守帶領並數算神的恩典。

在這重要的家庭節日，我們總喜歡烹煮各式各樣的美味佳餚招待親友。而11月5日又是調鐘的時間，調鐘後的日間時間縮短，夜晚的時間較長，氣溫亦會下降，準備一頓美味健康食物可為家人增添溫暖。今期為大家介紹各種時令瓜菜，包括魚翅瓜 (spaghetti squash)，日本南瓜(kabocha squash)及胡桃南瓜(butternut squash)和介紹如何修改食譜的健康心得。

感恩節時令蔬果

健康的飲食包括豐富的蔬菜水果，一個健康的餐碟應有一半是蔬菜和水果。秋冬是瓜果豐收的季節，瓜類可以烤、煮、蒸、炒或加進湯類、沙律等。冬天出產的瓜類（winter squash）有15種，包括南瓜、油桃果南瓜(butternut squash)、橡實南瓜(acorn squash)、魚翅瓜(spaghetti squash)、日本南瓜(kabocha squash)和胡桃南瓜（butternut squash)等，總有一種符合你的口味。美國原住民流傳的民間傳說，冬季南瓜，粟米和豆類屬於三姊妹，是當時居民的主要食糧。而不同的瓜類含各種的營養，一般來說，一杯煮熟，切粒的瓜含有大約115卡路里，提供豐富的維他命A，維他命C和食物纖維。維他命A可保護牙齒和皮膚的健康，幫助有良好的視力，維他命C含抗氧化素，亦可增強免疫力，食物纖維亦可幫助保持腸道健康。購買瓜類要選擇較為實淨的，不要選擇瓜面有裂口，軟的部份。一般新鮮的瓜類可放在陰涼的地方存放數星期至幾個月。

魚翅瓜是一種非常有趣的瓜類，因為瓜肉像義大利麵一樣一絲絲！而且煮法簡單，可以放入380度的焗爐烤30分鐘或蒸30分鐘，煮熟後用匙羹把瓜肉刮出來，瓜肉就會像義大利麵一樣一絲一絲的。可用蒜頭，蔥花和薑炒魚 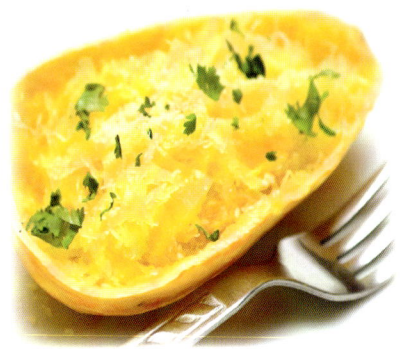 翅瓜絲，魚翅瓜清甜爽口，以魚翅瓜代替義大利麵可增加蔬菜進食量，減少進食碳水化合物。

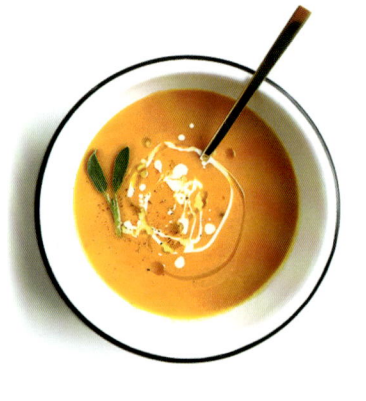

日本南瓜亦是一個好的選擇，可以加入蕃茄，蕃薯，粟米煲三蕃湯，味道鮮甜可口。很多人覺得日本南瓜非常難切，因此很少用來煮食。其實可以將整個南瓜洗淨，蒸大約二十分鐘到三十分鐘至軟身（根據南瓜的大小而定）。蒸軟的南瓜較容易切開，切一半後可將瓜肉刮出來煲湯。一杯切粒的日本南瓜大約有60卡路里，含豐富的鐵質，維他命C和維他命B。相比起胡桃南瓜，日本南瓜含低於一半的碳水化合物。

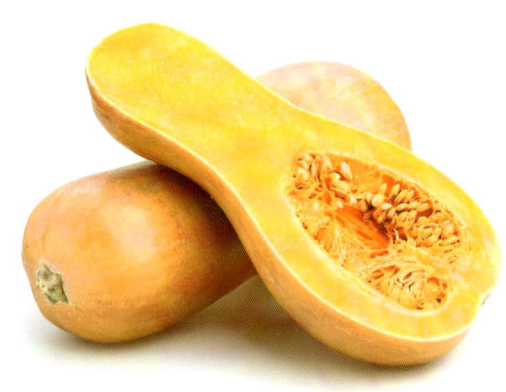

胡桃南瓜亦含豐富的營養價值，包括含有豐富的維他命A，維他命C和鉀(potassium)。而且煮法十分簡單和多元化，可以把胡桃南瓜切粒，加少許蒜鹽，橄欖油放入380度焗爐烤30分鐘便可。除此之外，亦可煮成南瓜湯，首次將胡桃南瓜烤熟，把瓜肉刮起，和芹菜，洋蔥和紅蘿蔔一起炒至軟身，再加入雞湯煲大約兩小時便成美味可口的南瓜湯。

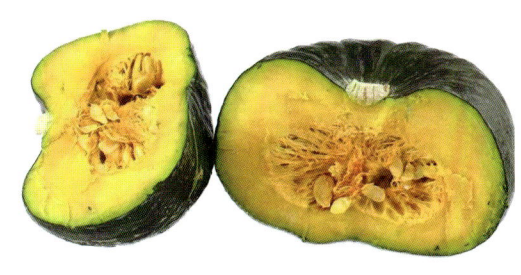

修改食譜健康心得

在感恩節及其他節日中，不少應節食品都是烘烤甜品，在歡度佳節，烘烤各種節日美食時，可以參巧以下幾個烘烤時減少糖份和脂肪的心得：

● 嘗試減少食譜中⅓的糖份，這樣做一般都不會影響味道和質量。

● 肉桂(cinnamon)和香草(vanilla)能夠使食物味道更甜，從而減少糖份的份量。

● 烘烤曲奇餅、蛋糕和麵包時可用水果茸(pureed fruit)代替一半油量。

除了糖份，過多脂肪亦有害健康，烘烤食品時別忘了選擇低脂的健康食材。

大家可嘗試以不同的方法烹煮美味的時令瓜菜。家長亦可讓小朋友參與購買及烹煮以增進親子關係。可邀請小朋友幫手將煮熟的魚翅瓜肉刮起，讓他們學習到刮起的魚翅瓜肉像義大利麵，增加趣味。亦可讓小朋友將瓜子取出，將瓜子烤成健康小吃。歡度節日之餘，希望大家保持健康飲食，共渡健康、快樂的感恩節！

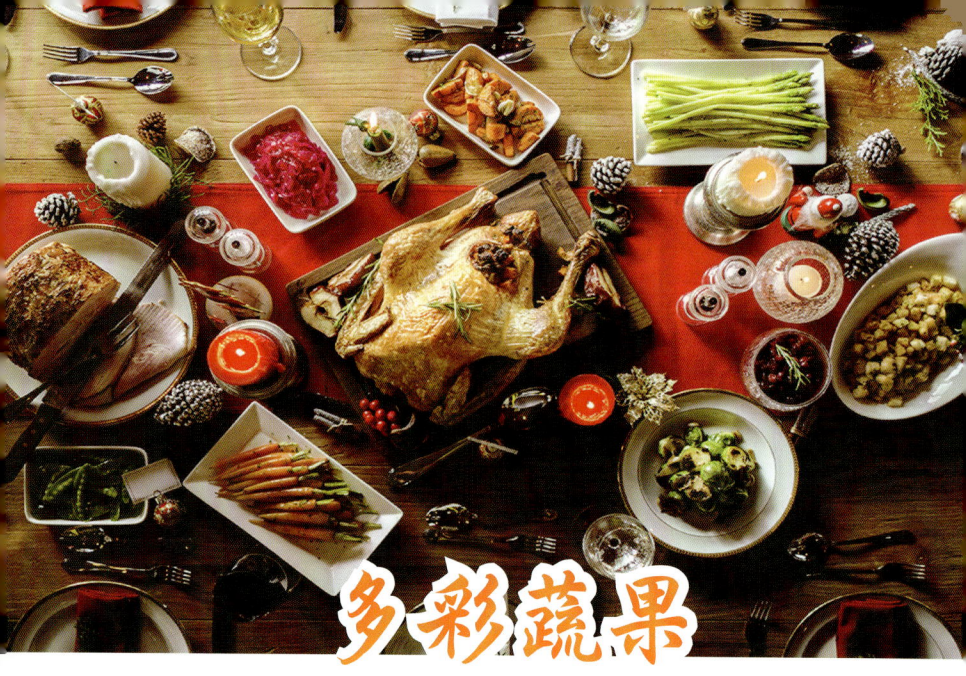

多彩蔬果
伴您歡度聖誕

每逢聖誕節、新年，家人總會邀請親朋好友，歡聚一堂。除了糖果、蛋糕、曲奇餅和聖誕大餐之外，嘗試用不同的蔬菜和水果，點綴你繽紛浪漫的節日，還可以為你和你的家人帶來健康。

中國人一般烹調蔬菜的方法不外於白灼和炒，而缺乏多元化的烹調方法。以下和大家分享如何去烤不同的蔬菜 (Roast vegetables)，以烤／焗方法泡製五色蔬菜來慶祝聖誕 (紅蘿蔔、蘑菇、茄子、椰菜花和抱子甘藍。例如羽衣甘藍(Kale)、茄子(Eggplant)。可用羽衣甘藍葉或將茄子薄切，烤製成羽衣甘藍片，茄子片，作可口前菜。亦可以烤/焗其他蔬菜，如椰菜花、抱子甘藍(Brussel sprouts)、紅蘿蔔、蕃薯，做成美味脆口的餸菜小吃。而且做法簡單：將焗爐預熱至400°F，將蔬菜洗淨、切

成片狀或條狀，加入少量油，少許蒜鹽，攪拌均勻，將蔬菜平鋪在烤盤上，放入焗爐。如烤紅蘿蔔或蕃薯，可烤大約20分鐘或至金黃。若烤製抱子甘藍，可將抱子甘藍洗淨、切成一半，

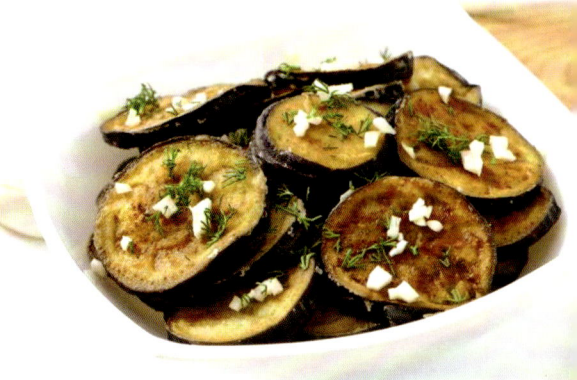

放入焗爐焗20分鐘或至金黃脆口。若想將蔬菜烤至均勻，可每隔十分鐘將蔬菜翻一翻。根據「選擇我的餐碟」的建議，一般成年人平均每天應進食至少兩杯半的蔬菜，一般11歲以下的孩子最少食一杯半的蔬菜，而11歲以上最少食兩杯半的蔬菜。

假日明智飲食及烹調的建議

● 多選擇低脂、低糖、高纖維素的食物。避免食用高脂肪、高糖份食品，如忌廉蛋糕、果批、芝士蛋糕、罐頭肉、臘腸、肥肉、動物及家禽的皮、油炸的食物，如炸薯條、炸雞、炸豬排、薯片等。多選擇高纖維素食物，如水果和蔬菜。美國農業部建議成年人每天應吃大約5杯的水果和蔬菜來減低患慢性疾病的機會。

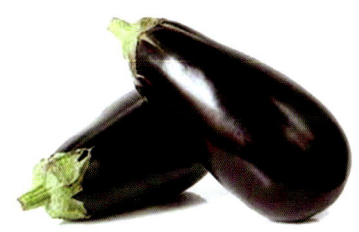

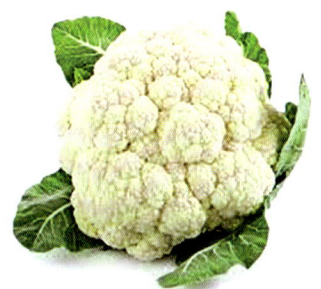

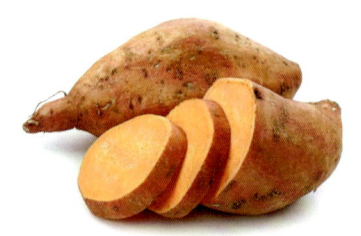
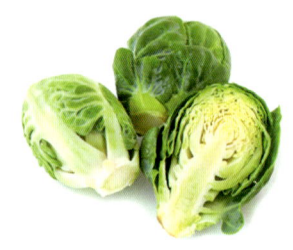

●巧妙減少糖、脂肪的用量。在日常生活中,可嘗試用以下的簡單方法來減少糖及脂肪的用量。例如做甜點時,減少食譜所需的三分之一糖份,並用無附加糖蘋果醬或其他果茸如西梅醬代替一半油量,來製成同樣香滑、好味道又較多營養的甜點。用噴霧式菜油塗糕盆來預防蛋糕貼盆底亦可減少用油量。另外一些低脂肪的烹調方式,如在烹調前先去除肥肉、皮;用隔油杯或用網篩來隔去湯中的油脂。

●改變用料。可多採用低脂肪材料,如魚、瘦肉、肉眼,腿肉,柳枚等。傳統聖誕大餐的燒排骨可用肉眼代替。不用奶油,改用脫脂罐頭淡奶(fat-free evaporated milk)。用雪葩(sorbet)、低脂酸乳酪或果汁冰棒代替雪糕。用低脂酸乳酪(low fat yogurt)或脫脂(nonfat yogurt)代替全脂酸乳酪(whole milk yogurt)時,還可加入低糖五穀片和藍莓、草莓等水果。

●多選擇全麥的食物。全麥食品包括糙米、蕎麥麵、全麥麵包和全麥義大利粉。全麥食品不僅營養健康,富含纖維素,還容易令我們感到飽足。

●份量要適中。在節日中,即使是進食健康的食物(低脂和低糖的)也要控制份量,以免吃下過多的熱量而導致體重增加。控制份量的方法,如用比較小的碟和容器來裝食物。進

餐時應慢慢吃，因為過了一會兒之後才有吃飽的感覺。大份量的食物與家人分享。當你覺得飽的時候，就應該停下來。在節日的時候，如果你喜歡吃比較高脂肪或高糖份的食品，就應該特別小心控制份量。

●多嘗試自製蔬果味水。慶祝節日離不開飲品，若你用汽水來招呼親友，你可知道每20安士的汽水就有約16茶匙的糖嗎？大家不妨嘗試自製蔬果味水，以代替汽水和加糖飲品。例如：用橙片、檸檬片、青瓜片等浸泡在飲用水中，用透明的水瓶裝著，隨時享用，亦可放在餐桌上作美麗的裝飾。相信你和孩子們都會喜歡這色彩繽紛、健康又天然的飲品。

聖誕節是一個共敘天倫的日子，為人父母更應該身體力行，發動全家人共同參與。你不但與家人分享了共同努力的成功，還透過美味可口的菜式來啟迪孩子健康飲食的意識。記住啦，做好準備是成功的開始，大家不要錯過這次難得的親子機會。不妨親自動手一試，你會發現：原來，營養、健康和樂趣是如此簡單。

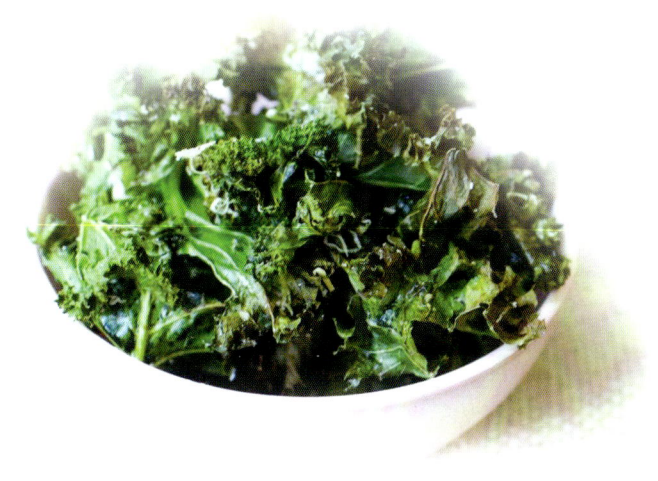

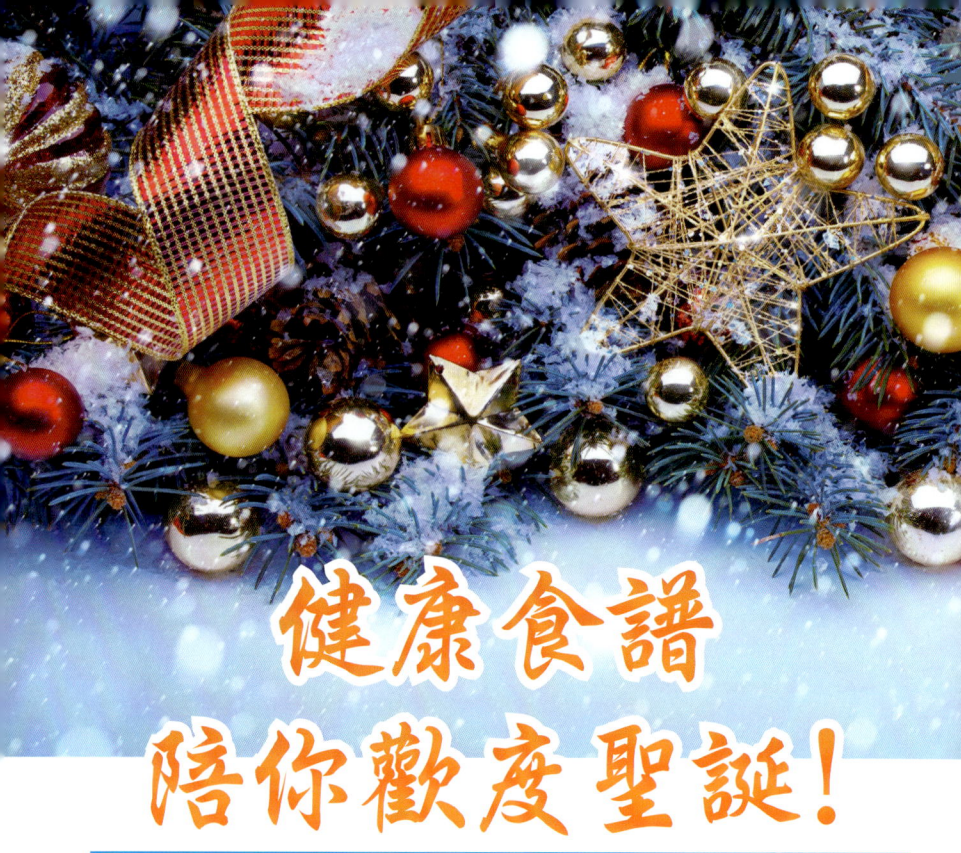

健康食譜
陪你歡度聖誕!

以下為大家介紹一些健康頭盤,主菜的建議,希望大家歡度節日時亦食得健康。由三藩市華埠衛生局營養部設計一系列十款精美的健康美味食譜卡,包括芒果青瓜卷、上湯冰豆腐、冬菇蓮藕素菜湯、上湯豆苗、蕃茄小麵包、五福炒麵、雞肉蓮藕餅、糙米壽司、蘋果胡蘿蔔湯、及醒神蜜瓜西米凍。希望藉著這些建議和食譜,一齊學習健康煮食,度過一個健康歡樂的聖誕!

健康頭盤的建議

在聖誕節這些普天同慶的節日,很多人喜歡烹飪一頓佳餚,招呼親朋好友。一道美味的健康頭盤 (appetizer) 是不可缺少的。可參考華埠衛生局營養部出的其中一款健康美味食

譜——蕃茄小麵包，用蕃茄，芝士和九層塔（Basil）加法式麵包。蕃茄是其中一個最好的蕃茄紅素來源，蕃茄紅素是一種抗氧化素，它可能有助於減低患某些癌症和心血管疾病的機會。釀冬菇亦是一個好選擇，可以將木耳、青瓜切碎，加豬肉碎，釀入冬菇裏。加了青瓜和木耳的釀冬菇爽口，美味，有口感。木耳和青瓜亦含豐富的纖維素，有助保持腸道健康。除此之外，可焗雲吞皮成杯狀再加入不同切碎的蔬菜，如馬蹄粒、紅蘿蔔絲、冬菇絲、木耳絲等。頭盤的菜式十分多元化，只要發揮創意，便可烹煮出各式各樣美味菜式，與親朋好友一同享受美食。

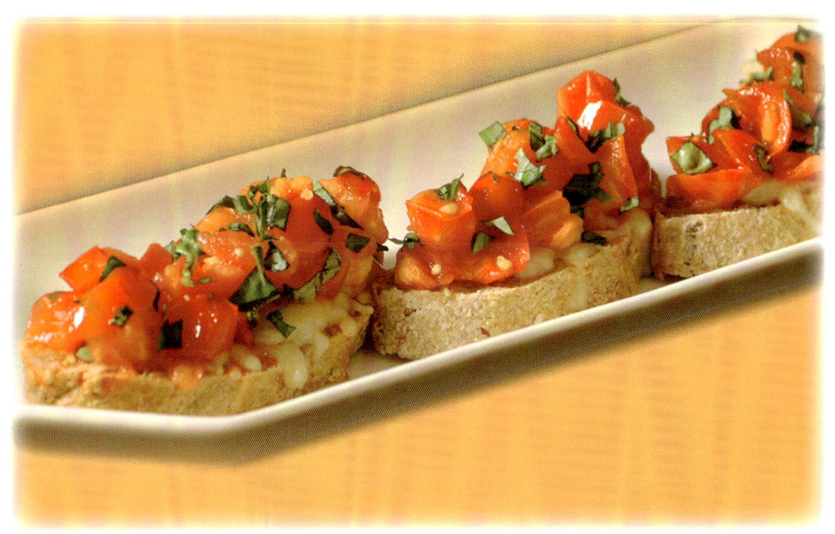

健康主菜的建議

主菜方面，可以選擇含豐富奧米加3的三文魚，和以蔬菜為主的菜式。可參考華埠衛生局營養部出的其中一款健康美味食譜——上湯冰豆腐。冰凍過的豆腐似內部呈蜂巢狀，

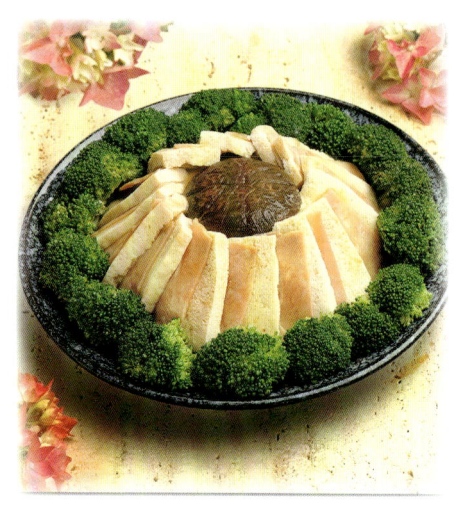

容易吸收湯汁的味道，口感鬆軟有彈性，跟烤麩有點像。豆腐含有豐富的鈣質，非常有益。注意不同牌子的豆腐鈣質含量有別，所以購買的時候要查看食物標籤，選擇比較高的鈣質含量產品為佳。

另外，芒果青瓜卷的食譜亦深受大家喜愛。一般的越南卷用蝦、烤牛肉或烤豬肉，但其實米紙卷的食法有很多，好像以芒果青瓜卷的配搭很清新，顏色鮮艷，而且爽甜可口，十分美味。大家可根據個人喜好，放入不同的蔬果材料。因為不同顏色的蔬果亦代表不同的維他命、礦物質和植物營養成份的組合，我們應多吃不同顏色的蔬果來吸取不同營養素的健康益處。要注意的是，放進熱水的米紙很快變軟和黏在一起，所以米紙不可浸泡太長的時間。最好的方法是先準備一隻平碟和一大碗熱水。將米紙放入熱水裏約一秒即取出，平放在碟子上，再將材料放上米紙上，包成春卷狀便可食用。除了用芒果青瓜，可用其他不同的蔬菜絲，如青瓜絲、木耳絲、冬菇絲、葛絲配蛋絲亦是很好的選擇。

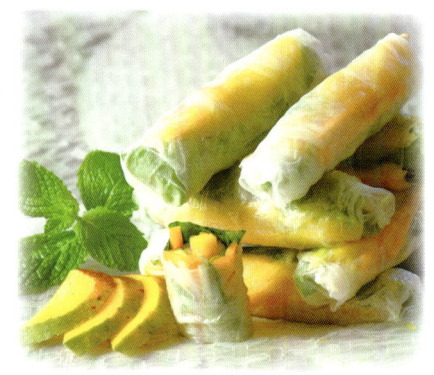

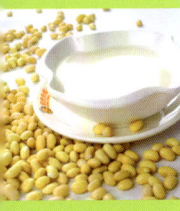

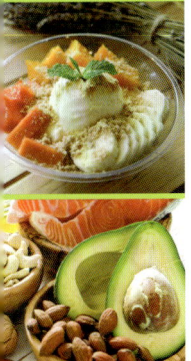

特別飲食
的智慧
WISDOM OF
SPECIAL
DIETS

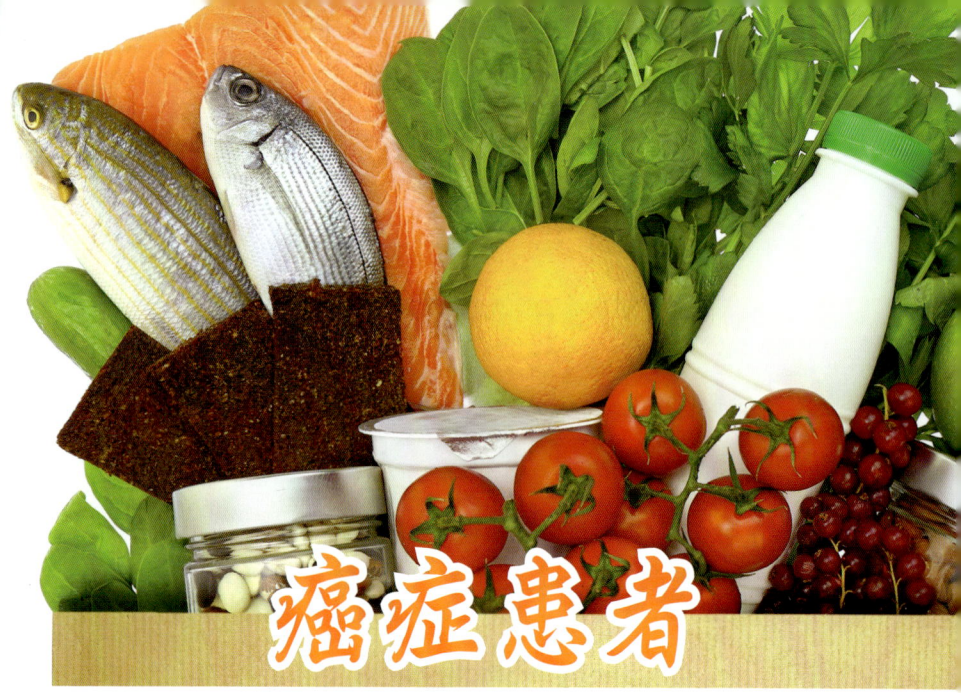

癌症患者
營養飲食之道

營養對癌症治療期間的病人十分重要。充足的營養能幫助身體補充熱量、增加蛋白質，使病人保持身心舒暢、精力充沛。當病人有足夠的營養，精力及抵抗力亦會相對地提高，從而緩和治療的副作用，亦能防止細胞受損和幫助細胞重組。營養的吸收來自均衡飲食（包括：穀類、蛋白質類、蔬菜類、水果類和奶類製品）。

高蛋白質、高熱量食物須知

在治療期間，病人失去食欲是很普遍的。為了讓病人在少量食物中獲取最多的營養素，應嘗試多食用高熱量和高蛋白質的食物，飯前可做少量運動來幫助增強食欲。

高蛋白質食物：蛋白質有助身體復原和抵抗感染。病人接受治療期間，蛋白質需求量比平常高。因此，要多進食富含蛋白質的食物並且選擇一些高質素的蛋白質，例如：蛋、牛奶、肉類、海產和黃豆製品。份量以病人的食欲為原則，通過少吃多餐的方法進食。

除了正餐外，高熱量高蛋白質小食也能增加病人的蛋白質和熱量吸收。高熱量的食物包含：甜品（如豆腐花、芝麻糊）、澱粉質、肉類、奶、水果奶昔、芝士類製品、堅果和加入蜜糖的飲品等。如有興趣，可嘗試將亞麻籽油(Flaxseed oil)和白色軟芝士(Cottage Cheese)攪拌成漿糊狀（比例為2:1），再加上水果和蜜糖之後享用。

如何用飲食來舒緩治療的副作用？

電療及化療期間常見的副作用

經過數周的療程後，電療及化療對病人所引起的副作用包括：噁心嘔吐、食欲不振、味覺改變或喪失、口腔潰爛、粘膜發炎發黃、牙齒受損、唾腺受損導致口乾舌燥、吞咽困難、勞累、腹脹、腹瀉、食道炎、胃炎、便秘或抑制免疫反應等等。

如何以飲食舒緩電療或化療的副作用？

1) 噁心嘔吐　吃些清淡的食物或乾糧，如：餅乾、麵包或吐司。避免油炸或辛辣的食物。用餐時避免飲用飲料。兩餐之間可飲用湯水、茶或奶。少吃多餐。過度冰冷、過熱或濃味的食物不宜多食，避免刺激腸胃。薑茶或止嘔藥也可減輕徵狀。

食用硬糖果，如檸檬糖和薄荷糖；食用乾的食物，如餅乾和五穀片、吐司；飲用清淡流質飲料，如上湯、運動飲料、果汁。

2) 口腔疼痛　注意口腔衛生清潔，用軟牙刷刷牙。可用攪拌機將食物打成流質狀進食。選擇口感較軟而又富含營養的食物，如：魚、蛋、香蕉和豆腐。避免進食辛辣或酸性食物或調味品，如：胡椒、辣椒、過熱的食品。可飲用奶粉或其他營養飲品、果汁。避免粗糙和過乾的食物。

3) L型穀氨醯胺 (L-Glutamine)

研究顯示，L型穀氨醯胺或有助治療咽喉痛和消化系統不適，緩和及預防口腔黏膜炎（頭頸部化療的副作用）。L型穀氨醯胺的補給品有：粉裝、藥丸或液體，宜用冷或室溫的食物或液體服用(注意不能和熱飲同時服用)。

4) 腹脹氣　盡量避免導致腹脹氣的食物：乾豆類、牛奶、菇類、油炸食品、黃瓜、西蘭花、椰菜花、瓜類、蘆筍、牛油果、堅果類、菠菜、蘋果、魚類、蕃薯、洋蔥等。

戒除一些容易導致腹脹氣的習慣：吃口香糖、飲用碳酸或有氣飲品、用吸管、開口咀嚼。

5) 腹瀉　避免進食辛辣或酸、過熱或過冷和會產生氣體的食物（如椰菜花或西蘭花）；避免酒精、咖啡因和奶製品；避免進食味道過濃，太甜或油膩的食物。選擇富含鉀質的食物，如：香蕉、馬鈴薯。嘗試有止瀉作用的食物，如：粥、蘋果醬、西米、米飯。注意補充水分，少吃多餐。

6) 食欲不振　飯前可食用少量開胃食物，如酸梅湯、酸菜、或鮮果汁。嘗試少吃多餐。隨時享用自己喜歡的食物，可選擇食用高熱量和高蛋白質的小食。飲品應在餐於餐之間飲用。多做體力運動。

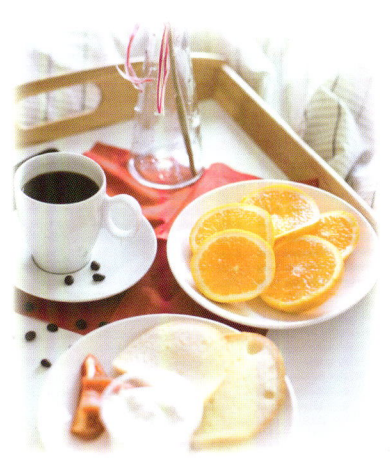

7) 便秘　多吃高纖維食物，如：蔬果、全穀類食品、多喝水（每日8至10杯水）或果汁；做適量運動；定時進食。

8) 味覺改變　可用適量的酸或甜味調味；嘗試加入調味料，例如洋蔥、蒜蓉、香葉和蕃茄汁；試用檸檬片，或者醋醃製食物。魚及雞肉可能比牛或羊肉更容易令人接受。嘗試無糖口香糖、檸檬糖或薄荷片。把冰凍的水果當作小吃。飯前漱口。避免室內溫度過熱，或通風不暢。

9) 吞咽困難　少吃多餐，可食用營養補充品。用攪拌機攪爛食物。用凝固劑，例如用魚膠粉、木薯粉或用生粉勾芡，令食物容易吞咽。避免單獨食用過乾的食品，如麵包、蛋糕、曲奇餅和餅乾，進食前或者進食時可把他們浸泡在牛奶和肉汁中。嘗試餐前食用雪糕和果子露。

10) 口乾舌燥　減少食乾、硬、粗糙及辛辣的食物，多喝水。食用硬糖果或薄荷糖。隨身攜帶飲料飲用。進食流質或軟的食物，如：湯粉、粥和酸乳酪。

免疫力低的病人的飲食須知
免疫力低的病人要避免以下食物

生或未熟透的肉類、魚、家禽、豆腐、蛋、冷凍煙燻魚或醃製魚、冷凍熏肉，未經殺菌的牛奶和奶類製品，或未經煮熟的蔬菜，未經清洗的蔬果，未經殺菌的蔬菜汁和果汁。

準備食物時的建議

應將食物加熱至至少135°F。冷凍食物需保持低於41°F，應利用微波爐或冰箱幫助解凍食物，不要用室溫解凍食物。含奶、蛋或沙拉醬的食物製品應在1小時內放進冰箱，其他應在2小時內放置冰箱。蔬果去皮前要用清水沖洗，扔掉已變壞的蔬果。在烹飪時，攪拌和嘗試食物時應用不同的餐具。在煮蛋時，蛋黃宜煮至固態。切記不要和朋友共用食物，避免疾病感染。

將食物完全煮熟

肉類應煮熟達到145°F，家禽應達到165°F。將熟肉（如火腿）加熱至165°F。不要進食含有生或未熟的蛋類食品。

購買食物

檢查肉類、家禽和海鮮等食品的生產日期及保鮮期，不要購買過期的產品。同時，應避免自助式售賣的酸乳酪和雪糕、免費試食、裂開或無冷藏的蛋。外出購物準備保溫袋，以備儲藏需保溫的食物。及時冰凍食物，不要把食物遺留在車裏。出外就餐儘早，避免擁擠的人群。要求用獨立包裝的調味料，避免和其他人共用。確保餐具放在乾淨的餐巾或檯布上，而不是放在餐桌上。

通過瞭解癌症患者在接受治療期間有關飲食的注意事項，幫助患者積極配合治療，保持生活品質。在此，我們衷心祝福所有患者能戰勝癌魔，早日康復！

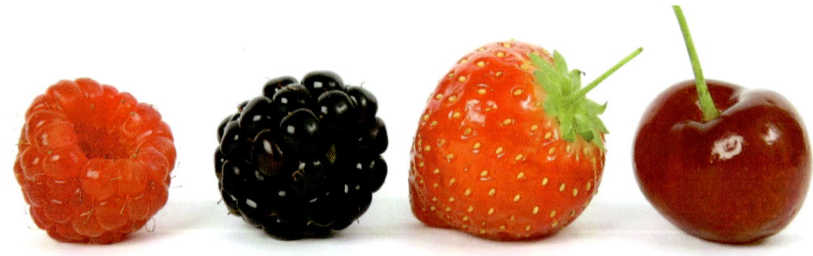

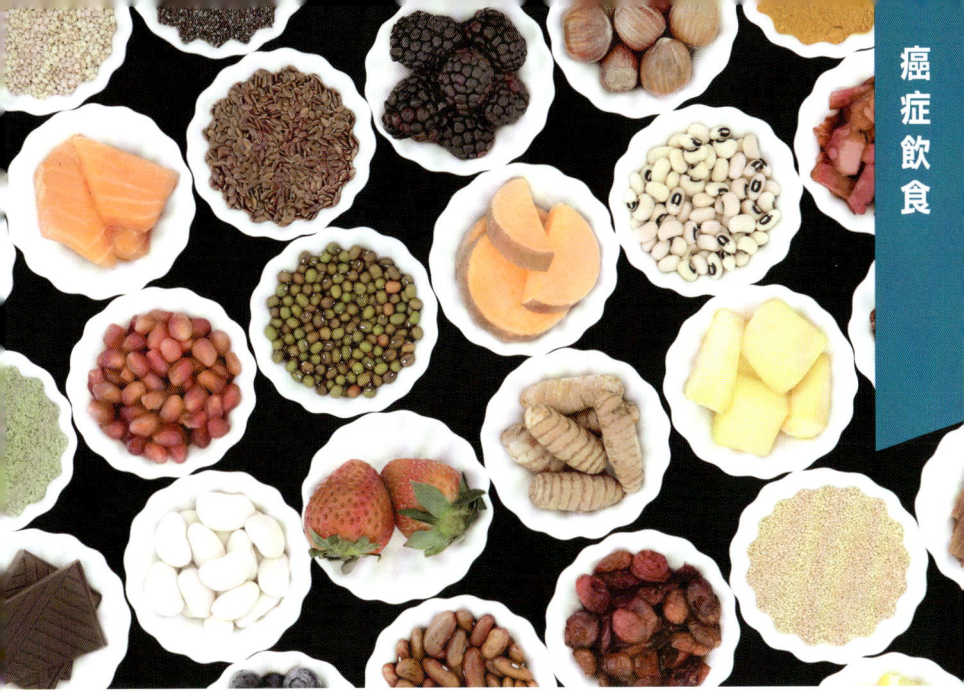

防癌飲食的智慧

我們每日對飲食作出很多的決擇，買什麼餸，煮什麼餸。你知道進食太多的紅肉可增加28%患大腸癌的風險嗎？但每天食5杯的蔬果可減少20%患某些癌症的風險嗎？

根據美國癌症協會2016年癌症事實與數據報告(Cancer Facts & Figures 2016)，估計在2016年，全美患癌人數超過160萬人，癌症死亡人數超過60萬人，癌症成為美國人第二大殺手，平均每4個癌症病人便有1人死於癌症。

構成癌症的成因有很多，例如暴曬於陽光紫外線中、煙草、輻射、二手煙、基因遺傳、飲食習慣及缺乏體力活動。世界癌症研究基金(World Cancer Research Fund) 估計大約五分一在美國的癌症是與肥胖、缺乏體力活動、飲過多的酒精和缺乏營養有關的。

以下我們會探討如何從飲食減低患癌症的風險。

增加患癌機會的因素

1. 紅肉

美國癌症研究協會認為，豬肉、牛肉、羊肉等所有的紅肉都會增加癌症的風險。專家指出，紅肉與直腸癌、前列腺癌有關，因此，應減少食用。根據哈佛醫學院健康發佈的一項研究顯示，進食大量的紅肉可增加28%患大腸癌的風險。

2. 醃製、煙燻的肉類

經常進食高鹽份的醃製食物，可能會增加患上胃癌的風險。如臘腸、鹹蛋、香腸、煙肉、鹹酸菜、榨菜等，應該儘量避免。有研究發現，有力的證據指出鹹魚和鼻咽癌有密切關係，進食量越多，患癌的風險就越高。所以，我們不應吃這些醃製、煙燻的食物。根據世界衛生組織(World Health Organization)發表，每日進食50克的醃製肉可增加18%患大腸癌的風險。

3. 高溫烹煮的食物

經高溫煮食，如：煎炸及燒烤的肉會釋放名為Heterocyclic Aromatic Amines (HAAs和HCAs)的致癌物質。

燒烤只宜偶爾為之，若要燒烤（BBQ），建議用錫紙包裹肉類，避免肉直接接觸火，並要把燒焦的部位切除。可考慮在高溫煮食前將肉稍為煮熟，以縮短高溫煮食的時間。

4. 酒精和香煙

可以避免飲酒精是最佳，但如果要飲的話，男性每天不超過2杯，女性每天不超過1杯。飲酒過量可能會導致口、咽、喉、食道、大腸、胃、肝和乳腺癌。一杯=12安士啤酒或5安士酒或1.5安士的烈酒。根據美國癌症協會報告顯示，每日飲10克的酒精，可增加7%患大腸癌的風險。香煙的危害眾所周知，一個每天吸15到20支香煙的人，會增加患肺癌，口腔癌、喉癌、食道癌、膀胱癌的機會。吸煙亦是導致慢性支氣管炎，肺氣腫及心臟病的主要原因。

減低患癌症風險的因素

1. 均衡飲食

要預防癌症、想身體健康，最重要是飲食均衡，食量恰當。因為每樣食物所含的營養各有不同，應進食各種各類的食物，才可以吸收不同的營養，供應身體的需要。

在選擇食物時，可以根據「選擇我的餐碟」指引，可到網站 www.choosemyplate.gov，輸入您的身高、體重、年齡、性別和體力活動量，取得你每天的熱量需求。

適當地進食五穀類、蔬果類、奶類、肉類或乾豆類的食物，確保攝取足夠的營養，如澱粉質、蛋白質、脂肪、纖維素、維生素和礦物質等。而以植物為主的餐飲，有助於預防癌症。

2. 選擇含抗氧化素(antioxidant)食物：抗氧化素一直被認為可以減低患癌症的風險。常見的抗氧化素包括有胡蘿蔔素(carotenoid)、維他命C和維他命E。

- 胡蘿蔔素包括β－胡蘿蔔素,蕃茄紅素(lycopene)。一般含胡蘿蔔素的蔬果是橙色;深黃色或深綠色蔬菜如蕃茄、紅蘿蔔、蕃薯、香瓜、芒果、木瓜、桃、菠菜、西蘭花、芥蘭、白菜、菜心、枸杞等;而含蕃茄紅素的蔬果有蕃茄、西瓜、紅肉西柚。

- 含豐富維他命C的蔬果包括橙、西柚、草莓、椰菜、奇異果、甜椒和西蘭花。

- 維他命E亦屬於抗氧化素,可保護細胞,防止細胞損壞而導致癌症。含豐富維他命E的食物包括菜油、沙律醬、麥芽精、果仁和瓜子。

3. 多吃纖維(Fiber)：高纖維素食物包括全穀類(糙米、全麥麵包、麥糠、麥皮)、水果、蔬菜、乾豆類、薏米、金針、雲耳、乾果。根據2015美國人膳食營養指南,成年人平均每天應攝取25-38克的纖維素。

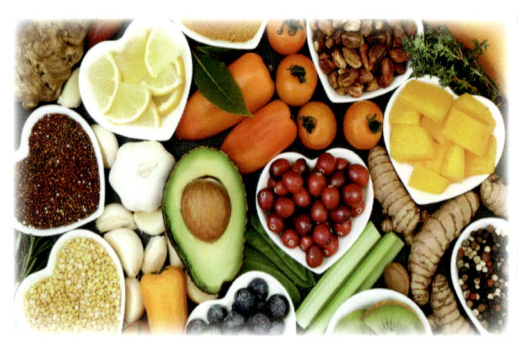

如何進食25-38克的纖維素?以下每份食物含大約4-5克纖維素,每天食5-7份便可達到進食25-38克纖維素。

一個大蘋果、一個中

型橙、1安士杏仁、一個亞洲啤梨，1/4杯即食五穀片、1/4杯乾豆、一個中型甜薯、半杯毛豆和3/4杯西蘭花或其他青菜。

4. 多吃蔬果：建議成人每天進食2-3杯已煮熟的蔬菜及2-3個中型水果，以降低患癌症的機會。

5. 控制體重：身體過重亦與癌症有關，所以應注意熱量收與支出的平衡，以避免過重。研究指出，過重與乳癌、大腸癌、子宮癌、食道癌、腎癌、胰腺癌、前列腺癌有關。

6. 含奧米加3脂肪酸(omega 3 fatty acid)食物：有些研究指出奧米加3脂肪酸可幫助癌症，含豐富的奧米加3脂肪酸的食物有三文魚、合桃、亞麻籽、奇異籽等。

除了注意健康飲食，還要保持活躍的生活方式，多鍛煉身體，平衡熱量的吸收和支出，保持健康的體重。多瞭解減少癌症風險的飲食建議和明白各種增加患癌症風險的食物，建議大家多思考增加或減少那類食物，逐小的改變，建立健康飲食的習慣，並活得更健康、更精彩、更長壽。

資料來源:

Harvard Health Publishing. (2008, January). Red meat and colon cancer - Harvard Health. Retrieved from https://www.health.harvard.edu/newsletter_article/red-meat-and-coloncancer

American Cancer Society. Cancer Facts & Figures 2016. Atlanta: American Cancer Society; 2016.

Cancer Prevention Recommendations. (2018, July 06). Retrieved from https://www.wcrf.org/dietand-cancer/cancer-prevention-recommendations

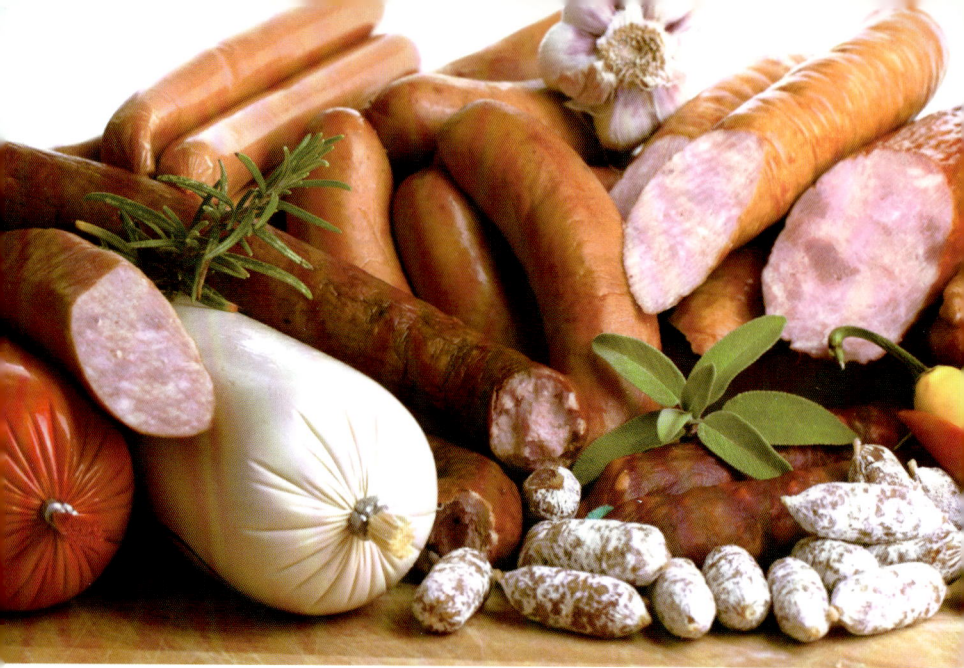

加工肉類致癌?

世界衛生組織(WHO)在2015年10月發表最新報告,把加工肉類列為最具致癌風險的「I類致癌物」,即對人體有明確致癌性,與吸煙、酒精、石棉(asbestos)等同級,而紅肉則被列為次一級的,II A類致癌物。究竟甚麼是加工肉類和紅肉?為何會致癌?我們一一為你解答。

首先,讓我們認識致癌物的分級類別。世界衛生組織轄下的國際癌症研究機構(International Agency for Research on Cancer)將不同物質的致癌程度分為五級:

- I類致癌物:對人類致癌
- IIA類致癌物:較大可能對人類致癌
- IIB類致癌物:可能對人類致癌
- III類致癌物:致癌度不確定
- IV類致癌物:可能不致癌

加工肉類

世界衛生組織分析了800多份有關肉類飲食與癌症的研究後，得出加工肉類(processed meat)有明確致癌性的結論。加工肉類泛指經過鹽醃(salting)、醃製(curing)、發酵(fermentation)、煙熏(smoking)或其他方式處理過的肉，如香腸、臘腸、火腿、煙肉、臘肉、牛肉乾、午餐肉等。肉類加工的過程會產生亞硝基化合物(N-nitroso compounds)和Polycyclic aromatic hydrocarbons(PAHs)等致癌物質，而常被用作加工肉類防腐劑的硝酸鈉(sodium nitrate)也是致癌物質。每天50克(約1.8安士)份量的加工肉類，也就是説少於半條臘腸或2片火腿，就可增加18%患大腸癌(colorectal cancer)的風險，估計每年多達3.4萬人因進食太多加工肉類食品而患癌死亡。

紅肉

紅肉被列為次一級的2A類致癌物，同級的還有重金屬鉛(lead)和已被禁用的農業DDT。紅肉包括所有哺乳類動物肌肉的肉(mammalian muscle meat)，如牛肉、小牛肉(veal)、羊肉(lamb和mutton)、豬肉和馬肉。紅肉比白肉多10倍的帶鐵血紅素(heme iron)，帶鐵血紅素會促進腸內產生致癌物質。每天100克份量的紅肉(約3.6安士，略多於1副撲克牌大小)，就可增加17%患大腸癌的風險。

要減低由加工肉類和紅肉引起的癌症風險，可參考幾點：

1. 明智選購

冬季將至，很多家庭都會買臘腸、臘肉等加工肉類。美國癌症研究所(American Institute of Cancer Research)建議盡量避免加工肉類，但如果想買少量應節，謹記留意食物成份表(Ingredientlist)，選擇沒有以下致癌物質的產品：硝酸(Nitrate)、

亞硝酸鹽(Nitrite)和亞硝胺(Nitrosamine)。世界衛生組織指出這些物質只是加工肉類致癌成因之一，整體成因尚未完全了解。某些超市有出售沒有以上成份的加工肉類也不應多吃。

2. 明智計劃健康餐碟：

一個營養均衡的餐碟應包含穀類、蛋白質、蔬菜、水果和奶類。餐碟的一半應是蔬菜和水果，穀類和蛋白質各佔四份一。蛋白質包括家禽、肉類、豆類和堅果。美國癌症研究所建議每星期紅肉不超過18安士，約每天2.5安士(1副撲克牌大小=3安士)。多以植物為主的飲食(plant based diet)有助健康和減低癌症風險，可用豆類等植物蛋白質代替肉類。十字花科(cruciferous vegetables)蔬菜如西蘭花、椰菜花、白菜、椰菜等可幫助肝臟分解致癌物質，不妨多吃。

3. 明智烹調

高溫(High temperature) 或用明火燒烤(cook over flames) 的肉會產生致癌物，這些致癌物質在紅肉和加工肉類形成的風險較高。盡量減少高溫烹調方法如烘(grill)和燒烤(BBQ)，烤肉時每分鐘翻一翻，可令表面溫度保持較低，有助減少致癌物質，或用錫紙包着肉，避免肉和火直接接觸。低溫的烹調方法產生較少的致癌物質，如焗(baking)、燒(roasting)和炒(stir-frying)。用水烹調的方法所產生的溫度更低，如蒸(steaming)、燜(stewing)、水煮(poaching)等，因此在煮食過程中不會產生致癌物質。

希望大家多學習多明智購物、明智計劃健康餐碟和明智烹調，減少吃紅肉和加工肉類，過一個有「營」的人生。

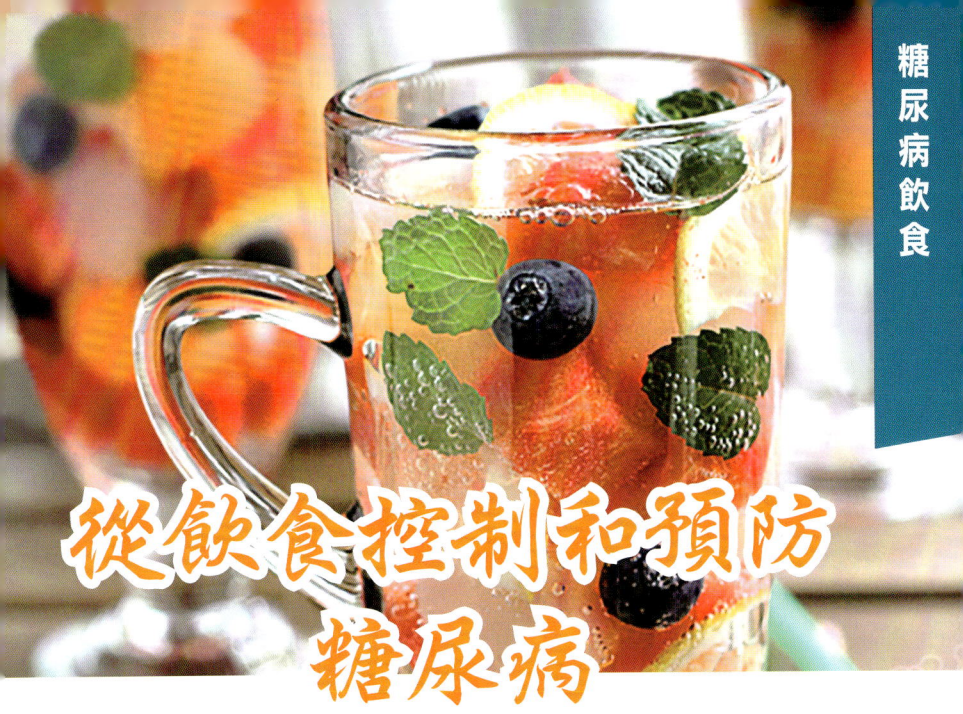

從飲食控制和預防糖尿病

美國糖尿病協會公佈,約3030萬美國人,相當於10％的美國人口患有糖尿病。糖尿病是美國第七大導致死亡的疾病,它的成因與遺傳、生活習慣和飲食習慣有關,缺乏體力活動和體重超重都會大大增加患上糖尿病的風險。在美國的非裔、西班牙/拉丁裔、印第安人、夏威夷人、阿拉斯加本土人患糖尿病的風險都較高。美國疾控中心(CDC)統計,在糖尿病患者中,8％是亞裔美國人,當中的4％是華人。有研究指出在2050年,將會有35％的美國人患糖尿病。本章我們會探討如何降低患糖尿病前期與糖尿病的風險,和應當如何控制這種疾病。

如何知道是否患有糖尿病?

首先我們要清楚什麼是糖尿病及身體如何處理糖份。當我們在用餐時,很多食物都會轉化為糖份,例如穀物、水果、牛奶和甜食。在消化的過程中,這些食物會被分解成糖份並進入血液中。人體的胰臟會分泌一種叫做胰島素的荷爾

蒙，幫助血糖進入細胞。如果身體不能分泌或者不能分泌足夠的胰島素，或身體不能正確地使用胰島素，這些情況都會導致持續高血糖，這就是糖尿病。

如果你的血糖測試檢驗出兩次空腹血糖濃度(Fasting blood glucose)為126mg/dl或以上，或糖化血蛋白濃度(A1C)為6.5%或以上，那麼你的醫生可能會診斷你患有糖尿病。

糖尿病是一種嚴重的疾病，若不加以控制，會危害健康及引致併發症，包括：神經系統疾病、血液循環系統及心臟血管併發症、視網膜病或腎衰竭。

以下一些建議可幫助控制和預防糖尿病:

少吃多餐

華人大多習慣一天只吃3大餐，而不是少吃多餐，但當糖尿病患者進食一大餐後，血糖會過量升高。如果將這些「大餐」分成小份，血糖則不會提升太多，而「多餐」亦可避免血糖過低的危險。因此，建議糖尿病患者可嘗試少吃多餐，約四至五小時吃一小餐，還要記得按時進食。

食物的選擇

身體會把進食的碳水化合物分解成糖份，這些糖會進入血液並引起血糖上升。認識哪些食物含有碳水化合物，包括穀類、根莖類植物、水果和乳製品食物。五穀澱粉類的例子有：白米/糙米、麥片、全麥麵包；根莖類植物如：馬鈴薯、芋頭、南瓜、乾豆、蓮藕等。水果類的例子有：新鮮或冷凍水果。奶類食品的例子有：牛奶、酸乳酪、芝士等。雖然這些食物會在體內轉化成糖份，但它們都是健康有營養的食物，所以不需完全避免但要留意食用的份量，可嘗試把一天需要的碳水化合物分開4-6次小餐進食，而不是兩、三次大餐進食。要知道你所需的食物份量，可諮詢你的醫生或營養師。

避免吃糖果和飲用含糖飲品

多糖食物及飲品通常帶來額外的熱量而沒有太多營養素。高糖份的食物和飲品如甜品、甜湯、蛋糕、曲奇、雪糕和加糖飲品都可以導致體重增加。對於糖尿病前期與糖尿病患者，這類型食品十分容易提高血糖。如果糖尿病前期與糖尿病人士十分想吃甜食，建議在血糖受控制的情況下少量食用，同時相應地減少其他碳水化合物的進食。

多吃蔬菜，每天最少吃兩至三杯菜

多吃非澱粉類蔬菜，例如芥蘭、白菜、捲心菜、冬瓜。這些蔬菜通常含較低糖份，所以食用時無須過於擔心份量。一般建議成年人每天應吃2-3杯蔬菜以降低患心臟病和某些癌症的風險。蔬菜中的營養不單能減低患上心臟病和癌症的風險，蔬菜所含的纖維素更能幫助糖尿病患者控制血糖。如果我們吃飯時包含蔬菜，血糖提升的速度會比單單吃米飯較慢，讓我們的身體和藥物有足夠的時間去處理糖份。但需要留意澱粉類蔬菜如馬鈴薯、甜薯、玉米、豌豆和芋頭，這類蔬菜含較多糖份。過量食用也會引起高血糖，食用澱粉類蔬菜的同時應減少食用其他碳水化合物食物。

採用低脂食材和低脂煮食方法

糖尿病患者患上中風的機會是一般人的2至4倍，因此，除了穩定血糖外，糖尿病患者亦應小心控制血液中的脂肪和膽固醇。再者，高脂肪食物含有大量的熱量，令我們更容易超重或肥胖，體重超重或肥胖會令體內控制血糖的胰島素更難運作，對糖尿病有不良的影響。所以，糖尿病患者應選擇低脂肪食物和採用低脂肪煮食方法，如：蒸、灼、烤、燉等等。

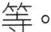

選用低鈉質食物

很多糖尿病患同時亦有高血壓，高鈉質的食物和高血壓有著密不可分的關係。因此，糖尿病患者應選用低鈉質食物，嘗試使用天然香料調味，例如芫茜、蔥、洋蔥、蒜頭、姜、胡椒粉和檸檬汁等。盡量少用鹽、醬油、魚露、蝦醬或其它含高鈉質的調味品。醃菜類，例如梅菜、冬菜、雪里紅等亦含大量納質，應盡量避免或注意使用份量。

增加體力活動

嘗試做更多的體力活動，一週至少150分鐘的體力活動，一週5次，每次30分鐘。缺乏運動會導致胰島素抵抗（insulin resistance），造成血糖控制問題。有研究顯示運動時肌肉即使沒有胰島素的幫助下亦能吸收葡萄糖，而運動過後，肌肉對胰島素敏感度會提高，有助降低血糖。運動有助減輕體重亦可改善血糖控制。因此，應增加體力活動，例如慢跑、游水、跳舞和快步走等。

定期檢查和記錄血糖

嘗試進餐前或餐後兩小時測試血糖，進餐前的血糖應是80至130，而餐後兩小時測試血糖則應在180以下。如進餐前後的血糖常在適當的血糖範圍以外，應詢問醫生，營養師或糖尿病輔導。定期到醫療保健中心檢查糖化血色素A1C，如果能把A1C控制在7%或以下就表示血糖受到控制。

糖尿病謬誤：

糖尿病患者不能吃水果？

華人愛吃水果，這是一個很好的飲食習慣。水果有助於降低膽固醇和患心臟病機會，對糖尿病前期與糖尿病患者

有益處。但是，不論酸或甜的水果都含有糖份，切勿進食過量。為了避免高血糖，在隔離正餐前後2-3個小時進食小份量水果會比正餐前後馬上食水果為佳。

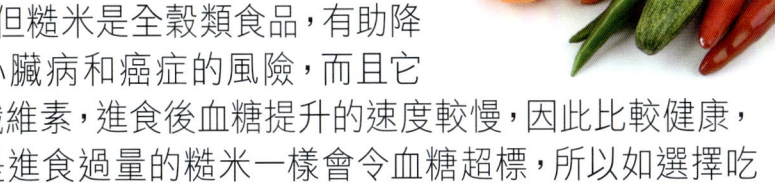

糙米比白米健康，可以盡情吃？

糙米和白米的糖份含量其實相若，但糙米是全穀類食品，有助降低心臟病和癌症的風險，而且它含纖維素，進食後血糖提升的速度較慢，因此比較健康，但是進食過量的糙米一樣會令血糖超標，所以如選擇吃糙米亦應小心控制份量。

糖尿病患者需吃特別的「糖尿病食品」？

一個糖尿病患者的餐單和一般的健康餐單其實大致上是一樣的：低脂、低鹽、低糖、高纖和控制份量。市面上所謂的「糖尿病食品」通常不會提供額外的健康益處，而且價錢較貴，某些更可能有肚瀉作用。

每一個糖尿病患者所需要的熱量或營養需求都不同。若想多知道一些營養資料或適合自己身高、體重和年齡的餐單，應諮詢營養師。

資料來源:

Statistics About Diabetes. (2018, March 22). Retrieved, from http://www.diabetes.org/diabetes-basics/statistics/

Centers for Disease Control and Prevention. (2017). National Diabetes Statistics Report, 2017. Atlanta, GA: Centers for Disease Control and Prevention, U.S. Dept of Health and Human Services

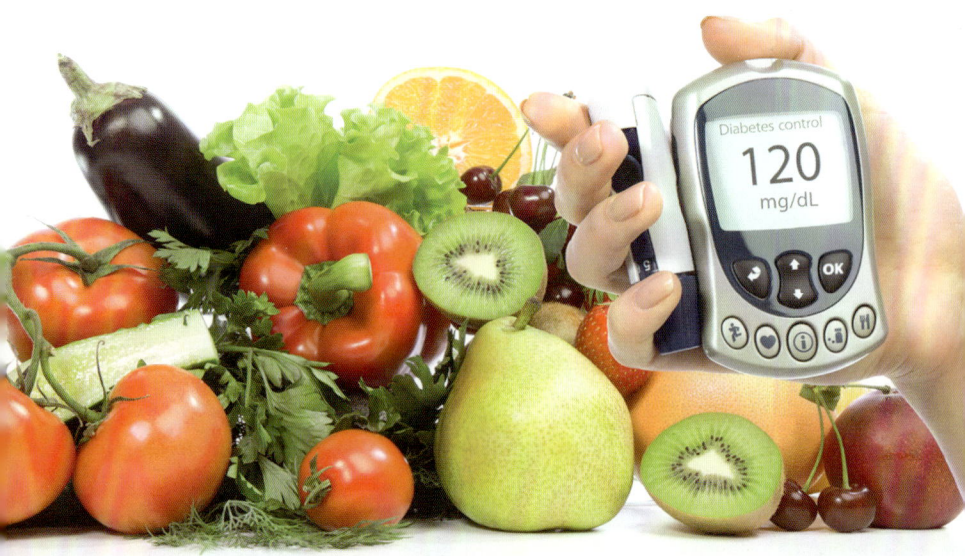

糖尿病前期
與糖尿病營養需知

在美國，越來越多人患有糖尿病前期和糖尿病。根據美國疾病控制與預防中心（CDC）數據，三個美國人中就有一個患糖尿病前期，全美共有八千六百萬人口受糖尿病前期困擾。糖尿病前期增加患有二型糖尿病，心臟病和中風的風險。有研究指出在2050年，將會有35%的美國人患糖尿病。以下會探討如何降低患糖尿病前期與糖尿病的風險，和應當如何應對這種疾病。

如何知道是否患有糖尿病前期或糖尿病？

首先我們要清楚什麼是糖尿病及身體如何處理糖份。當我們在用餐時，很多食物都會轉化為糖份，例如穀物、水果、牛奶和甜食。在消化的過程中，這些食物會被分解成糖份並進入血液中。人體的胰臟會分泌一種叫做胰島素(Insulin)的荷爾

蒙，幫助血糖進入細胞。如果身體不能分泌或者分泌不足夠的胰島素，或身體不能正確地使用胰島素，這些情況都會導致持續高血糖，這就是糖尿病。糖尿病前期就是指身體已經出現不能正常控制血糖，但血糖濃度未達到足以診斷為糖尿病的階段。

如果你的血糖測試檢驗出空腹血糖濃度(Fasting blood glucose)為100mg/dl -125mg/dl或者糖化血蛋白濃度(A1C)為 5.7-6.4%，那麼你的醫生可能會告訴你患有糖尿病前期。如果兩次的驗血測試也檢驗出空腹血糖濃度(Fasting blood glucose)為126mg/dl 或以上，或糖化血蛋白濃度(A1C)為6.5%或以上，那麼你的醫生可能會診斷你患有糖尿病。

改變生活方式有助於降低患有糖尿病前期以及發展至糖尿病的風險。根據美國疾病控制與預防中心 (CDC)，如果患者生活方式不作出改變，15-30%的糖尿病前期會在五年內發展成二型糖尿病。通過健康飲食和多運動減輕體重，糖尿病前期患者可將糖尿病的風險降低50%，而降低5-7%的體重亦有助於降低血糖。例如，一個150磅的人，便須減去7.5-11磅，而體重200磅的人士則要減去10-14磅。

此外，亦可參考以下健康飲食的建議：

●**用低脂肪方法煮食**，例如蒸、焗、烤、烘、用少量油炒代替煎炸。

●**認識哪些食物含有碳水化合物**，包括穀類、水果、澱粉類蔬菜和乳製品食物。身體會把進食的碳水化合物分解成糖份。這些糖會進入血液並引起血糖上升。食用碳水化合物時，應選擇低糖低脂的健康食物，更重要的是要留意食用的份量，可嘗試把一天需要的碳水化合物分開4-6次小餐進食，

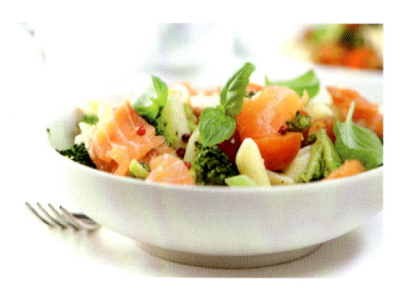

而不是兩、三次大餐進食。要知道你所須的食物份量，可諮詢你的醫生或營養師。

●**多吃非澱粉類蔬菜**，例如芥蘭、白菜、捲心菜、冬瓜。這些蔬菜通常含較低糖份，所以食用時無須過於擔心份量。一般建議成年人每天應吃2-3杯蔬菜以降低患心臟病和某些癌症的風險。但需要留意澱粉類蔬菜如馬鈴薯、甜薯、玉米、豌豆和芋頭，這類蔬菜含較多糖份。過量食用也會引起高血糖，食用澱粉類蔬菜的同時可減少食用其他碳水化合物食物。

●**許多人認為有高血糖的人士不能進食水果，這是個常見的誤解。**事實是糖尿病前期與糖尿病患者也可以吃水果。水果有助於降低膽固醇和患心臟病機會，對糖尿病前期與糖尿病患者有益處。但是，為了避免高血糖，在隔離正餐前後2-3個小時進食小份量水果會比正餐前後馬上食水果為佳。

●**避免吃糖果和飲用含糖飲品。**多糖的食物及飲品通常帶來額外的熱量而沒有太多營養素。高糖份的食物和飲品如甜品、甜湯、蛋糕、曲奇、雪糕和加糖飲品都可以導致體重增加。對於糖尿病前期與糖尿病患者，這類型食品十分容易升高血糖。如果糖尿病前期與糖尿病人士十分想吃甜的東西，建議只能在血糖受控的情況下食用少量甜食，同時相應地減少其他碳水化合物的進食。

●**糖尿病前期和糖尿病患者都可能會有高血壓的情況。**因此，需要注意限制高鈉質食物和調味料的攝入，例如醃製蔬菜和肉類、罐頭食品和調味料。嘗試使用天然香料調味，如芫茜、蔥、洋蔥、蒜頭、姜、胡椒粉和檸檬汁。

●**糖尿病前期和糖尿病患者亦可能會有高膽固醇的情況。**
因此，選擇低脂肪低膽固醇的食物會有幫助。避免進食高脂肪、高膽固醇的食物如動物脂肪和皮、動物內臟、全脂奶製品，及其他高脂肪食物。進食高纖維食物可幫助膽固醇，包括全麥麵包、糙米、燕麥片、全麥五穀片、蔬果、豆類，大部份高纖維的食物亦含有糖份，因此，應該分開多餐進食。

更多體力活動

嘗試做更多的體力活動，每星期至少150分鐘的體力活動，

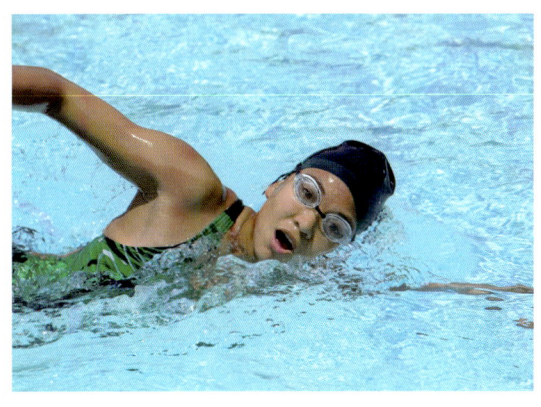

一星期5次，每次30分鐘。疏於運動會導致胰島素抵抗（insulin resistance），造成血糖控制問題。有研究顯示運動過後，肌肉對胰島素敏感度會提高，有助於降低血糖。

運動也可以幫助肌肉在即使沒有胰島素的幫助下吸收更多葡萄糖，有助減輕體重。減輕體重可改善血糖控制。因此，應增加體力活動，例如慢跑、游水、跳舞和快步。

希望以上資料可以幫助大家更明白什麼是糖尿病前期與糖尿病和如何控制血糖。謹記，如果想要更好地控制血糖，請定期到家庭醫生處檢查血糖，並要健康飲食，控制份量及多做運動。

資料來源：

CDC Newsroom. (2016, January 21). Retrieved, from https://www.cdc.gov/media/releases/2016/p0121-prediabetes.html

Boyle, Thompson, Barker, Williamson 2010, Oct 22:8(1)29

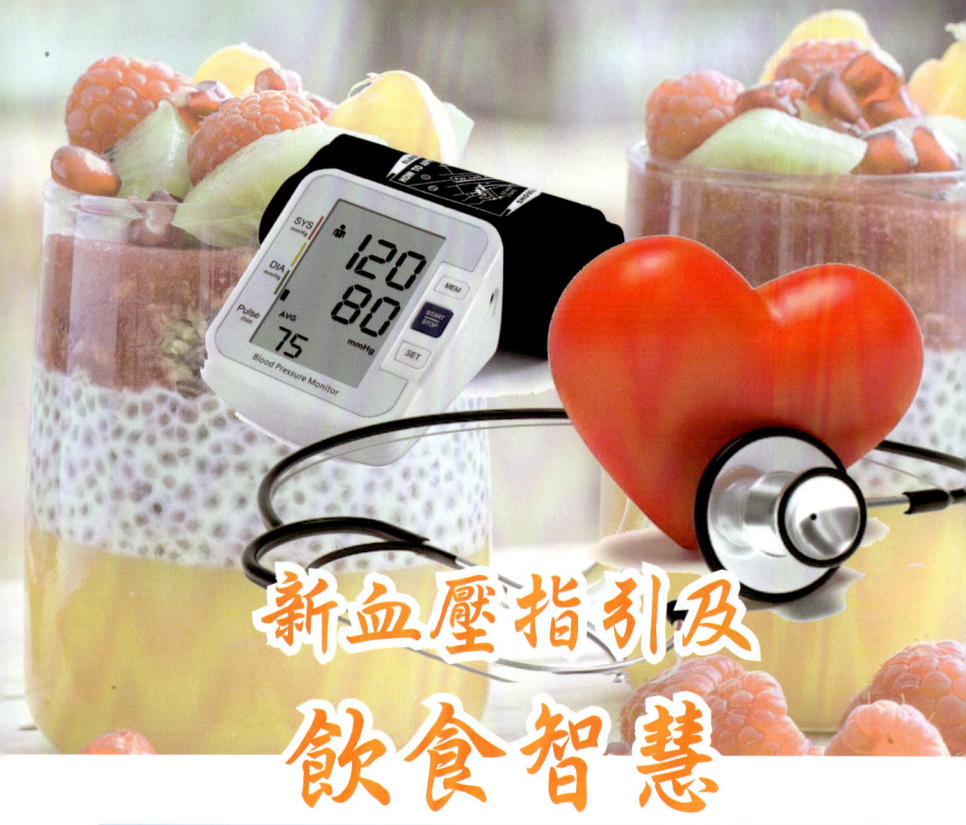

新血壓指引及
飲食智慧

美國心臟協會 (American Heart Association) 和美國心臟學院 (American College of Cardiology) 在2017年11月公佈高血壓新標準,這是自2003年來首度作出修正,新的血壓標準比過去更加嚴格。以往140/90為高血壓,修正後130/80就屬於高血壓。

高血壓在美國華裔中非常普遍,早前有研究顯示66-92歲美國華裔高血壓患者中,不到一半的血壓受到控制,而45-85歲正在服食高血壓藥物的患者中,仍有三份一患高血壓的人士血壓未受控制。標準更改後,美國的高血壓人士由7200萬增至1.03億,佔成年人口比率由32%增至46%。估計亞裔男性約45%患高血壓,而亞裔女性約36%。發表這項新指引的醫學專家們指出,新增患者大都屬於早期階段,需要服藥的比

率並不高。如果血壓達130/80，患上心血管疾病的風險已比血壓正常的人高一倍，被診斷出高血壓不等於需要藥物治療，但卻是一個警示，提醒你要作出生活習慣改變，例如健康飲食、多做運動、戒酒戒煙、減少壓力等，症狀就可以獲得改善。

血壓範圍	收縮壓/上壓		舒張壓/下壓
正常	<120	和	<80
偏高	120-129	和	<80
高血壓第一期	130-139	或	80-90
高血壓第二期	≥140	或	≥90
高血壓危像	>180	和	≥120

減少鹽及高鈉質食物

中國人普遍喜歡味道較重的食物，煮食時喜歡放調味料和食鹽。進食過多的鈉質(sodium)會增加水份滯留在身體組織中，造成血液的體積增加，形成高血壓，因此，減少進食鈉質可幫助控制高血壓。根據「2015美國膳食指南」建議，大部份十四歲以上的美國人每天應攝入不超過2300毫克鈉質，相等於一茶匙鹽。高血壓的成年人更應限制每天攝入不超過1500毫克鈉質，相等於2/3茶匙鹽。美國心臟協會指出，超過75%的鈉質來自加工食物，如午餐肉、臘腸、鹹魚、鹹蛋、醃菜、即食麵、薯片、罐頭食品等。建議多選擇新鮮食材，少吃加工和醃製的食物。如購買即食或加工食物時，則要細閱食物標籤，選擇「低鈉」(low sodium)、「少鈉」(less sodium)或「無加鹽」(no added salt)的產品。調味料方面可選擇天然的調味料，如用蔥、蒜、芫茜、檸汁、醋、香茅、陳皮等，

減少用豉油、蠔油、麵豉、腐乳、茄醬、味精、雞精及鹽等加工調味料。除此之外，出外用餐時可要求少鹽，亦可把醬汁和沙律醬料分開上，你可以控制使用量。

五杯蔬果

多吃蔬果亦可幫助控制高血壓，因為一般的蔬果含較低的鈉質。根據「選擇我的餐碟」建議，成年人平均每日應食3杯蔬菜，2杯水果。如果上班或上學時完全沒有進食蔬果，回家後每小時都要進食一杯的蔬果才可達到建議的份量。最理想的做法是將建議的進食量平均分配每餐膳食中。增加進食蔬果的方法有很多，可購買容易處理的蔬菜，例如預先洗好切好的蔬菜做沙律菜，方便亦可省卻時間。可將水果洗淨切好當小食亦是很好的選擇。

亞麻籽和奇異籽的好處

亞麻籽(flaxseed)和奇異籽(chia seed)含豐富的食物纖維和奧米加3脂肪酸(omega3 fatty acid)，可幫助降低膽固醇和血壓，減少患心臟病的機會。進食亞麻籽時，提議大家購買已磨成粉末的亞麻籽(flaxseed powder)，因為磨成粉末的亞麻籽比較容易吸收。亞麻籽和奇異籽的食法有很多，可將亞麻籽粉和奇異籽加入早餐或飲品進食。有讀者參考我們有關亞麻籽和奇異籽的專欄，將亞麻籽和奇異籽加入膳食中，他的血壓得到了改善。

增加運動

除了注意飲食外，健康體重和適量的運動亦非常重要。健康的體重有助降低高血壓的風險。身高體重質量指數BMI(Body Mass Index)是用來鑑定正常(健康)體重、超重和肥胖的程式。計算公式如下：BMI=體重(kg)/身高^2(m^2)。無論男性或女性，正常BMI都是介乎18.5與25之間。如果身體超重的話，減5-10磅有助減低血壓。適量的運動可幫助控制及減輕體重，根據美國人體力活動指引，成年人每星應有150分鐘(或每天30分鐘，一星期5天)的中等帶氧運動，包括整理園子、快步步行、騎自行車、行山、爬山等。兒童和青少年則需要每天60分鐘。

希望大家參考以上的建議，決定你的健康改變，實踐你的目標，邁向有活力的一年！

資料來源：

Whelton PK, Carey RM, Aronow WS, et al. 2017 ACC/AHA/AAPA/ABC/ACPM/AGS/APhA/ASH/ASPC/NMA/PCNA guideline for the prevention, detection, evaluation, and management of high blood pressure in adults: a report of the American College of Cardiology/American Heart Association Task Force on Clinical Practice Guidelines [published online ahead of print November 13, 2017]. Hypertension. doi: 10.1161/HYP.0000000000000065.

American College of Cardiology. (2017, November 13). New ACC/AHA High Blood Pressure Guidelines Lower Definition of Hypertension. Retrieved from https://www.acc.org/latest-in-cardiology/articles/2017/11/08/11/47/mon-5pm-bp-guideline-aha-2017

Chen, M., & Hu, J. (2014). Health disparities in Chinese Americans with hypertension: A review. International Journal of Nursing Sciences, 1(3), 318-322. doi:10.1016/j.ijnss.2014.07.002

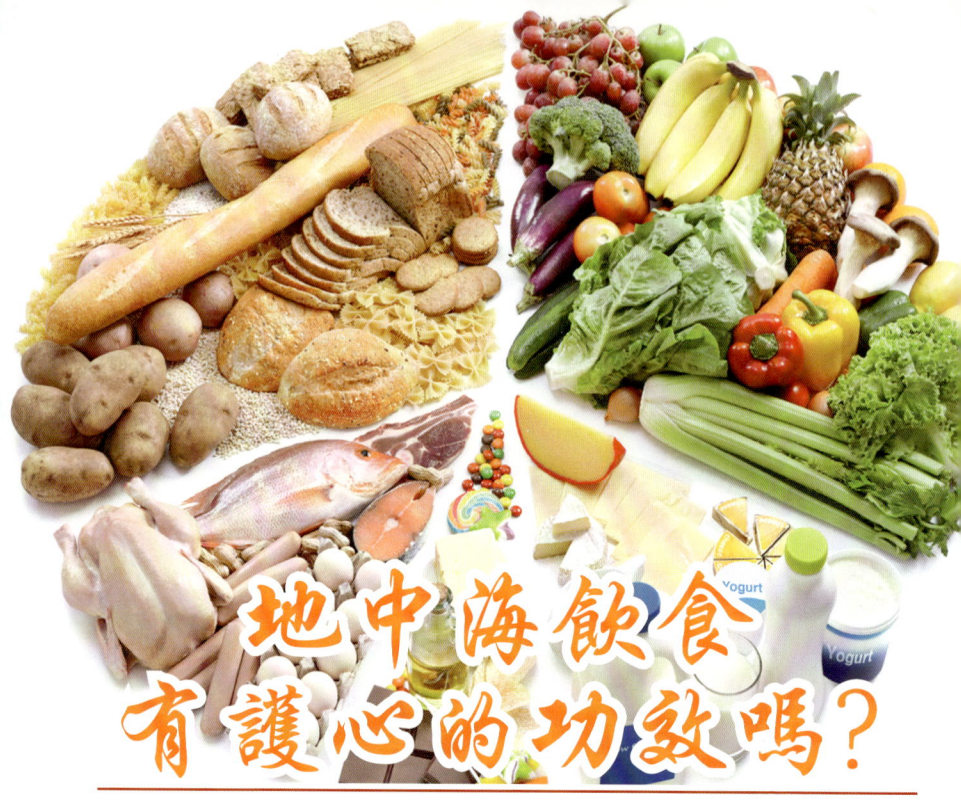

地中海飲食有護心的功效嗎？

在2013年5月發表的一份西班牙研究"PREDIMED"發現，地中海飲食可幫助那些有高度心血管疾病風險的人大大減低心臟病發、中風或死於心血管疾病的風險。究竟什麼是地中海飲食？地中海飲食真的有護心功效嗎？我們一起探討地中海飲食的獨特之處。

什麼是地中海飲食？

地中海飲食源自於意大利、希臘、西班牙等地中海沿岸國家的傳統飲食習慣。當地居民常用橄欖油煮食，用香料調味，少用醬油和鹽。日常飲食著重蔬菜、水果、豆類、全穀類、魚類和堅果，少吃紅肉及醃制加工過的肉類、甜食、零食、糕點和全脂奶製品。麵包是他們日常的主要食糧，他們大多吃全麥麵包，進食時只沾橄欖油而不沾任何配料，不用牛油或人造黃油(margarine)。此飲食習慣含大量豐富的維生素和抗

氧化劑，而橄欖油更含大量的單元不飽和脂肪(monounsaturated fat)，有助降低血液中壞膽固醇(LDL cholesterol)的水平。

地中海飲食真的有護心的功效嗎？

地中海沿岸國家的心臟病發病率和死亡率比美國低，這是否與飲食有關？我們從多方面探討地中海飲食的健康功效：

西班牙的 "PREDIMED" 研究

在新英格蘭醫學期刊 (New England Journal of Medicine)發表的一項名為"PREDIMED"(Prevencion con Dieta Mediterranea) 的醫學報告，研究團隊評估了7,447位男女的資料，這參加者在研究開始時沒有心臟病，但他們都是屬於高危的一族，其中8成有高血壓，7成有過高的壞膽固醇水平，過半數人有糖尿病。在五年的研究過程期間，參加者被分為3組：地中海飲食輔以初榨橄欖油(extra virgin olive oil)、地中海飲食輔以堅果(核桃、杏仁和榛子(hazelnut)以及一個控制組(control group)，控制組的餐單是根據一般的低脂飲食作指引。5年後，遵循地中海飲食的參加者心臟病發、中風或死於心血管疾病的相對風險減少了超過百分之三十。

美國心臟協會的建議

美國心臟協會認為地中海飲食非常接近心臟協會的健康飲食建議，但地中海飲食的脂肪比例較高，有可能導致肥胖，所以應小心注意，有肥胖問題的人應先諮詢營養師。

馬約診所 (Mayo Clinic) 的建議

馬約診所是美國明尼蘇達州的醫療機構，更是世界著名的醫學權威。馬約診所認為地中海飲食是一份不錯的護心飲食餐單。除此之外，地中海飲食或有助降低癌症、帕金森氏症(Parkinson's disease)和腦退化症(Alzheimer's diseases)的風險。

美國農業部的健康飲食指引

地中海飲食和美國農業部(United States Department of Agriculture)的美國人飲食指引(Dietary Guidelines for Americans)的建議非常相似,但含量較多的蔬菜、水果和脂肪。脂肪的來源一半以上是對心臟健康有益的不飽和脂肪酸,如橄欖油、堅果和牛油果。此外,地中海飲食亦強調少吃紅肉,每月進食不多於3－4次。有些研究指出紅肉可能會增加心臟病的風險。

食物種類	地中海飲食*	2015年 美國飲食指引*
蔬菜類 1杯是: 1杯煮熟蔬菜 2杯生的綠葉蔬菜	4 杯	2杯半
水果類	3 杯	2 杯
穀類 1安士是: 1片全麥麵包 ½杯煮熟米飯	6 安士半	6 安士
低脂奶類 1杯是: 1杯牛奶/酸乳酪	2杯	3杯

蛋白質類	盡量少吃 每月不多於 3-4次	2 安士
●紅肉 1安士是： 1個麻雀牌大的肉		
●家禽類 1安士是： 1個雞蛋 1個麻雀牌大的肉	4安士	2 安士
●魚類和海鮮類	3 安士	1.5 安士
●豆類 1安士是： ½杯煮熟的豆 ½杯豆腐	1 安士	半安士
●堅果類 1安士是： ¼杯堅果	半安士	半安士
橄欖油	2－3湯匙	2湯匙
其它油 （如芥花籽油 Canola oil）	2湯匙	2湯匙

如何將地中海飲食融入你的日常餐單？

從以上的研究和權威機構的建議可得知，地中海飲食是不錯的護心飲食方法。傳統的中式飲食和地中海飲食有很大的分別，以下的心得可助你將地中海飲食融入日常餐單中：

● 多用橄欖油：早餐時用橄欖油沾麵包，而不是牛油，並用橄欖油作日常的煮食油。但注意橄欖油的耐熱度較低，高溫煎炸食物時會分解出有害物質及致癌物，因此橄欖油只適用作沾料或中火炒。

● 多吃蔬果：要滿足地中海飲食的7杯蔬果建議(3杯水果4杯蔬菜)，看似困難，實則容易。華人一向習慣以水果作小吃，每天只要吃3個中型水果，並從早餐開始包含各種蔬菜，煎奄列時加入蕃茄、菠菜和蘑菇，午餐煮咖哩雞時可加入一杯半椰菜花，晚餐時不要忘記包括蔬菜的菜式，如肉片炒芥蘭，再加半杯湯料中的蔬菜，7杯蔬果易如反掌。做好計劃非常重要，如果在上班期間沒有吃任何蔬果，下班後就要每小時吃一杯半蔬果才能達到7杯蔬果的指標。

● 用香料代替醬油和鹽：醬油和鹽含有鈉質，可導致血壓上升，但我們並不需要尋找地中海香料，亞洲各國的香料亦是很好的低鈉選擇，如薑、蔥、蒜、香茅、咖哩粉、五香粉、沙薑粉等等。

● 堅果作小吃：在餐與餐之間飢餓時可吃一把堅果，但要小心控制份量，並避免進食用鹽或蜜糖焗過的堅果。

● 用魚作正餐：每星期最少吃兩次魚，每次約4安士(1安士約等如一個麻將的大小)。用焗魚扒來代替豬扒，吞拿魚三文治來代替漢堡包，既可達到多吃魚的目的，又可減少紅肉。通常體型較小的魚類水銀含量較低，如非洲鯽(tilapia)、鯖魚(mackerel)、鯰魚(catfish)、鱒魚 (trout)、沙甸魚(sardine)。

最新的研究成果雖然令人鼓舞，但不要忘記最基本的「選擇我的餐碟」，研究成果應用作保充這些基本概念，蔬菜水果佔每餐的一半，穀類和蛋白質類各佔四份之一。除了飲食以外，地中海沿岸國家的居民亦較活潑好動，這亦是他們心臟病發病率和死亡率較低的原因之一。美國農業部建議成年人每星期做150分鐘體力活動，兒童則需每天60分鐘。只要飲食和體力活動雙管齊下，不論是否心臟病的高危一族，護心一點也不難。

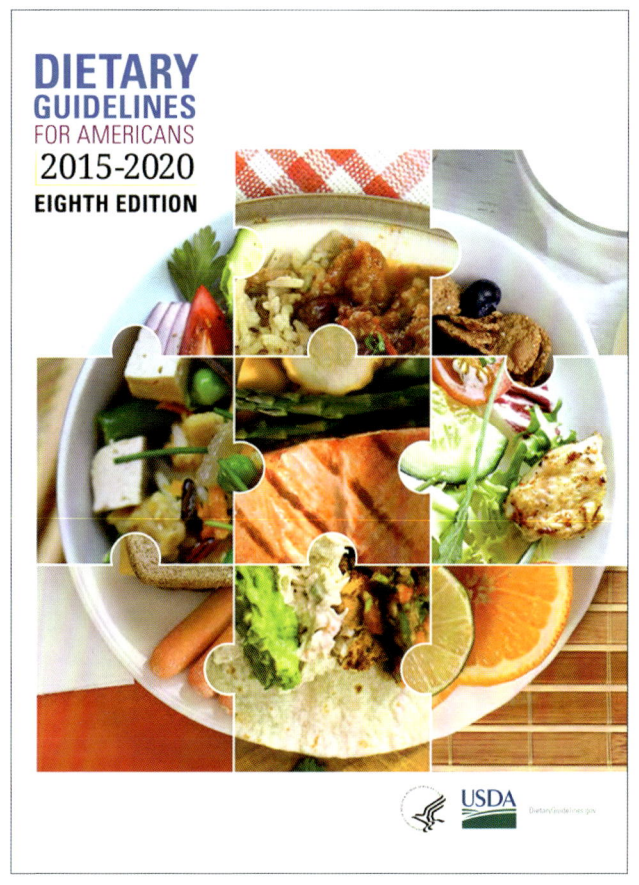

資料來源：

Estruch, Ramn; Ros, Emilio; Salas-Salvad, Jordi; Covas, Maria-Isabel; Corella, Dolores; Ars, Fernando; Gmez-Gracia, Enrique; Ruiz-Gutirrez, Valentina; Fiol, Miquel (2013-04-04). "Primary prevention of cardiovascular disease with a Mediterranean diet". The New England Journal of Medicine. 368 (14): 1279 – 1290. doi:10.1056/NEJMoa1200303. ISSN 1533-4406. PMID 23432189

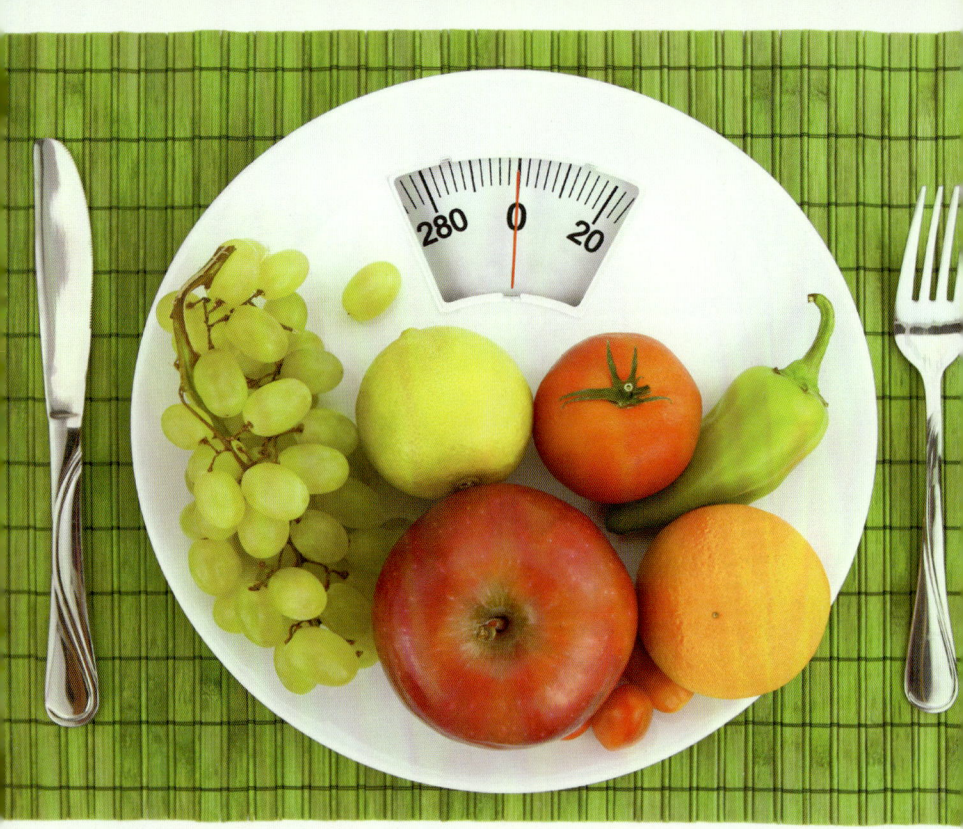

減肥的智慧

你有嘗試過減肥嗎？用什麼方法呢？你認為馬鈴薯和飯會令你增肥嗎？又或者你覺得喝茶和吃酸的食物，會幫助減肥嗎？有研究指示，在加州，有超過三份一的華裔成年人超重或肥胖，而超重和肥胖會增加一些慢性疾病的風險，例如: 二型糖尿病、心臟病和某些癌症。很多人嘗試用不同的方法減肥，對過重的人來説，減輕體重對身體健康是很重要的，但懂得用正確及健康的方法來減輕體重，亦不容忽視。我們將學習什麼是熱量均衡，減肥方法的誤解和正確的減肥方法。

什麼是熱量均衡？

熱量又稱為卡路里。當你進食時，熱量就進入你的身體，而同時您的身體需要消耗一定數量的卡路里來不斷地維持基本功能：如呼吸和消化。

要明白熱量的均衡，試想像一個天秤。體重升降的關鍵在於熱量的平衡：

● 如果長時間熱量攝取 = 熱量消耗，體重維持不變

● 長時間熱量攝取＞熱量消耗＝體重增加

● 長時間熱量消耗＞熱量攝取＝體重下降

若你(從食物或飲品)所吸取的熱量超過你(身體基本功能及體力活動)所消耗的，那麼你的身體就會儲存多餘的熱量。我們的身體會將這些多餘的熱量儲藏成為脂肪。這也就是體重增加的成因。相反，若你(從食物或飲品)所吸取的熱量比你(從運動及體力活動)所消耗的少，你就會使用身體儲存的熱量。於是，你的體重亦會因而下降。

食物的誤解

● 誤解1：「飯和馬鈴薯等澱粉質食物會致肥。因此，要減輕體重就要避免進食澱粉質食物。」

● 事實：任何食物吃太多都會導致肥胖，但澱粉質本身是不會導致肥胖的。當我們進食澱粉質後，它會被分解成葡萄糖。葡萄糖是身體能量的主要來源，更是腦部的唯一能量來源。很多吃低澱粉質餐單的人都會感到沒有精力和心情不好。其實，大部份澱粉質食物都是比較低脂肪的，如飯、意大利粉、蛋麵和麵包。因此，請放心吃澱粉質，但關鍵是要份量適中和小心額外的脂肪及糖。例如你將馬鈴薯變成炸薯條，或加上很多醬料；或選擇高脂肪，高糖份的食物，如菠蘿包、

雞尾包、甜圈、鬆餅、炒粉麵、即食麵、伊麵、加糖五穀片和餅乾，那就會吸取了額外的脂肪，糖和熱量，因而導致體重增加。

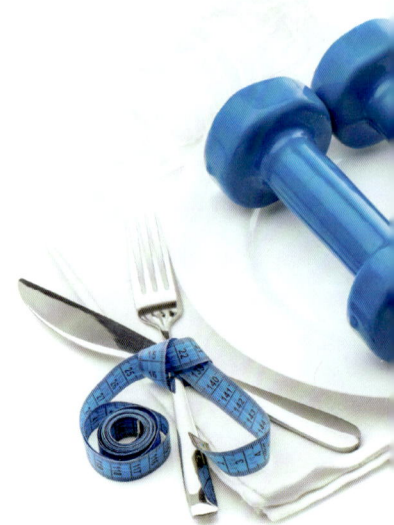

●誤解2：「在進食了油膩的食物後，飲茶或吃一些酸性水果如橙或西柚可以暫時排除脂肪。」

●事實：沒有食物或飲品能排除脂肪。喝茶，吃酸性水果如橙或西柚或可幫助消滯，但不會幫你「消脂」。只要脂肪進入了身體後，就會在消化後被吸收，過多就會致肥。

●誤解3：「如果選擇脫脂、低脂肪、無糖份或無附加糖食物，那便可以想吃多少就吃多少。」

●事實：脫脂、低脂肪、無糖份或無加糖的食物比全脂和含附加糖的食物是較好的選擇，但這些食物並不是沒有「熱量」。例如：無附加糖的100%果汁比果汁汽水是較好的選擇，但1杯8安士無附加糖的果汁就含約120卡路里。如果飲用過量就會吸入額外的熱量而導致體重增加。所以，縱使選擇了低脂無糖份或無附加糖的食物或飲品仍須小心份量。

●誤解4：「牛油果和果仁是一種對心臟有益的食物，所以我們可多吃。」

●事實：牛油果和果仁含對心臟健康有益的不飽和脂肪 (unsaturated fat)，相比曲奇餅、薯片或薯條是比較好的小吃選擇。但牛油果和果仁同是高脂肪高熱量的食物，吃太多也會令體重增加，所以在進食時要小心份量。購買果仁時要避免選擇含附加鹽或糖的產品 。

正確的減肥方法

體重升降的關鍵在於熱量的平衡，若熱量吸收(從食物或飲品)長期超過熱量消耗(身體基本功能及體力活動)，身體就會儲存多餘的熱量，導致體重上升。以下和大家探討如何在熱量吸收和消耗兩方面幫助控制體重。

熱量吸收有三大重點:

● 精明地選擇食物

‧選擇低脂食物。每1克脂肪比1克蛋白質或碳水化合物含多1倍的卡路里，所以少吃脂肪可以幫助控制體重。

‧減少進食高糖份食物，如甜品、甜麵包、含附加糖的五穀片等。研究報告顯示，經常食用高糖份食物和飲品的人，比不常食用這些食物和飲品的人，會吸收更多熱量。

‧吃低脂肪、高纖維的早餐，纖維有助飽足感，使你不容易覺得餓。

‧多吃蔬菜。

‧放一盤水果在廚房台上作為小吃，並與家人商議，在家中不擺放薯片或其他高熱量小吃。

‧購買食物時閱讀食物標籤，選擇較低脂肪，低糖份和低熱量的食品。

● 留意食物份量

‧把作為主菜的肉類改為配菜。

‧進食高熱量食物時，應切成小塊及減少進食份量。

‧用容量較少的盤子擺放少量食物去避免食物份量看起來太少。

・和家人及朋友分享你的食物。

・慢慢進食。

・當你開始覺得飽的時候，就應該停下來。

●小心選擇飲品

・避免加糖飲品，如汽水、波霸奶茶，含糖檸檬茶等，研究顯示體重增加和喝加糖飲品有密切關連。

・選擇水、低脂／脫脂牛奶，或無糖凍茶(ice tea)。

・成人每天飲用果汁的量應限制在8安士以下，兒童則應限制於4-6安士。

熱量消耗有兩大重點：

●體力活動

據美國體力活動指引建議，成年人應該每星期做相等於150分鐘中等強度的帶氧體力活動，做到這程度體力活動的好處包括降低患冠狀動脈心臟疾病、中風、高血壓，第二型糖尿病和抑鬱症的風險。中等強度的活動包括快步走（每小時3英里或更快）、水中帶氧運動、騎自行車(每小時10英里或以下)、網球及一般園藝活動等。若將每星期150分鐘的體力活動增加至每星期300分鐘（5小時），會對健康有更大的益處，如減低患結腸癌和乳腺癌的風險，及預防體重增加。此外，成人也應做一些加強肌肉活動，如每星期至少2天重量訓練，引體向上和仰臥起坐。美國體力活動指引亦建議，6到17歲的兒童和青少年每天做至少60分鐘（1小時）或以上的體力活動。

●熒光幕時間

在美國生活的人都不太活躍，坐得多、花在電視、電子遊戲、電話和電腦熒光幕上的時間也很多。研究報告指出，很多人常有看電視時進食的習慣，這習慣對一個人的體重是一個雙重打擊 —— 不但降低熱量的消耗，同時亦在吸收熱量。因此，除了上班，上課和在家做功課外，每天應限制熒光幕時間在兩小時以下。

如何保持已減輕的體重

超重的人成功減去磅數是成功的第一步，但不是終點。不少人在減輕體重後不久就慢慢回升至原來的體重，甚至超過原來的體重。一篇刊登在2012年美國營養學協會科學期刊的研究[1]分析了一些成功減輕體重的人士，他們都減去至少10%體重，研究人員將他們分為兩組，一組成功保持已減輕的體重，另一組則回升至原來的體重。研究人員發現兩組的分別在於成功的一組在減磅後會繼續定期磅重，美國營養學協會的發言人建議每天磅重，並盡量在每天的同一時間，最好是早上第一件事。另外，他們亦會繼續做他們在減肥時的行為，例如寫食物和運動日誌以記錄自己每天的飲食和體力活動，及之前提到有關控制食物份量和體力活動的建議。最後，成功的一組有較多人會做積極的自我對話(positive self-talk)，這並不一定是對着鏡子説話，寫日記也可以是一種正面的言語支持。在寫日記時應該要對自己誠實，但不要過份批判，只須誠實地寫上自己的感受和進展，例如你在減肥的瓶頸時如何克服，或你的磅數開始回升？這樣可以幫助你及早發現問題並找到解決方法。

接著要學習如何減低餐單中的卡路里以達到減肥效果。控制

體重的第一步是要知道個人每天的卡路里需求，這取決於年齡、性別和活動量。可參考2015-2020年美國人飲食指南以年齡、性別和活動量列出個人每天需要多少卡路里。19歲或以上的男性每日需要大約2000-3000的卡路里來維持體重的健康，視乎年齡和活動量而定，而19歲或以上的女性每日則需要大約1600-2400的卡路里來維持體重的健康，視乎年齡和活動量而定。在建議的卡路里範圍，年輕而多運動量便需要較高的卡路里，年長而少運動量則需要較少卡路里。

可是，何謂2000卡路里？美國人飲食指南中有多種健康飲食模式可供參考，這些飲食模式提供足夠卡路里維持健康體重，並幫助預防和減低患上慢性疾病的風險。以下的列表就是其中一個健康飲食模式，名為「健康美式飲食模式」(Healthy U.S. style Eating Pattern)，它和著名的「DASH」飲食計劃(Dietary Approaches to Stop Hypertension)非常相近，重點在於多吃蔬果，多選擇低脂或脫脂奶類，並減少了總脂肪、飽和脂肪和膽固醇的食用量；強調減少進食紅肉、甜食、糖和含糖飲料；此餐單含有豐富的礦物質，如：鉀質、鈣質和鎂質等，它們都有助於控制血壓和血液中的膽固醇。

要減磅，你的熱量消耗需要多於熱量攝取。你可減低熱量攝取或多做運動增加熱量消耗。健康的減磅應循序漸進，每星期減1-2磅。如果想通過減低熱量攝取來每星期減1磅，1星期需要減少3500卡路里(1磅脂肪約等於3500卡路里)，亦即每天500卡路里。也就是説，如果你每天的熱量需求為2000卡路里，你需要進食1500卡路里的餐單　，來達至減輕體重的目標。

如果想從每天2000卡路里降至大約1500卡路里，每天應減

少：半杯水果、1安士穀類、半杯奶類、1安士蛋白質、1-2茶匙油和進一步減少高糖高脂肪食物。

以下列表展示了如何分配不同食物種類和份量，以達至一個2000卡路里的餐單及一個1400-1600卡路里的飲食計劃。

食物種類	根據美國農業部建議的健康美式飲食模式-2000卡路里的每日份量	根據美國農業部建議的健康美式飲食模式-1400-1600卡路里的每日份量
蔬菜	2.5杯	1.5-2杯
水果	2杯	1.5杯
穀類	6安士 一安士的穀類等於一片麵包、半杯煮熟的米飯	5安士
·全穀類	3安士或以上	~2.5-3安士一天
·精製的穀類	3安士或以下	~2.5-3安士一天
奶類	3杯	2.5-3杯
蛋白質	每天5.5安士 三安士的肉相等於一副撲克牌的大小	每天4-5安士
·海鮮	每星期8安士	每星期6-8安士
·肉類、家禽、蛋	每星期26安士	每星期19-23安士

·堅果、瓜子、豆製品	每星期5安士	每星期3-4安士
油	27克(約5茶匙油)	17-22克（約3-4茶匙油）
限制其他食物的熱量攝取	270卡路里	110卡路里

為了使2000卡路里飲食計劃更實用，以下列表提供了一個大約2000卡路里的餐單。

早餐: 燕麥片 + 低脂牛奶 + 香蕉

早 餐		
穀類	2份	1杯煮熟的燕麥片
奶類	1份	1杯低脂牛奶
水果	1份	1條中型香蕉

午餐: 雞肉三文治 + 沙拉

午 餐		
穀類	2份	2片全麥麵包
脂肪/油	1份	1湯匙用於塗三文治的低脂蛋黃醬
肉類和海鮮	2份	2安士雞胸肉
蔬菜	1份	2杯雜菜沙拉
脂肪/油	半份	1湯匙低脂沙拉醬

下午茶: 無鹽堅果+ 加鈣豆漿

下午茶		
豆類，堅果和瓜子	半份	6粒無鹽杏仁
奶類	1份	1杯加鈣豆漿

晚餐: 蒸魚 + 白飯 + 炒油菜 + 橙

晚餐		
肉類和海鮮	3份	3安士蒸魚
穀類	2份	1杯白飯
蔬菜	1.5份	1杯半油菜
水果	1份	1個中型橙
脂肪/油	1份	1茶匙用作炒菜的芥花籽油

如果不想減少其中一些食物，可以增加體力活動量來達至500卡路里的赤字（例如優閒地步行30分鐘可消耗85卡路里，快步走30分鐘可消耗170卡路里，游泳30分鐘可消耗240卡路里）。

很多人將控制體重視作一個可以時做時停的短期餐單或計劃，其實不論是否需要減輕體重，健康飲食，適量的熱量攝取、食物份量和運動量都應是一種生活方式，以減低慢性疾病的風險。千萬不要務求在短期內減輕大量體重以在計劃餐單和生活習慣上作出很大的改變。開始時應逐小作出改變，令過程更容易實行。希望這些的資訊能夠助你理解更多有關減肥的方法以及實用的減肥餐單。

資料來源：Reyes, N. R., Oliver, T. L., Klotz, A. A., Lagrotte, C. A., Veur, S. S., Virus, A., Foster, G. D. (2012). Similarities and Differences between Weight Loss Maintainers and Regainers: A Qualitative Analysis. Journal of the Academy of Nutrition and Dietetics, 112(4), 499-505. doi:10.1016/j.jand.2011.11.014

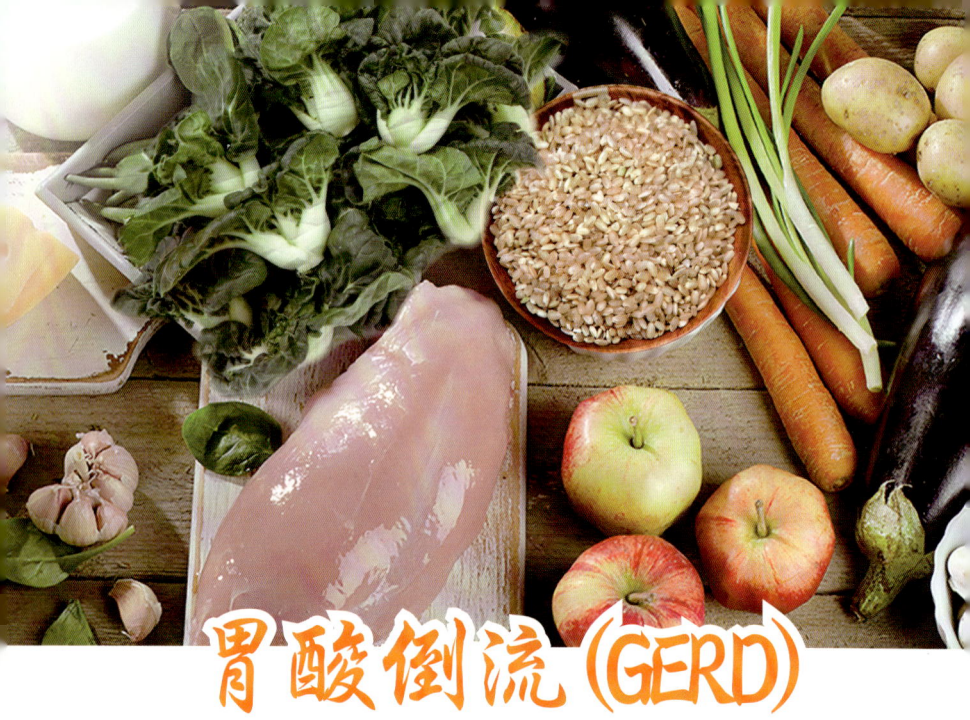

胃酸倒流（GERD）
飲食的智慧

你曾試過火燒心、胸口痛、咳嗽和喉嚨痛的症狀嗎？如果有的話，你要提起警覺，因為這些可能是胃酸倒流的症狀。根據美國營養協會（Academy of Nutrition and Dietetics），約20%的美國人被診斷有胃酸倒流。今期，我們將會帶你去瞭解多一點胃酸倒流這個疾病，並且介紹如何在健康飲食和生活習慣方面去預防及治療。

什麼是胃酸倒流？

胃酸倒流（Gastroesophageal Reflux Disease）是指胃酸由胃倒流回去食道。正常情況下，一束連接着食道和胃之間的肌肉，名為下食管括約肌(lower esophageal sphincter)，幫助防止胃酸和其他物體倒流到食道。發生胃酸倒流的情況是因為下食

管括約肌沒有緊緊地關閉，胃酸流入食道，食道受到胃酸的刺激，導致咳嗽、胸口灼痛、喉嚨痛等症狀。長時間的胃酸倒流可引致食道發炎、食道內壁受損、牙齒侵蝕，吞咽困難和食道癌。

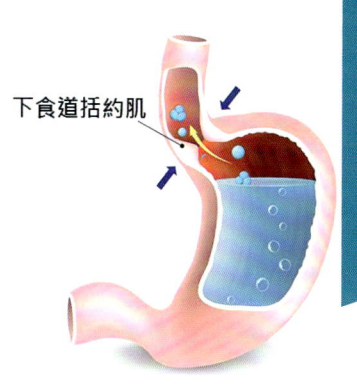

下食道括約肌

預防及治療胃酸倒流的飲食和生活方式

1.明智計劃飲食：高脂肪食物可引致下食管括約肌的能力下降，引發胃酸倒流。避免油炸食物、高脂肪肉類和高脂肪奶類食物。計劃餐單時多選擇低脂肪的食物，如瘦肉、豆類、脫脂或者1%低脂乳製品和每天少於8茶匙煮食油。烹調和外出用餐時注意調味料，含有胡椒和薄荷成份的調味料會刺激你的胃引起胃酸倒流。另外，巧克力也可能引起症狀，因為巧克力屬於高脂肪食物，巧克力的主要成為可可(cocoa)亦會引起胃酸倒流。如果你平時用餐份量較大，建議你改成少吃多餐。這樣可以防止在胃部增加太多壓力。

2.明智選擇飲品：除了食物之外，在飲品方面也有幾個方面需要留意。酒精飲料、含咖啡因的飲品(茶、咖啡、可樂、能量飲品)、不含咖啡因的茶和咖啡、和含薄荷成份的飲品需要避免。它們都可能會影響下食管括約肌鬆弛導致胃酸倒流。上面說到巧克力可引發胃酸倒流，所以巧克力奶也建議避免飲用。

3·改變生活方式：

● 避免吃宵夜的習慣：食物需要在胃部裏一段時間才可以完全消化。如果你在吃完晚飯立刻或3小時內躺下，胃部的壓力就會增加，下食管括約肌可能不能緊緊關閉，從而胃酸和胃裏其他未消化完的食物就會向食道流去。睡覺的床頭方向稍微調高到6寸到9寸左右亦可幫助控制胃酸倒流。

● 保持一個健康的體重：超重或肥胖會增加胃酸倒流的風險，減磅可幫助你預防和控制胃酸倒流。

● 戒煙：尼古丁可以減低下食管括約肌的能力引發胃酸倒流。戒煙不單止有助你身體的健康，也會令到你身邊的人健康。

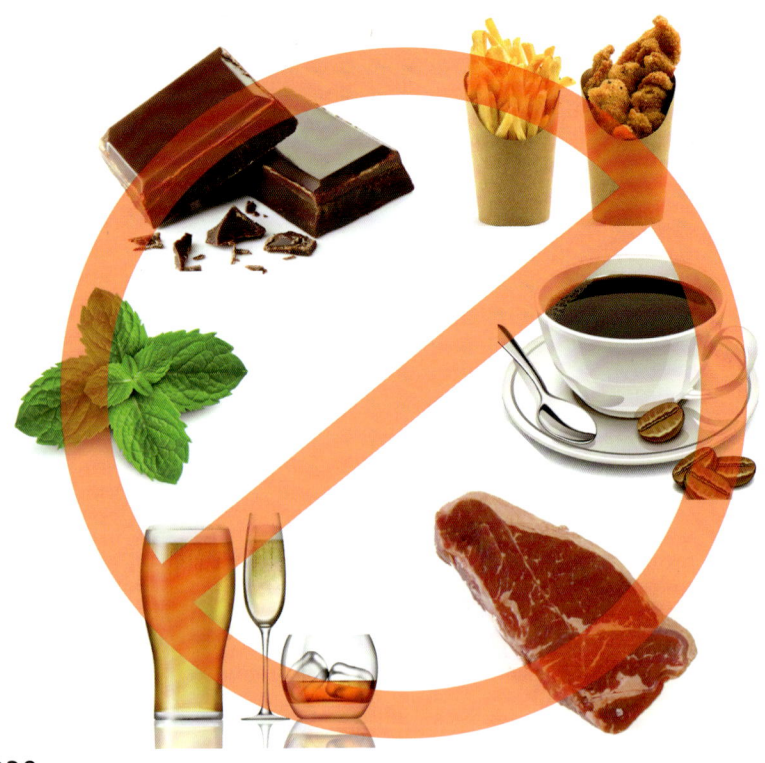

一天的餐單例子

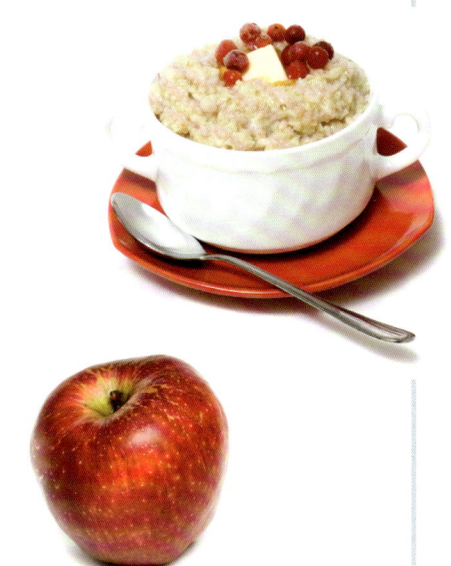

早餐：
1杯脱脂奶和1杯燕麥片
半杯草莓加半杯藍莓
午餐：
3安士雞肉炒半杯甜豆
半杯糙米
1杯無糖加鈣豆奶
小吃：
1個蘋果+ 1杯低脂酸乳酪
晚餐（睡覺和晚餐至少相隔3個小時）
1杯藜麥(quinoa)紅蘿蔔南瓜湯
焗三文魚加半杯西蘭花

讓我們一起採取行動預防和治療胃酸倒流。保持健康的體重，計劃健康飲食，小心選擇飲品，避免宵夜和戒煙。以上是一個有助控制胃酸倒流，營養均衡同時避免可引發胃酸倒流的的餐單例子。如果你發現你有胃酸倒流的症狀，不要猶豫，聯系你的家庭醫生和註營養師去探討你的狀況。然後去瞭解甚麼治療和飲食對你是最好的。請謹記明智的選擇食物和飲品。 ✳

資料來源：

Johnson, A, RD, CSP, LDN. (2018, June 7). Gastroesophageal Reflux. Retrieved, from https://www.eatright.org/health/wellness/digestive-health/gastroesophageal-reflux

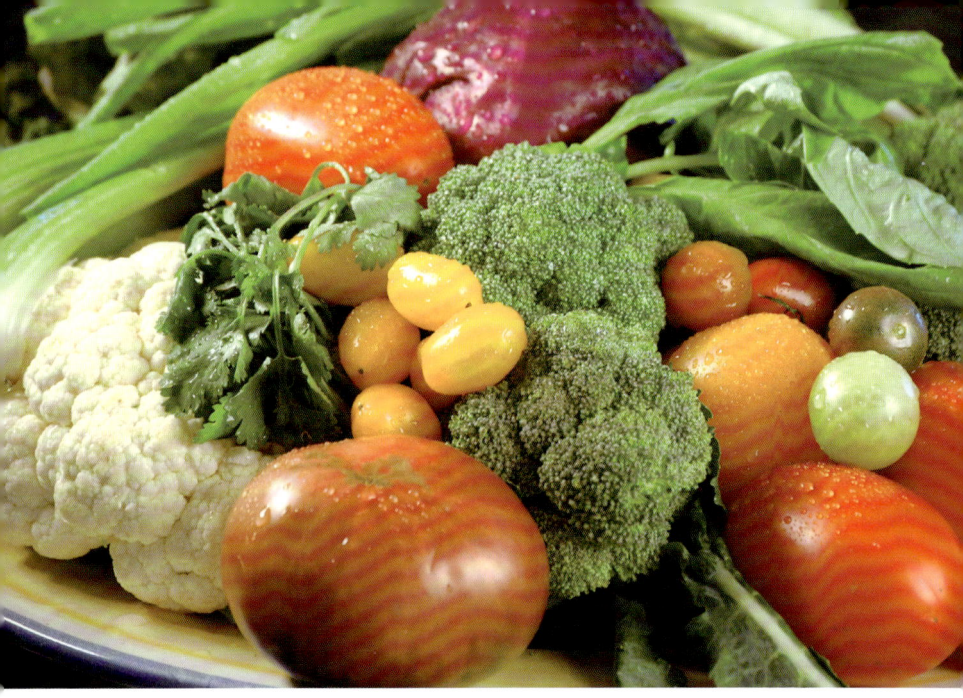

明智飲食 抵抗流感

季節性流感是指在每年流感季節中，人與人之間廣泛傳播和引起疾病的流感病毒。最好的預防方法，是全年都要做好預防措施，包括均衡的飲食、活躍的生活、足夠的休息，並盡量減少壓力。今期我們從營養飲食的角度，介紹提高免疫力、抵抗流感的方法。

均衡飲食

均衡飲食可助我們攝取足夠的維他命和礦物質，以增強基本的免疫能力。根據美國農業部 (USDA) 最新的健康飲食指引「選擇我的餐碟」(Choose MyPlate)，每天的膳食中應包含穀類、蔬菜、水果、蛋白質和乳製品，並小心控制份量。每餐的四份一應是穀類，而其中的一半應是全穀類。蛋白質應佔餐碟的四份一，而水果和蔬菜應佔每餐

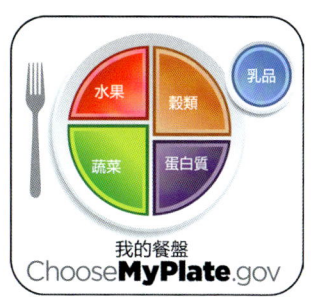

的一半。水果和蔬菜含有大量增強免疫力的營養素，建議每天最少吃五杯蔬果。除了基本的食物種類外，以下幾種營養素對提升免疫力尤其重要：

蛋白質

蛋白質幫助身體細胞生長和復元。應吃多元化的蛋白質食物，不要只吃肉。含豐富蛋白質的食物包括：海產，肉類，家禽，雞蛋，豆類，黃豆製品，堅果和種子。以一個2000卡路里的餐單為例，建議蛋白質攝取量為5安士半。1安士=1個雞蛋或=1/4杯熟的豆類=1/4杯豆腐=1片三明治火雞肉。

維他命A

維他命A有助皮膚、口腔、胃部、腸道和呼吸系統的健康，可保護你免受外來感染。深綠色的綠葉蔬菜和水果含有豐富的維他命A，例子有：蕃薯、胡蘿蔔、甘藍菜(kale)、菠菜、甜椒、杏子(apricot)。

維他命B6

維他命B6有助增強免疫力，可從全穀類食品（如糙米、全麥麵包、燕麥片），豆類，雞肉和豬肉中攝取。

維他命C

維他命C有抗氧化的功能，並有助傷口痊癒。柑橘類（如橙子，柚子，柑橘），紅甜椒，木瓜，草莓都含有豐富的維他命C。

維他命E

維他命E有抗氧化的功能。葵瓜子，杏仁，植物油(如葵花子油或紅花油)，榛子，花生醬，菠菜都含有豐富的維他命E。

233

鋅(zinc)

鋅有助免疫系的正常運作和傷口痊癒。可以在瘦肉，家禽，海鮮，牛奶，全穀類食品，豆類和堅果中攝取鋅。

健康烹調

烹調食物時應選用低脂的煮食方式，如：蒸、灼、烤、燉、焗、炆（燜）、滷、少油快炒等。多用薑、蔥、胡椒粉、香草等低鈉調味品，盡量少用鹽和醬油。做好計劃很重要，有時間應該預先買好一些日常食用的蔬菜、水果，以便繁忙的時候，依然能有足夠的蔬果進食量。

體力活動

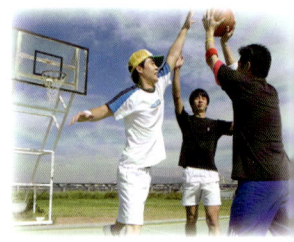

每星期最少做150分鐘體力活動，既可增強免疫力，又能防止體重增加和改善睡眠質素。晚餐後，與家人一起出外散步，以代替看電視。走樓梯來代替乘電梯。整理園子，或做些需用體力的家務，例如：倒垃圾、清洗地板、吸塵、洗車及剪草。在週末和家人歡聚的時侯可多做體力活動，代替上茶樓，例如遠足、騎腳踏車。

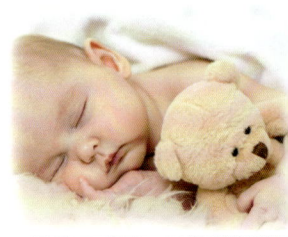

充足睡眠

平均每天有8小時睡眠可增強抵抗力。

減少壓力

減少壓力，可嘗試體力活動、冥想、祈禱或深呼吸。

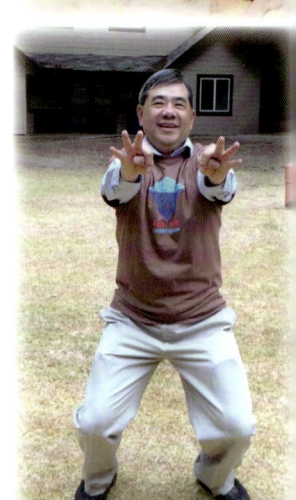

我們應該坐言起行，以飲食提升自身免疫力，防患於未燃。除此之外，應該減少到人流量大的地方、避免接觸流感病源，加上適量的運動，保持身體最佳狀態，與你的家人共同抵禦流感的侵襲。祝你和家人安然度過流感季節。

增強免疫力的食譜建議：

早餐：
牛奶麥片配2個蛋白
半個木瓜
低脂牛奶

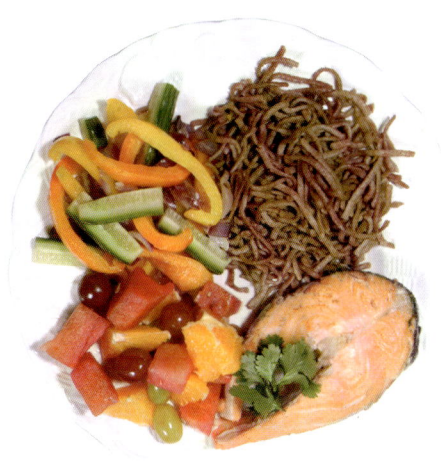

午餐：
芫茜菠菜魚片豆腐湯
芒果青椒牛柳
配糙米飯，油菜
小吃/甜品：
焗紫蕃薯
低脂酸乳酪配水果粒
低脂牛奶

晚餐：
粟米紅蘿蔔蘋果瘦肉湯
焗三文魚配全麥麵條，西蘭花
橙　

資料來源：

Wolfram, T, MS, RDN, LDN. (2017, May 21). Protect Your Health with Immune-Boosting Nutrition. Retrieved, from https://www.eatright.org/health/wellness/preventing-illness/protect-your-health-with-immune-boosting-nutrition

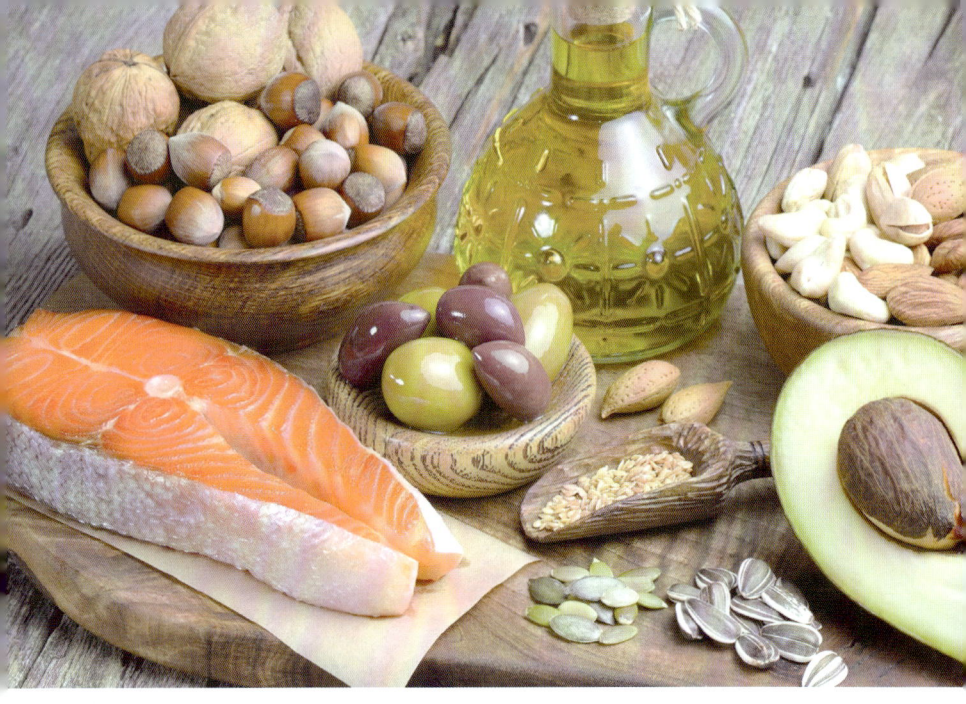

甚麼是生酮飲食？

最近在亞洲地區流行用生酮飲食(ketogenic diet)減肥，到底甚麼是生酮飲食？有何長處短處？以下我和大家一起探討。

生酮飲食是一個高脂肪、適量蛋白質、低碳水化合物的餐單。透過強迫人體燃燒脂肪而非碳水化合物，以達到酮症效果(ketosis)。酮症是一種代謝狀態：在正常情況下，碳水化合物(carbohydrates)是身體的主要能量來源，如果我們的飲食中只有很少的碳水化合物，身體把葡萄糖(glucose)和肝糖(glucogen)消耗掉後，就會燃燒脂肪，將脂肪轉換為脂肪酸和酮體(ketones)，取代葡萄糖成為能量的來源。當酮體太多，達到一定程度時，即為酮症。在醫學上，生酮飲食主要用於治療難以控制的癲癇症(epilepsy)，緩和癲癇的頻繁發作。

低碳水化合物

成年人飲食每天約2000卡路里，一般健康飲食的建議是其中大概一半來自碳水化合物，約1000卡路里或250克。碳水化合物主要來自於穀類、水果、奶類和澱粉類蔬菜。生酮飲食要非常限制碳水化合物，每天只可攝取約15-20克，以下其中一樣已經是生酮飲食一天中可進食的碳水化合物上限：半碗飯或麵、3片中型餅乾、1片方包、1個中型水果、半個中型蕃薯或馬鈴薯、1杯半牛奶。

高健康脂肪、適量蛋白質

生酮飲食要求在限制碳水化合物的同時大量加脂肪和適量的蛋白質。由於脂肪和蛋白質有助飽足感，可減少食量，從而減低攝取卡路里，最終達至減肥的效果。最基本要懂得選擇好的脂肪。脂肪分為飽和脂肪(saturated fat)、單元不飽和脂肪(monounsaturated fat)、多元不飽和脂肪(polyunsaturated fat)和反式脂肪酸(trans fat)。反式脂肪和飽和脂肪對心臟健康有不良影響，在計劃生酮飲食的餐單時要避免這些脂肪，例如：全脂奶製品、牛油、椰子油、肉類的脂肪、曲奇餅等。而單元或多元不飽和脂肪則對心臟健康較為有益，可以多吃，例如：堅果、瓜子/種子類食物、牛油果、橄欖油、芥花子油等。

生酮飲食的長處和短處

剛開始生酮飲食時可能會有各種不適，例如：口臭、作悶、嘔吐、便祕和睡眠問題，在身體適應後症狀會改善，適應所需的時間因人而異。某些研究指出生酮飲食的減磅速度比一般低脂飲食快，但長期效果相若。由於限制了碳水化合物，有些二型糖尿病患者在進食生酮餐單的初期血糖得到改善，但

一定要在醫護人員的指示下進行，因為酮體過多，嚴重可引致酮酸中毒(ketoacidosis)，在極端情況下可致休克或死亡。讀者們可能會擔心大量加進食脂肪會對血液膽固醇有不良影響，但某些研究顯示初期膽固醇會上升，幾個月後會降下來。注意，生酮飲食不適合腎病患者，因為腎病飲食需要限制蛋白質，生酮飲食的蛋白質量可能會超出標準，令腎病惡化。

生酮飲食的其他用處？

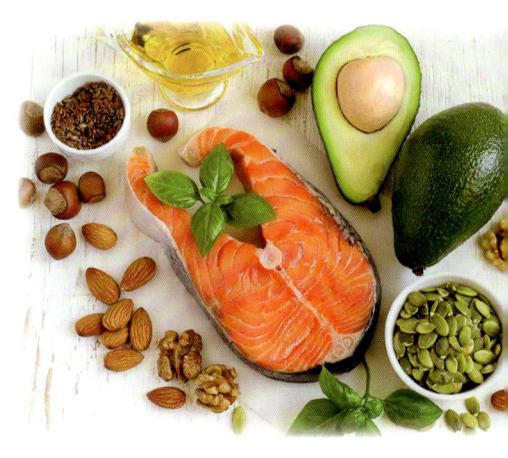

有些動物實驗指出生酮飲食或有助於減低代謝症候群和癌症的風險，但現時並未有人體實驗去支持這個建議。有一位癌症患者，在與癌症搏鬥的過程中結合免疫治療和食療，進行高奧米加3脂肪酸飲食的同時加上短暫的生酮飲食，目的是抑制某些幫助癌細胞生長的免疫細胞，並取得好果效。所以生酮飲食除了減肥和治療癲癇以外還有其他的可能性，需要更多研究去發掘。

謹記，無論你遵從任何餐單去減肥前，要先詢問醫生和營養師的意見，因每個人的身體狀況不同，適合你的餐單才能有效地幫助你減肥，再加上適量的體力活動，就能事半功倍！

資料來源：

Roehl, K., & Sewak, S. L. (2017). Practice Paper of the Academy of Nutrition and Dietetics: Classic and Modified Ketogenic Diets for Treatment of Epilepsy. Journal of the Academy of Nutrition and Dietetics,117(8), 1279-1292. doi:10.1016/j.jand.2017.06.006

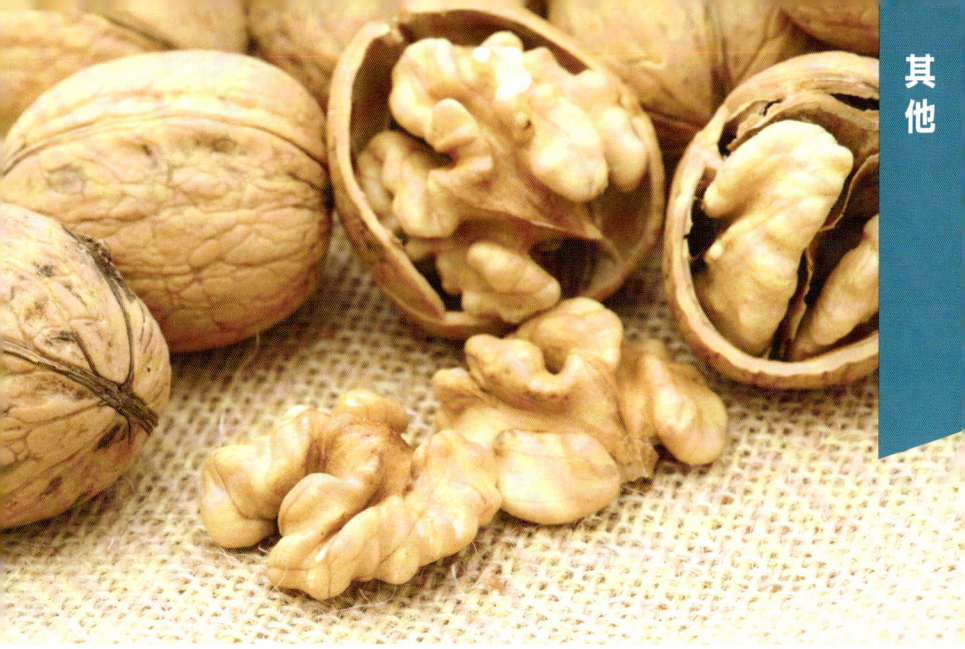

什麼食物可補腦?

越來越多人抱怨記憶力不好,亦擔心他們家中的老人會患有腦退化症(舊稱老人痴呆症)。我們會探討一些能幫助我們腦部的保健食物。

研究資料來自持久記憶營養計劃(Memory Preservation Nutrition Program)。感謝Nancy Emerson Lombardo博士為我們分享她的研究成果和建議。根據她的研究,炎症與腦退化症有莫大關係。低糖、低精製碳水化合物、低飽和脂肪、低反式脂肪和少紅肉的飲食,並多選擇奧米加3脂肪酸和高抗氧化素的食物可減少我們身體的炎症。希望藉著這些資料能增加大家對腦退化症的認識和延緩病情惡化。

以下4點是對大腦健康的飲食提議：

1. 避免飽和脂肪和反式脂肪，降低體內的壞膽固醇(低密度脂蛋白)，多選擇奧米加3脂肪酸

流行病學研究建議中年人進食含豐富抗氧化素，低飽和脂肪的食物會降低患上腦退化症的風險。反式脂肪和飽和脂肪會影響腦細胞膜，干擾腦細胞的流動性，從而影響神經的傳遞。此外，瑞典的一項研究發現，壞膽固醇過高是增加腦退化症風險因素之一。研究顯示奧米加3脂肪酸對認知和行為功能以及細胞膜和神經細胞的正常生長與發育相當重要。奧米加3脂肪酸或可減少患上抑鬱症的風險－而抑鬱症是腦退化症的因素之一。相反，奧米加6(Omega-6)脂肪酸與炎症有關的，而炎症卻與腦退化症有關。

●進食能降低壞膽固醇的食物，如堅果、豆類、燕麥片、西柚、纖維、魚、橄欖油、十字花科蔬菜如白菜、西蘭花、捲心菜、抱子甘藍，其他綠葉蔬菜，深色根莖類蔬菜、酸乳酪和益生菌、某些香料和抗氧化素。

●避免進食加工和包裝食品（包括烘焙食品），這些食物含反式脂肪（部份氫化的油/脂肪）。

●避免進食飽和脂肪：應減少吃紅肉及動物脂肪。選擇低脂肪奶類製品，飽和脂肪的進食量應限制在每日20克或以下。以奶類為例，一杯全脂奶含有5.5克的飽和脂肪，一杯脫脂奶只有0.5克，將全脂奶改為脫脂奶可減少進食5克，相等於一茶匙的脂肪。以紅肉以例，3安士的牛腩有大約10.5克的飽和脂肪，改成瘦牛踭可減少進食9克脂肪，相等於兩茶匙脂肪。

●選擇健康脂肪：選擇含奧米加3脂肪酸和單元不飽和脂肪酸的食物及食油，如牛油果、魚類、魚油、海鮮、亞麻仁、火麻仁、奇亞籽、核桃、亞麻籽、種子、海藻、橄欖油、油菜籽油。並減少含高奧米加6脂肪酸的油，如粟米油/菜油。

2.增加進食含有豐富抗氧化素的食物份量和種類

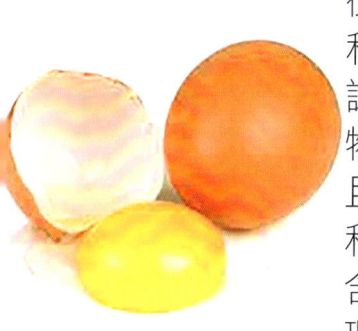

很多研究發現自由基(free radicals)生成和氧化壓力會增加腦退化症的風險和認知能力的下降。含豐富抗氧化素的食物有助於抑制身體中自由基的產生，並且防止壞膽固醇的氧化而引起心臟病和中風。在動物的研究發現吃越多種富含抗氧化素的食物能延緩由年齡和病理引起的認知能力下降。高抗氧化素的食物亦能有效地減少與腦退化症有關的炎症。

●增加含抗氧化素的食物包括：大多數香料，莓類水果（如黑莓、紅梅、波森莓、山楂、黑加侖子和草莓等等）以及西梅乾和黑葡萄或能保護我們的學習能力和記憶能力，亦包括：果仁、種子、全穀類食物、茶，和富含維他命E的食物：核桃、葵瓜子、杏仁、花生醬、花生、全穀類、菠菜、西蘭花和其它的綠葉蔬菜。

3.減少糖份，精製碳水化合物和澱粉的食用，保持健康的血糖水平

老鼠和人類的醫學實驗發現過多的糖份會增加腦退化症的澱粉樣蛋白（A-beta/beta-amyloid）積聚，引起認知能力障礙。

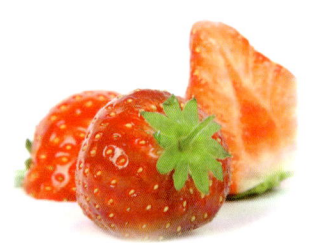

另外血糖和胰島素的水平也對大腦健康有至關重要的作用。一項科學研究指出血液中胰島素的增加會增加認知能力障礙風險。

以下食物能幫助控制血糖和胰島素的水平：

● 肉桂和黃薑已被證實對血糖的控制有很好的效用，但每天份量要頗多才有效

● 綠茶能提高胰島素的有效性

● 全穀類食物能提升胰島素的敏感度。多選擇複合性碳水化合物，包括：豆類、根莖類蔬菜、燕麥、糙米和全麥麵包代替白米飯和白麵包

減少食用過甜的食物和飲品。在飲用果汁時，請選擇100%的純果汁，而不要選擇其它含有大量添加糖的果味飲品，並限每天不超過4安士純果汁。食用水果當作甜品及限制進食精製類甜品每星期一至兩次。糖和精製碳水化合物與炎症有極大關係。 一位腦退化症專家說："如果你想快速患上腦退化症，多吃糖份。"

4. 確保有足夠維他命B，C，D與E

流行病學研究顯示，維他命B-12與其它維他命B群，維他命E，維他命D和複合維他命E與C的組合能維護大腦的健康並減低患上腦退化症的機率。

● 選擇富含維他命B的食物，包括：綠葉蔬菜、豆類、橙汁或其它橘類果汁、草莓、牛油果、香蕉、肉類、魚類、奶製品、

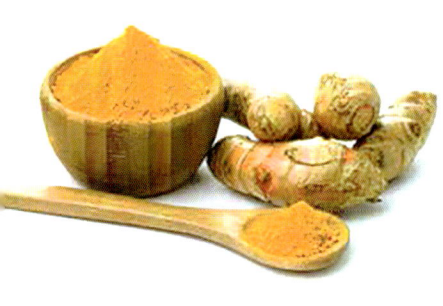

蛋、全穀物、添加維他命的早
餐麥片和果仁

請與你的醫生商量，例行檢查
你的維他命B-12和維他命D的
水平，特別是年過五十歲人士。
同時多選擇富含維他命E的食
物，例如果仁，種子和綠色多葉
蔬菜。

地中海飲食

在西班牙進行的臨床試驗證明，地中海飲食可提高記憶力
和其他思維能力，而橄欖油，堅果，魚和豆/扁豆是這飲食中
特別重要的食物之一。在澳洲，有一項研究使用大腦掃描來
研究腦退化症的成因。研究顯示地中海飲食會延遲導致腦
退化症的物質（A-beta）的累積。進食太多的紅肉亦會加速
A-beta的積聚，有害於
大腦健康。

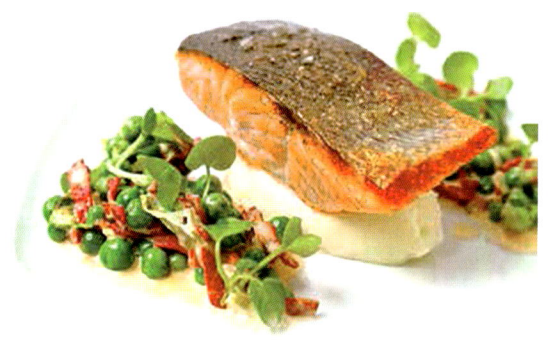

總體而言，大家應多食
魚類、蔬菜、水果、豆
類、香料、堅果、種子
及健康脂肪為主的食
材，並減少糖份，精製
碳水化合物及動物食
品均可減緩腦退化症病情進展。如果大家需要食譜或了解更
多記憶營養計劃的詳情，請到訪網站：www.brainwellness.com

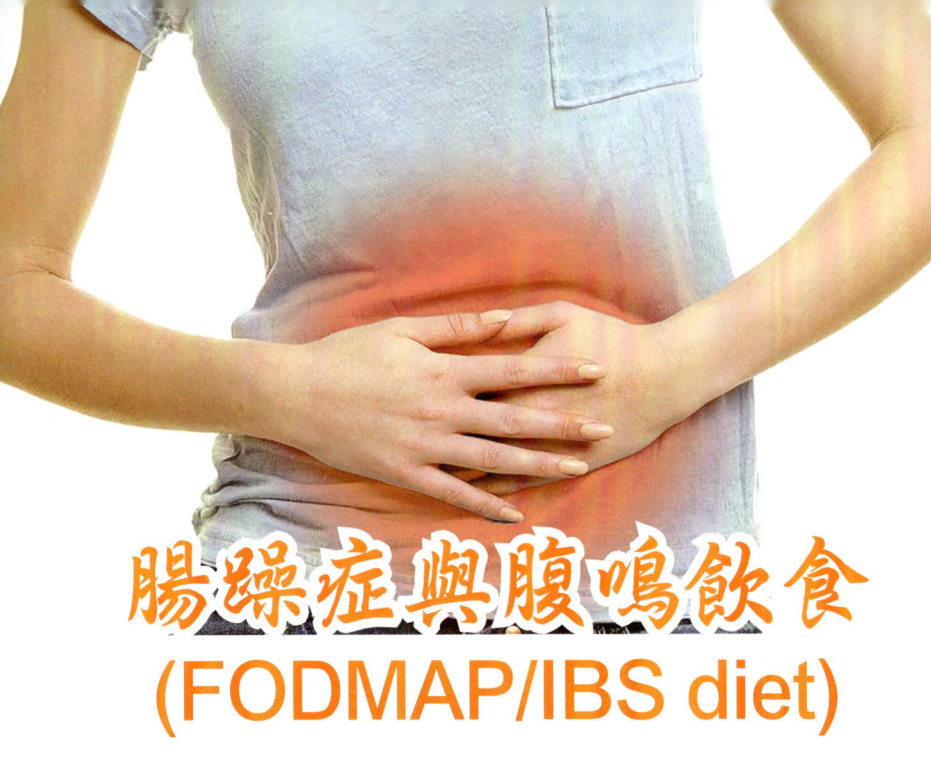

腸躁症與腹鳴飲食
(FODMAP/IBS diet)

你有認識一些朋友進食後不斷打嗝(burp)，多氣、鼓脹、腹痛嗎？他們可能患有腸躁症(Irritable Bowel Syndrome IBS)。有關腸躁症及可幫助腸躁症的飲食方法，稱為低腹鳴飲食方法 (FODMAP＝Fermentable，Oligo-，Di-，Mono-saccharidesand Polyols發酵性寡糖、雙糖、單糖及多元醇飲食)。

什麼是腸躁症及成因？

腸躁症屬於慢性的疾病，影響腸臟的正常運作。至於腸躁症的成因有代進一步的研究，有可能是身體的問題，如大腦不能有效地傳遞信息到腸臟、消化道受到細菌感染、壓力、精神問題、結腸不能有正常的蠕動等。腸躁症的病癥包括腹瀉、便秘、多氣、鼓脹、腹痛、排便不正常和腹部絞痛。過多的腹鳴飲食可使以上的症狀更嚴重。

很多患有腸躁症的病人可進食含少量腹鳴的食物來幫助控制腸胃問題。在澳洲進行的研究嘗試找出低腹鳴飲食的有效性。在這項研究測試，實驗對象被分為兩組人。其中一組會連續三星期內進食少量的腹鳴食物，另一組則會進食中等到高分量腹鳴的食物。三星期後，研究發現進食少量腹鳴食物的一組明顯地有較少的腸胃問題。

什麼是腹鳴FODMAP飲食？

含腹鳴種類的食物是病者身體不能正常地消化或吸收的。腹鳴食物會吸取額外的水份入腸內，並被細菌快速地分解。這些因素會導致腸躁症症狀。

如何使用腹鳴飲食減低腸躁症的症狀，以下是要注意的飲食原則：

● **減少進食不同種類的糖份**

· 寡糖(Oligosaccharide)：主要的兩種類分別是果聚糖(Fructans)如乾豆、豆製品、小麥、蒜頭、洋蔥，及半乳聚糖(Galactans)如西蘭花、抱子甘藍(Brussels sprouts)。

· 雙糖 (Disaccharide)：乳糖，包括奶、芝士和雪糕。

· 單糖(Monosaccharide)：蜜糖、芒果、甜豌豆和含高果糖食物。

· 多元醇 (Polyol)：常見於核果的食物，如車厘子和李子。

● **選擇低乳糖或無乳糖食物 (如奶類製品)**

● **選擇無麩質(Gluten Free)的穀類 (不含小麥、大麥、黑麥的穀類)**

● **減少進食容易產生氣的食物**

· 豆類和豆類植物 · 西蘭花和椰菜花 · 蘋果和桃子

245

以下是患有腸躁症的病人要**盡量避免**的高腹鳴食物：

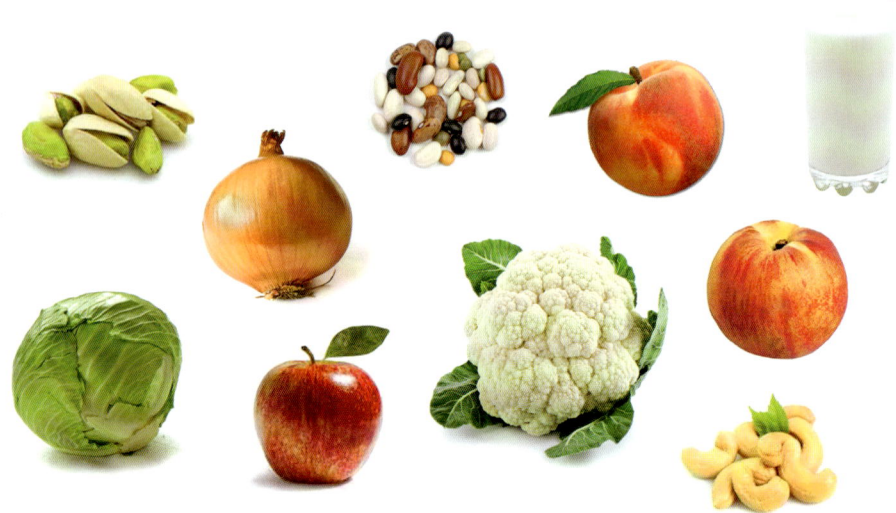

以下是患有腸躁症的病人**可以嘗試**的低腹鳴食物：

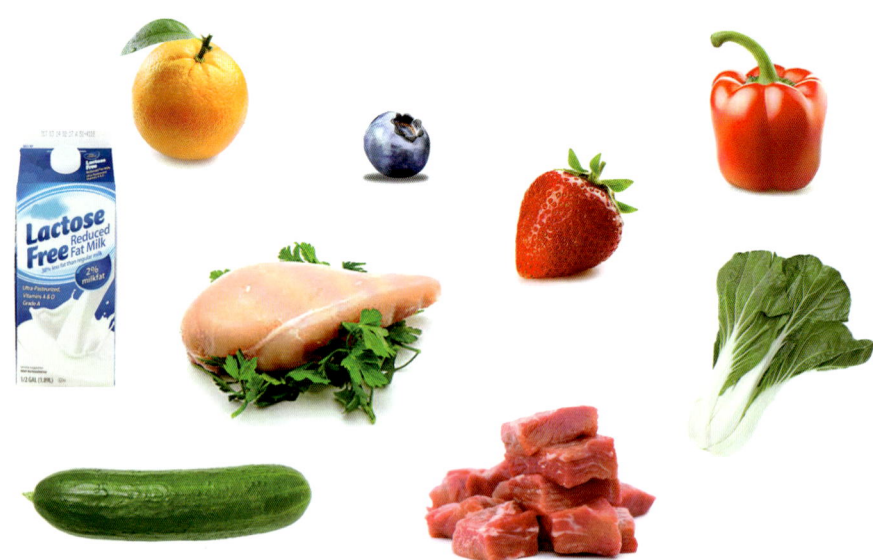

246

以下是一些進食低腹鳴食物的建議：

● **留意食物標籤**，避免高果糖食物和高腹鳴食物

● **注意食物份量**，避免一次進食過多食物因為身體會較難消化大量高腹鳴食物

● **多飲水和選擇進食低腹鳴高纖食物**，如草莓、香蕉或燕麥片，特別是如有便秘的情況

● **避免高脂肪食物**，蘇打飲品、酒類、含咖啡因的飲品及食物如茶、巧克力、咖啡

要注意均衡飲食，餐碟的四分之一是蛋白質，一半是蔬果！根據美國營養飲食協會的網站www.eatright.org，如果你有腸躁症的症狀，可嘗試進食低腹鳴的食物6-8星期，讓專科人員觀察症狀有否減少。經過這段時間，慢慢地將含腹鳴的食物逐少加入飲食。如有任何不適的症狀，這食物可能會觸發腸躁症，因此你可減少或避免進食該食物。

希望大家明白更多有關腸躁症問題和如何以飲食幫助控制腸躁症。

資料來源:

King, K., MPH, RD, CNSC, LD (2016, April 18). What Is the Low FODMAP Diet. Retrieved from https://www.eatright.org/health/allergies-and-intolerances/food-intolerances-and-sensitivities/what-is-the-low-fodmap-diet

Stanford University. (2013, February 27). Low FODMAP Diet Handout. Retrieved from

http://fodmapliving.com/stanford-university-low-fodmap-diet-handout/

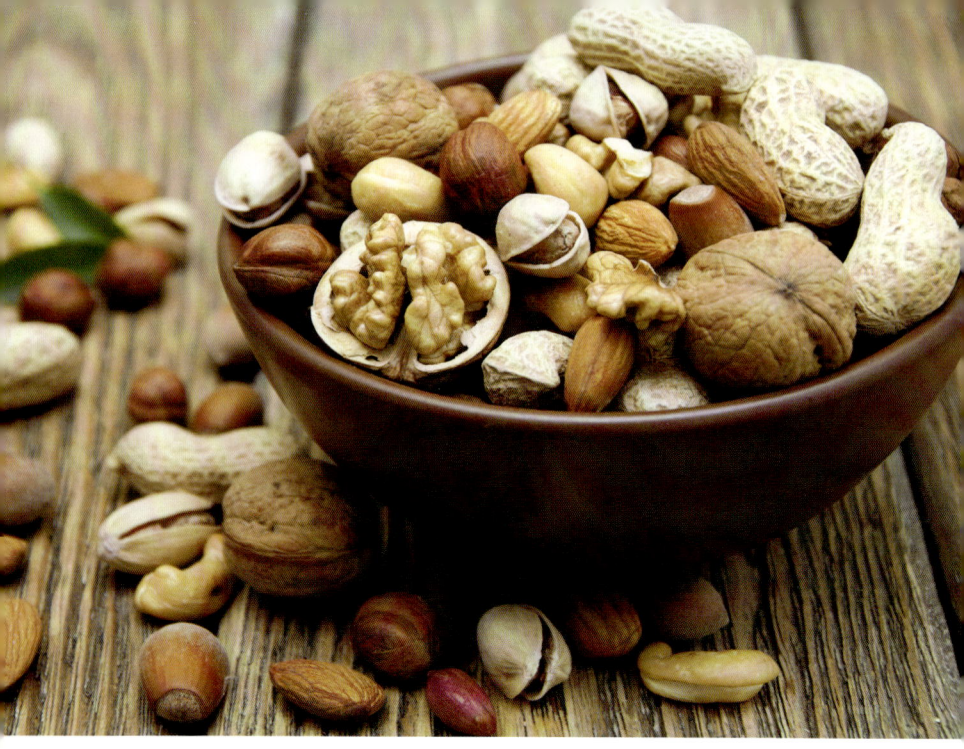

六種健康又飽腹的食物

時代雜誌在2017年3月出版了一本名為《100種健康又飽腹的食物》的新書。根據2015年膳食指南的指引，我也選擇了6種不常出現在我們華人飲食中，但營養價值又高的健康食物向各位介紹。

羽衣甘藍(Kale)

羽衣甘藍是一種綠葉蔬菜，含有維他命A、C、K，鈣質、鉀質及大量的抗氧化素(antioxidant)和植物元素(phytochemicals)，例如：葉黃素(lutein)，玉米黃質(zeaxanthin)。這些營養素有效保護我們的眼睛防患白內障和黃斑病變(macular degeneration)。根據美國農業部最新頒佈的食物飲食指南，成人每天需要吃5杯蔬果。大家可

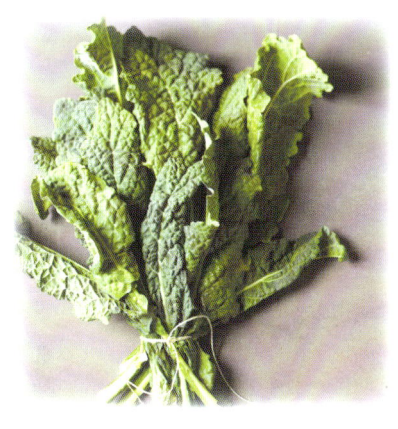

增加吃羽衣甘藍以達到足夠的蔬果量。煮羽衣甘藍,既容易又美味,若有剩飯,可加入洋蔥、紅蘿蔔、意大利瓜和羽衣甘藍一起烹煮成湯。羽衣甘藍也可以做沙拉,用較鮮嫩的羽衣甘藍拌合堅果和其它蔬菜,就能製成顏色鮮豔的沙拉。如果你有攪拌機,也可以把羽衣甘藍與其它蔬果攪拌成汁享用。羽衣甘藍也可製成香脆的蔬菜片,可將羽衣甘藍加入橄欖油,少許鹽,攪拌均勻後,放入預熱至華氏350度的焗爐,焗20分鐘便製成香脆可口的蔬菜片。羽衣甘藍幫助血液凝結。如果你服用華法林藥,華法林 (Warfarin) 是一種抗凝血素,羽衣甘藍可以影響華法林的有效性。如計劃進食羽衣甘藍,便需要諮詢醫生。

核桃(Walnut)

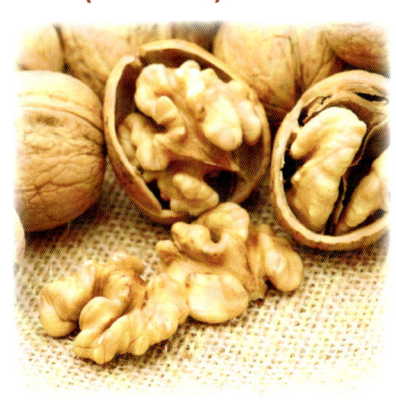

核桃含有大量的植物性奧米加-3脂肪酸(Alpha-Linolenic Acid, ALA)。以1安士的核桃為例,就含有2.5克的ALA。根據哈佛大學公共健康學院(Harvard School of Public Health)在營養學的研究中發現"經常進食堅果類食物能減低患上及死於心臟病的機會。"根據2015年美國人膳食指南建議,成人每星期可食5安士的堅果。美國心臟協會(American Heart Association)同樣引用這項結果

249

仁和核桃已被證實能降低人們體內總膽固醇的含量和提高好膽固醇的份量。核桃除了能拌合早餐五穀片或沙拉一起食用，也可以加入烘培的產品中。但是，核桃是高熱量和高脂肪的食品，所以我們進食時要留意其份量(堅果類食物的一般食用份量為每天1.5安士或2湯匙的堅果醬)。

藜麥 (Quinoa)

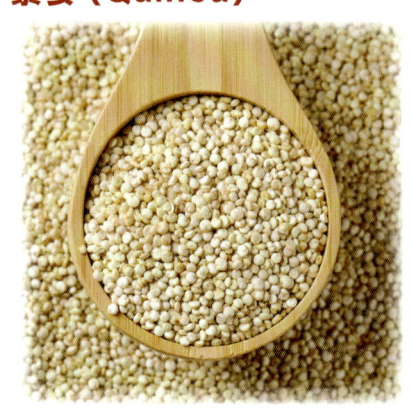

藜麥，又稱印地安麥，是一種南美洲高地特有的一年生穀類植物，含有豐富的蛋白質和各種的維他命，礦物質和纖維素。一杯(8安士)的熟藜麥含有8克的蛋白質和5克的纖維素，而同樣份量的白飯只含4克的蛋白質和1克的纖維素。由於藜麥比白米富含蛋白質及纖維素，因此有較低的血糖生成指數(Glycemic Index)。進食後血糖提升的速度較慢，適合糖尿病或糖尿病前期的患者。藜麥很容易烹調，它的烹飪方法如同一般煮米的方法。藜麥沒有麩質(Gluten)，麩質不耐症(Gluten Intolerance) 的患者均可食用。藜麥可替代白米，可熱食或冷吃。熟藜麥可加入沙拉，拌合其它的豆類，豆腐，堅果和蔬菜。

有些食品商將藜麥製成麵條，因為藜麥麵條含豐富的蛋白質。市面上亦有很多以豆粉製成的麵。例如用豆磨粉(例如鷹嘴豆)加入麵粉製成麵條。此類豆麵比傳統的麵含更多的蛋白質和纖維素，而較少的澱粉質。對於要注意血糖控制，增加纖維素保護心臟，豆製麵值得大家嘗試。以3.5安士的豆製

麵為例，就含有25克的蛋白質，13克的纖維素和43克的澱粉質。然而，同樣份量的傳統麵只含13克的蛋白質和3克的纖維素，但71克的澱粉質。由此可見，豆製麵比傳統麵多1倍的蛋白質，3倍的纖維素，但少一半的澱粉質。

亞麻籽(flaxseed)

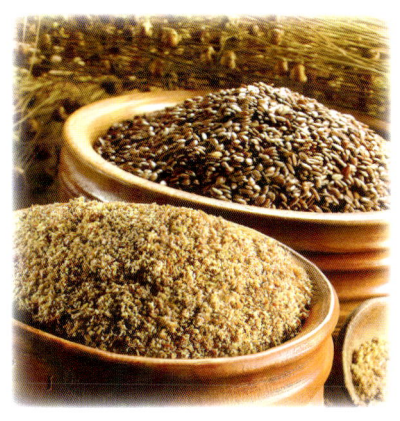

相信很多人已經把亞麻籽加入他們日常的飲食中，例如燕麥粥和烘培製品。但對於某些讀者來說，亞麻籽仍是一種新的食材。什麼是亞麻籽？亞麻籽對我們人體有什麼好處？亞麻籽是亞麻類植物的一種，含有豐富的食物纖維，有助於腸道的蠕動和減少便秘─保持腸道的健康。研究發現亞麻籽有助我們心臟的健康和減低某些癌症的風險。美國心臟協會的研究顯示，高血壓病人堅持連續六個月每日吃30克亞麻籽粉，其上血壓和下血壓分別平均下降15mm Hg和8mm Hg。研究人員表示當其病人的血壓降低時，患有中風和心臟病的機率也會相應下降五成和三成。雖然亞麻籽有益於我們的健康，但不要吃生的或未成熟的亞麻籽。根據美國健康協會(National Institute of Health)，這些亞麻籽可能含有毒素。另外，孕婦也應該避免食用亞麻籽和亞麻籽油，因為可能會對孕婦的荷爾蒙帶來影響。

食用亞麻籽最好的方法是買亞麻籽粉，因為我們的消化系統不能完全消化和吸收整顆的亞麻籽。可將亞麻籽粉加入五穀早餐片，酸乳酪或其它的烘培製品。有些人喜歡用亞麻籽油，但是相對亞麻籽來說，亞麻籽油不能提供有益的食物纖維。

毛豆(edamame)

毛豆,又名枝豆。在吃日本餐時,毛豆經常用為前菜。在選

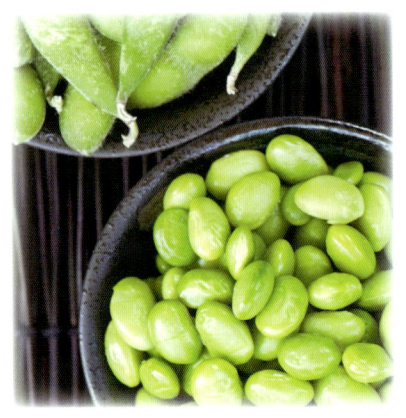

購毛豆時,毛豆有去殼的和帶殼的,也有冷凍的和新鮮的選擇。毛豆含豐富的蛋白質,對素食者來説是很好的選擇。毛豆亦含豐富的食物纖維。成年女性每日食物纖維的建議攝取量是25克,而成年男性是38克。對於50歲以上的女性長者,其攝取量會下調到21克,而50歲以上的男性長者是30克。一杯(8安士)的毛豆便含有8克的食物纖維,等同達到成人每日1/3 到1/5 的需求。高纖維的飲食有助我們控制體重,減低心臟病和二型糖尿病的風險,幫助糖尿病人控制血糖。

毛豆除了含有豐富的營養素,還含有不同的植物元素。雖然毛豆也含有一定量的脂肪,但這些脂肪都是好的脂肪,有助健康。所以相對曲奇餅,餅乾和薯片來説,毛豆是更有益的小吃之選。

在我們的飲食當中,可把毛豆加入正餐或小吃中。而且方法簡單,可把買來的毛豆用淡鹽水灼熟,或用清蒸的方式處理,然後可以選擇熱吃或作冷盤。也可以把毛豆混合與其他的肉類、蔬菜、炒飯食用。同樣,也可以把煮熟的毛豆待涼,當小吃或加入沙拉一起食用。亦可將毛豆蒸至軟身,用叉子把毛豆壓至毛豆泥,加少許鹽和少許檸檬汁,以防轉色。可以塗上生菜、紅蘿蔔、芹菜、或全麥麵包食用。

瑞士甜菜(Swiss chard)

深綠色的蔬菜對我們的健康飲食非常重要。大多數的深綠色蔬菜只含有少量的熱量，豐富的維他命A，維他命C和抗氧化素。這些營養素有助於我們的視力，免疫系統健康和減低患癌症和心臟病的風險。在眾多的深綠色蔬菜中，大家有嘗試過瑞士甜菜嗎？瑞士甜菜是深綠色蔬菜的一種，而它的莖有淺粉色或白色。烹調瑞士甜菜的方法有很多，而且很簡單。先把瑞士甜菜清洗乾淨，便可清蒸或用蒜蓉清炒。

瑞士甜菜亦富含維他命K，幫助我們的血液的凝固。但是對於服用稀血藥（抗凝血素）的人士來講，高維他命K的攝取量會影響這些藥物的作用，而服用稀血藥的人士也無需過分擔心或避免食用瑞士甜菜或其它富含維他命K的深綠色

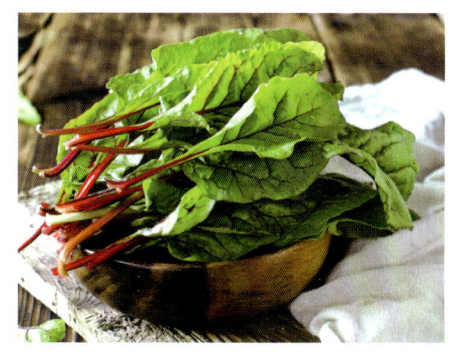

蔬菜。服用稀血藥的人士只要每日保持其定量食用便可。如果你打算增加或減少瑞士甜菜或其它的深綠色蔬菜的攝取量，請資詢你的家庭醫生。

希望大家喜歡以上介紹的6種食物，並嘗試將這些食物加入日常飲食中，製成各種美味健康的佳餚。

資料來源：

The Editors Of TIME. (2017). Time 100 healthiest foods to satisfy your hunger. New York: Time.

Caligiuri, S. P., Penner, B., & Pierce, G. N. (2014). The HYPERFlax trial for determining the anti-HYPERtensive effects of dietary flaxseed in newly diagnosed stage 1 hypertensive patients: Study protocol for a randomized, double-blinded, controlled clinical trial. Trials,15(1), 232. doi:10.1186/1745-6215-15-232

Flaxseed and Flaxseed Oil. (2016, September). Retrieved, from https://nccih.nih.gov/health/flaxseed/ataglance.htm

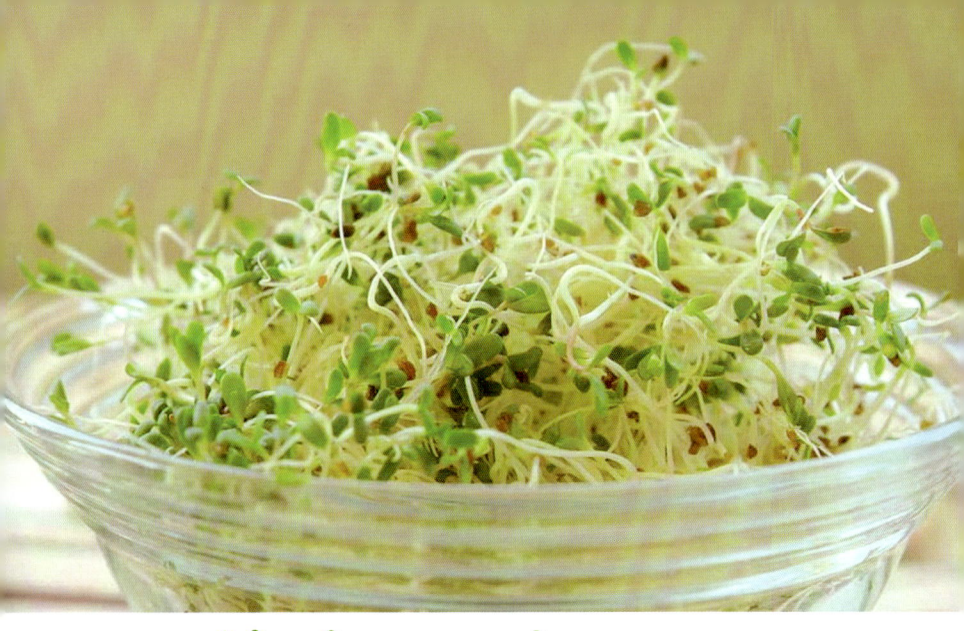

自製芽苗菜，
健康又有益！

根據 "選擇我的餐碟"(www.choosemyplate.gov)作指引，確保每餐的一半是蔬果。我想與大家分享健康有益的蔬菜－芽苗菜(sprouts)，介紹芽苗菜獨特豐富的營養價值，栽種的方法及美味食譜。

什麼是芽苗菜？

芽苗菜是利用植物種子在温暖、潮濕的環境下發育成幼嫩的芽和苗。一般發芽的過程需要3至7天，不同的種子需要的時間不同。最常見的有豆芽菜，其實許多食物也可以發芽，包括：小麥，大麥，黑麥，蕎麥，糙米等。芽苗菜含豐富的營養價值，因為它們包含了植物需要的生活和成長要素。在豆類和穀物發芽的過程中產生了許多酵素(enzyme)，使它們更容易消化，減少消化系統的工作。對那些腸胃敏感、消化某些

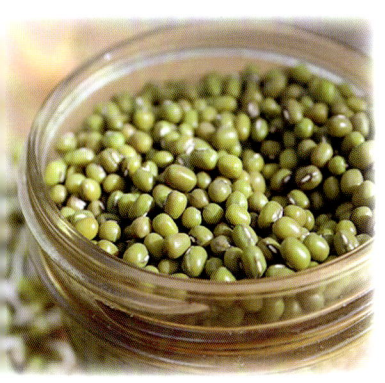

食物有問題和對穀類敏感的人士有幫助。除此之外,芽苗菜含豐富的維他命,抗氧化素和礦物質。發芽穀物增加許多關鍵的營養素,包括:維生素B,維生素C,葉酸,纖維,以及一般穀物經過磨坊程序之後除去的必需氨基酸(essential amino acids),如離氨基酸(lysine)。

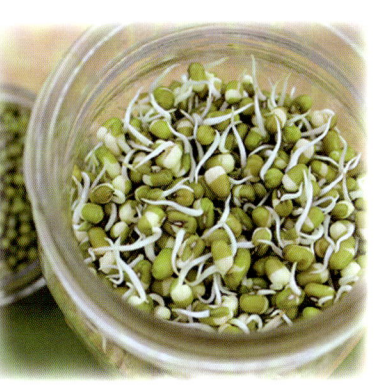

哪裡可以買到芽苗菜?

大家可到不同的雜貨店購買即可食用的芽苗菜。天然食品商店和網上商店都提供多元化的芽苗菜。不同種類的種子、穀類和豆類都可在家培植。

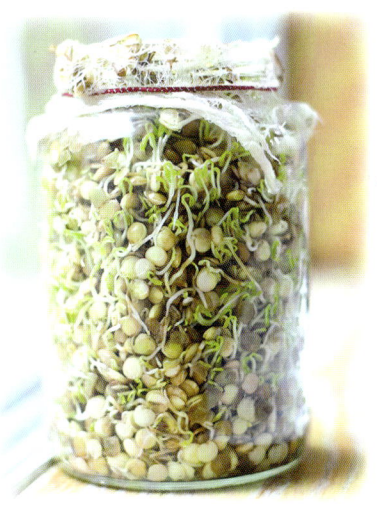

如何在家培植芽苗菜?

大家可根據以下的簡單的方法培植芽苗菜:

‧開始時把種子和放種子的玻璃瓶清潔乾淨

‧把一杯清潔乾淨的種子放在玻璃瓶內

‧玻璃瓶的大少要根據種子的大少而定,確保放種子後,種子有足夠的空間生長

- 加入3-4杯水，攪拌均勻，然後蓋上一片薄紗布
- 將浸泡的種子留在室溫下過夜
- 將水倒出和沖洗浸泡的種子，穀物或豆類
- 玻璃瓶避開陽光直射，存放在室溫下
- 每隔12小時要換水一次
- 整個培植過程需要大約24-48小時
- 將培植好的芽苗菜清洗，抹乾，存放在冰箱內待食用

自製芽苗菜的風險：

芽苗菜就像其他野生食物一樣，都有機會受到沙門氏菌(salmonella)、大腸桿菌(E.coli)、李斯特菌(listeria)或其他細菌污染的風險。在溫暖和潮濕的環境下，細菌便能夠蓬勃滋生。所以對於食品安全，美國食品藥品管理局提供了這樣的建議：

- 冷藏你所買或自製的芽苗菜
- 盡量把自製的芽苗菜在1-2天之內吃掉，以確保新鮮
- 不要吃生的芽苗菜，食用前應徹底煮熟它們
- 兒童、老人、孕婦以及免疫系統比較弱的人士都不宜吃生的芽苗菜
- 如發現芽苗菜有異味或變壞，切記把芽苗菜倒掉

自製芽苗菜蔬菜餅(Sprouted Burger)：

1. 將洋蔥、紅蘿蔔、芹菜切細
2. 把切細的蔬菜、蘑菇和蒜頭放入攪拌機攪拌
3. 把發了芽的小扁豆和藜麥加入攪碎了的食物一同攪拌

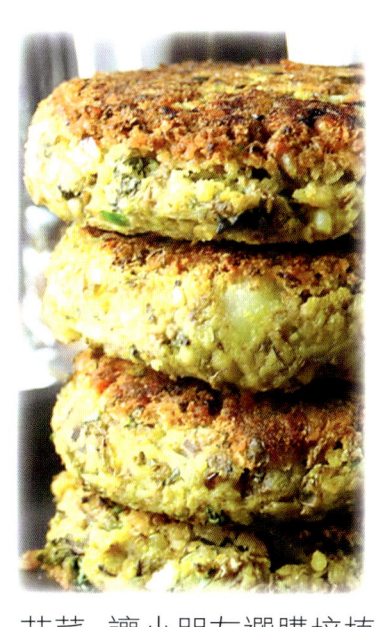

4. 將攪勻的食物拎起備用

5. 將不粘煎鍋加熱

6. 把攪拌好的食物放在不粘煎鍋裏煎熟

7. 煎的時候用匙羹把攪拌好的食物壓平，形成蔬菜餅

8. 將蔬菜餅每面煎3-4分鐘至金黃色

9. 把煎熟的蔬菜餅拿起，即可食用

培植芽苗菜既簡單亦有趣，鼓勵家長可以與小朋友一同參與培植芽苗菜，讓小朋友選購培植的種子，參與清洗種子，浸泡和換水的工作。培植的過程可增加親子溝通機會，同時亦可透過活動增進感情。小朋友的積極參與更有助他們增加對蔬菜的認識，在等待種子發芽時學習耐心的等待，和看到製成品的時候增添成功感。希望大家除了認識到芽苗菜的營養價值之外，更鼓勵家長與小朋友一同參與培植芽苗菜，增長親子關係。其實，在飯桌上與家人一同分享親自栽培成功的芽苗菜，這又何嘗不是一份別出心裁又健康的禮物呢？

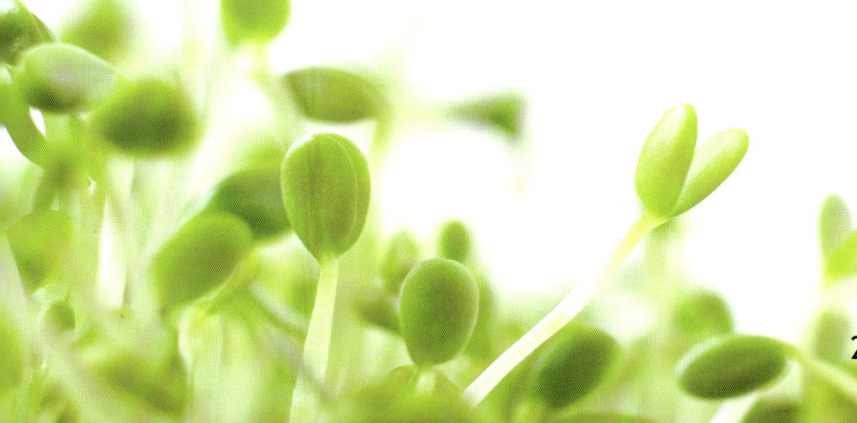

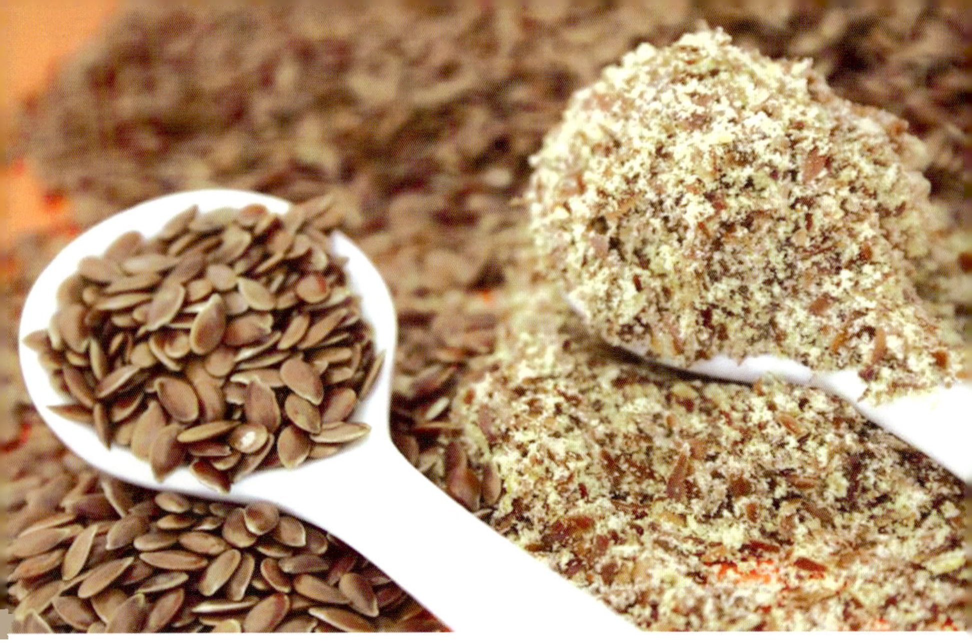

有 "籽" 萬事足！

近來很多商店推出亞麻籽(flaxseed)和奇異籽(chia seed)產品，亞麻籽和奇異籽屬於不同植物的種籽，它們不但含豐富的營養素，而且食用方便，因此近來十分受歡迎。究竟種籽有什麼益處？接著介紹亞麻籽和奇異籽的好處，並怎樣把它們加入我們的膳食中。

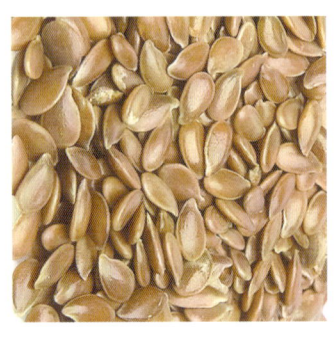

近來很多商店推出亞麻籽(flaxseed)和奇異籽(chia seed)產品，亞麻籽和奇異籽屬於不同植物的種籽，它們不但含豐富的營養素，而且食用方便，因此近來十分受歡迎。究竟種籽有什麼益處？接著介紹亞麻籽和奇異籽

什麼是亞麻籽(flaxseed)？

亞麻籽是一種棕紅色的籽實，含有豐富的食物纖維和奧米加3脂肪酸。亞麻籽所含有的脂肪酸(essential fatty acid)稱α亞麻油酸(alpha - linolenic acid)。當進食α亞麻油酸後，身體會將α亞麻油酸轉化為兩種的奧米加3脂肪酸，分別稱為二十二碳六烯酸(docosahexaenoic acid)和二十碳五烯酸(eicosapentaenoic acid)。進食含奧米加3脂肪酸食物有很多益處，包括可幫助降低患心臟病的機會和降低膽固醇。美國心臟協會(American Heart Association)一項研究指

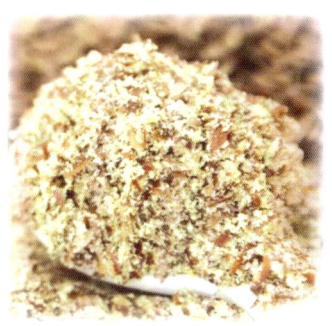

出，進食亞麻籽可幫助患有高血壓病人降低血壓。

如何進食亞麻籽？

進食亞麻籽時，提議大家購買已磨成粉末的亞麻籽(flaxseed powder)，因為磨成粉末的亞麻籽比較容易吸收。如果進食完粒的亞麻籽，身體不一定能完全消化，導致腸道不能吸收，令身體未能全面吸收亞麻籽的營養。很多人喜歡在煮食時加入磨成粉末的亞麻籽，例如：焗麵包，曲奇餅等。大家亦可考慮將一茶匙的亞麻籽粉末加入早餐或飲品。因為亞麻籽富含食物纖維，進食的時候要注意多飲水。

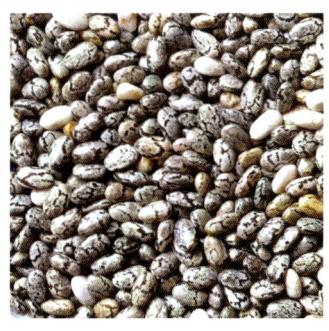

什麼是奇異籽(chia seeds)？

奇異籽，又稱奇亞籽，是野鼠尾草的種籽，來自生長在沙漠的薄荷屬植物野鼠尾草(Salvia hispanica)。奇異籽外觀像芝麻般大小，蘊含豐富的奧米加3脂肪酸和食物纖維。根據美

國膳食營養指南，平均女性每日需要攝取25克食物纖維而男性需要攝取38克食物纖維。兩湯匙的奇異籽便含大約10克的食物纖維，超過每日平均所需的四分一。除此之外，奇異籽含豐富的蛋白質和礦物質，包括鐵、鈣、鎂和鋅。有研究表示，進食奇異籽可幫助改善心血管的疾病，例如降低膽固醇，三酸甘油酯和血壓。雖然奇異籽含豐富的營養，但目前仍未有很多發表的研究報告証實有關進食奇異籽對健康的好處，大多數關於奇異籽的研究報導是基於動物研究，只有少數的人體研究。

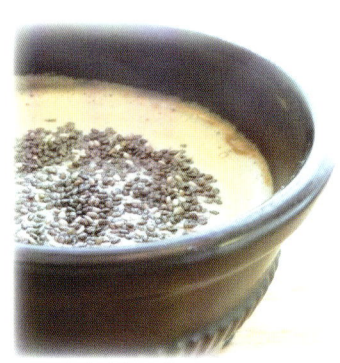

如何進食奇異籽？

奇異籽的食法有很多，可以生吃又可以把奇異籽加入不同菜餚。例如直接將生的奇異籽灑在穀物、飯、酸乳酪或其他菜上。因為奇異籽入水後不久即開始發脹，並在外面形成如啫喱狀的透明物

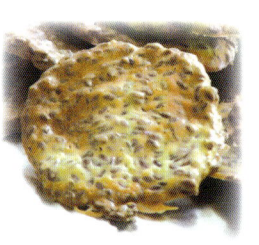

質包裹著自體，此時會變得軟滑，產生與生吃明顯不一樣的口感。有一款墨西哥菜，名為 chia fresco，就是利用它這個特性，把奇異籽浸入水或果汁內進食。除此之外，發了芽的奇異籽也可進食，如果將奇異籽芽菜加入沙拉、三文治或其他菜式一同吃，同樣健康有益。

希望大家認識到亞麻籽和奇異籽的好處，學習到煮食方法後，嘗試多進食亞麻籽和奇異籽，並利用它們烹製出更多健康美味的佳餚！ ※

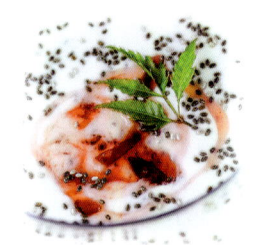

資料來源:
Flaxseed and Flaxseed Oil. (2016, September). Retrieved, from https://nccih.nih.gov/health/flaxseed/ataglance.htm

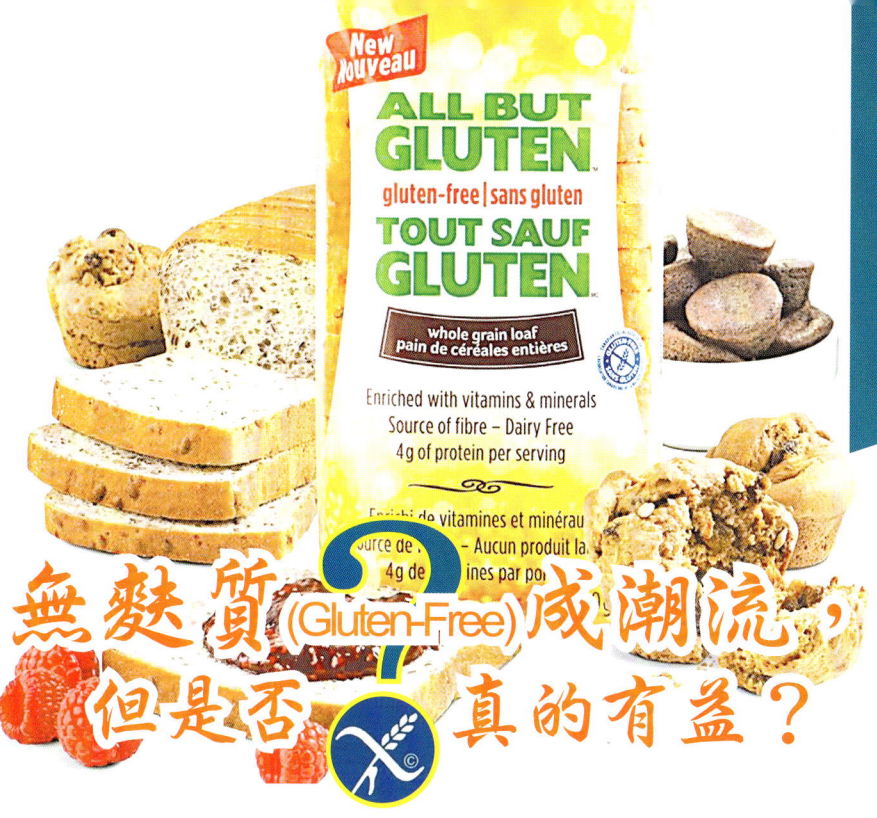

無麩質 (Gluten-Free) 成潮流，但是否真的有益？

9月13日是全國麥膠性腸病日(National Celiac Disease Awareness Day)。麥膠性腸病(Celiac disease)又稱為麵筋不耐症或乳糜瀉，是由對麩質(gluten)敏感而引起的免疫性疾病。若患者進食含有麩質的食物，免疫系統會攻擊小腸，引致肚脹、腹痛、吐瀉、頭痛、疲倦等徵狀，長期可引致營養不良。

什麼是無麩質飲食？

麥膠性腸病暫時沒有辦法徹底被治癒，但可以透過無麩質飲食(gluten free diet)控制。無麩質食物其實是為患有麥膠性腸病的人而設，麩質是一種蛋白質，可在小麥(wheat)、黑麥(rye)、及大麥(barley)找到的。麥膠性腸病患者應避免食含有麩質的食物。穀類食品中的不少食物都含有麩質，包括麵

食、五穀片、麵粉製品和很多加工穀類食物。但麥膠性腸病患者可以進食米飯、馬鈴薯、蕎麥。蔬菜類、水果類、魚類和肉類，這些食物都不含麩質。但要留意它們的烹調過程中有沒有加入含有麩質的食材。由於某些調味料和醬油含有麩質，購買時要小心留意食物標籤。

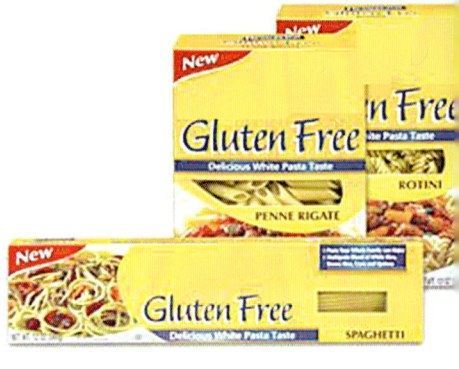

無麩質飲食是否適合每個人？

有些人選擇無麩質飲食因為覺得無麩質飲食是較健康，但其實不是每人都需要無麩質飲食。無麩質飲食是適合用於患麥膠性腸病人。全美國大約有1%的人患有麥膠性腸病，若想得知自己有沒有麥膠性腸病，可接受一個簡單的驗血測試。有些家長懷疑孩子患有麥膠性腸病，會選擇給他們吃無麩質的食物。但專家建議家長在決定給孩子吃無麩質食物前，應帶孩子到家庭醫生作檢查以證實孩子是否患有麥膠性腸病。因一般無麩質食物可能缺乏一些營養成份如鐵質(iron)和維生素B雜(B vitamins)等，如果孩子不是患有麥膠性腸病而使用無麩質飲食，便會錯過進食這些營養的機會。有些研究顯示，無麩質飲食可導致有益的腸部細菌減少。[1]

由於社會有不斷推廣無麩質飲食的趨勢，令很多人誤解認為含小麥、黑麥和大麥的食物是對我們身體不好的。事實上，小麥對我們的身體有很多好處，只是患有麥膠性腸病的人不適合吃含小麥、黑麥和大麥的食物。有報告顯示取自小麥中某些不易消化碳水化合物可幫助降低餐後血糖和高胰島素血症，降低三酸甘油酯和減輕體重。[2]

有些人認為無麩質飲食可增加精神、集中力、幫助減肥及降低體重。其實這些都是誤解並沒有科學根據。有些無麩質的食物不但含較少的維他命和纖維素，還含更多糖分。事實上，一些無麩質的飲食，特別是那些提煉過的穀物和沒有太多維他命和礦物質的食物，通常含更多脂肪，有較少的澱粉質和纖維素，以及缺少鐵質、葉酸、維他命B3、維他命B12、鈣質、磷及鋅。雖然無麩質食品比平常食品生產價格更高，但食品廠商可以將售價提高雙倍以上，維持與傳統食品相同的利潤率。

總括來説，只有罹患麥膠性腸病的人才真正需要無麩質飲食；而全美只得2百萬至3百萬人患麥膠性腸病，佔總人口少於1%的人。另外，根據Celiac Sprue 協會，僅僅得3%患麥膠性腸病的人知道自己患有該病。因此，當社會潮流都吹捧無麩質飲食時，大家還是應該多三思、多做資料蒐集，避免人云亦云。

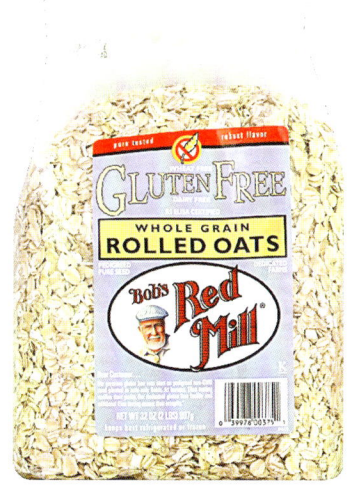

資料來源:

Jackson, F. W. (2010). Effects of a gluten-free diet on gut microbiota and immune function in healthy adult human subjects － comment by Jackson. British Journal of Nutrition, 104(05), 773. doi:10.1017/s0007114510001960

Neyrinck, A. M., & Delzenne, N. M. (2010). Potential interest of gut microbial changes induced by non-digestible carbohydrates of wheat in the management of obesity and related disorders. Current Opinion in Clinical Nutrition and Metabolic Care, 13(6), 722-728. doi:10.1097/mco.0b013e32833ec3fb

Gaesser, G. A., & Angadi, S. S. (2012). Gluten-Free Diet: Imprudent Dietary Advice for the General Population? Journal of the Academy of Nutrition and Dietetics, 112(9), 1330-1333. doi:10.1016/j.jand.2012.06.009

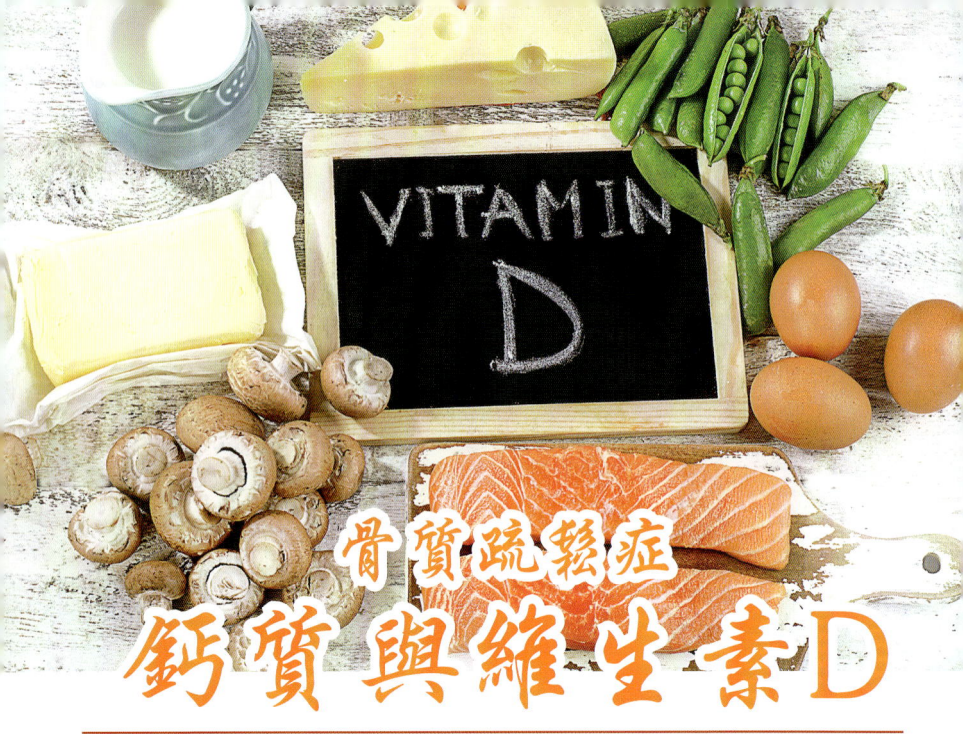

骨質疏鬆症
鈣質與維生素D

五月是全國骨質疏鬆症宣傳和預防月。骨質疏鬆症是一種骨骼新陳代謝疾病,患者的骨質密度減少,令骨骼結構變得脆弱,因而容易骨折。骨質疏鬆症有時亦被稱作「隱形病症」,因為它沒有明顯的徵狀,很多患者在骨折後才發現自己患有骨質疏鬆症。

骨質疏鬆症在華人中是一個非常普遍的健康問題,在50歲以上的美籍亞裔女性中,每5個人就有1個患有骨質疏鬆症。雖然它可影響不同年齡層,但大多在50歲以上發病。根據國家骨質疏鬆症基金會(National Osteoporosis Foundation),50歲以上的女性有一半會因骨質疏鬆症而骨折,50歲以上男性則有四份之一。由於骨質須在年輕時奠定基礎,所以在任何年齡都要注重適當飲食和定期做負重運動(weight bearing exercise),確保骨骼健康。

我們需要多少鈣質?

年齡	每日所需鈣質量(毫克)	約等於多少杯牛奶
1-3歲	700	2
4-8歲	1000	3
9-18歲	1300	4
19-50歲	1000	3
51-70歲 (男性)	1000	3
51-70歲 (女性)	1200	4
70歲以上	1200	4

骨骼健康和飲食

很多人誤以為成年之後骨頭就不會再生長,因此並不需要注意吸取足夠的鈣質。雖然一般人到18歲後,骨骼就會停止增生,但是我們的骨骼是處於不斷更新的過程中,骨質增密的過程會一直延至三十五歲左右;年青的時候骨質越密,年老的時候越不容易疏鬆及骨折。因此我們在三十五歲以前,應注意增加骨的質量,而在三十五歲後,亦必須繼續攝取足夠的鈣以延緩骨質疏鬆。

建立骨骼的營養素

鈣質是形成骨骼細胞所需的主要營養素,對骨骼健康至關重要。人體中的鈣質99%以上儲存於骨骼和牙齒。鈣質主要來源於奶類產品,例如牛奶、酸乳酪和芝士等。選擇脫脂或低脂(1%)的奶類產品。因為它們和全脂奶類產品含有相同份量的鈣質,但所含的熱量和飽和脂肪卻較少。牛奶和酸乳酪一般比芝士含較低鈉質和較高鉀質,過量鈉質可引致高血壓,而吸收足夠的鉀質可有助穩定血壓,因此建議大家多進食牛奶和酸乳酪,減少芝士的份量。

資料來源: National Osteoporosis Foundation. (n.d.). What Women Need to Know. Retrieved, from https://www.nof.org/preventing-fractures/general-facts/what-women-need-to-know/

每天3-4杯奶類食物看似很多，其實不難做到。只要每天其中兩餐以牛奶作為配餐飲品，再在早餐或下午小吃時加一杯酸乳酪就能達標。然而，很多華人都有乳糖不耐症(lactose intolerance)，進食奶類產品後會有腸胃不適、肚瀉等症狀。以下的非奶類食物含有相等於1杯8安士牛奶的鈣質，為患有乳糖不耐症的人士提供另一個鈣質來源的選擇：

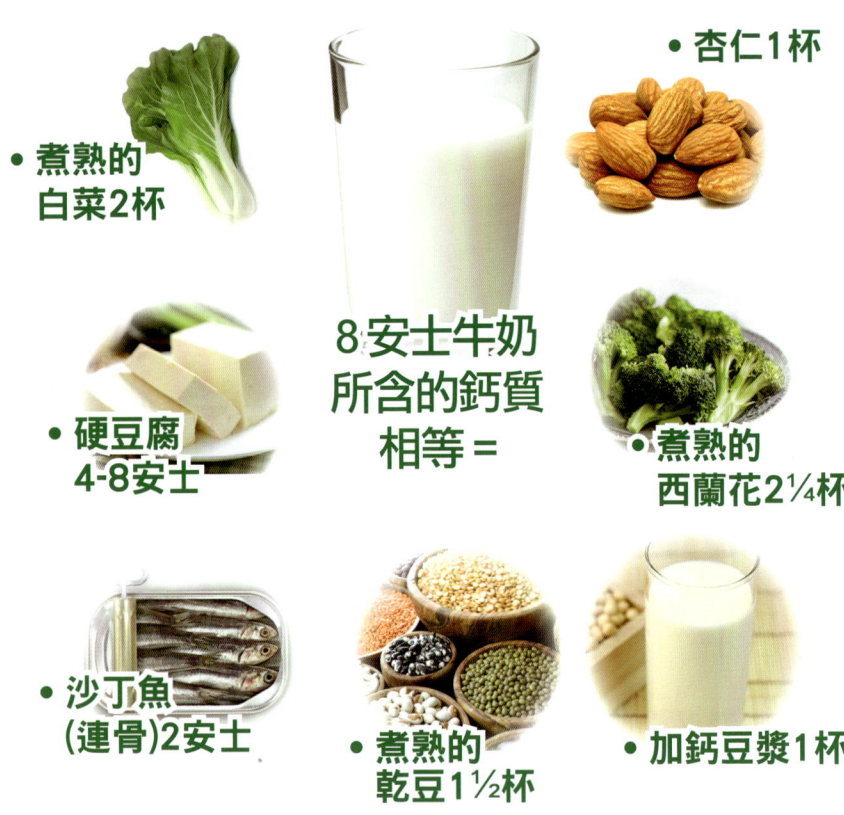

• 杏仁1杯

• 煮熟的白菜2杯

• 硬豆腐4-8安士

8安士牛奶所含的鈣質相等 =

• 煮熟的西蘭花2¼杯

• 沙丁魚(連骨)2安士

• 煮熟的乾豆1½杯

• 加鈣豆漿1杯

維生素D

建立骨骼除了需要鈣質以外，還需要其他營養素來增加密度和強度，包括維生素D、維生素K、鉀質、氟和鎂。維生素D幫助維持血液中鈣質和磷量在正常水平，並能增加鈣質的吸收，間接地有助於骨的形成和保健。以下的食物都含高維生素D：

●額外加入維生素D(fortified)的牛奶或酸乳酪

●雞蛋

●豆漿/杏仁漿/米漿

●某些魚類，如沙甸魚、三文魚、吞拿魚、鱒魚和非洲鯽

●額外加入維生素D(fortified)的早餐燕麥片/五穀片

食物 vs. 營養補充品

不論任何營養素，建議以食物作為主要來源，而不是營養補充品。如果你有乳糖不耐症不能進食奶類食品，可嘗試高鈣非奶類食物。踏入更年期的女性骨質流失較嚴重，請諮詢你的醫生有關鈣質和維生素D的補充品。

陽光的重要

吸取足夠的陽光可以幫助我們製造維生素D。每星期至少2-3次，每次10-15分鐘的陽光吸收就能讓身體製造足夠的維生素D。防曬產品會阻礙我們的身體利用陽光來製造維生素D，因此大家不防在塗上防曬品前，在温和的陽光下散步10-15分鐘，或者只塗防曬產品於面部和頸部，讓四肢沐浴於陽光之中。但是冬天的陽光強度較低，在美國大部份的地區，冬天的陽光不足以製造維生素D，因此要更加留意飲食中的維生素D攝取。

運動的重要

除了食物以外，體力活動對於預防骨質疏鬆症亦非常重要。在年青的時候，做足夠的負重運動可幫助增加和維持骨質密度。一些負重運動的例子包括：舉重、跳舞、跑步和跳繩。中年和老年人做體力活動可幫助提高平衡力和協調度，減低因跌倒而造成骨折的風險，建議成年人每星期做最少150分鐘體力活動，兒童每天做最少60分鐘體力活動。

其實，只要我們有均衡的飲食，從中吸取足夠的鈣質和維生素D，再配合適量的運動，華人想有強健的骨骼並不是問題。

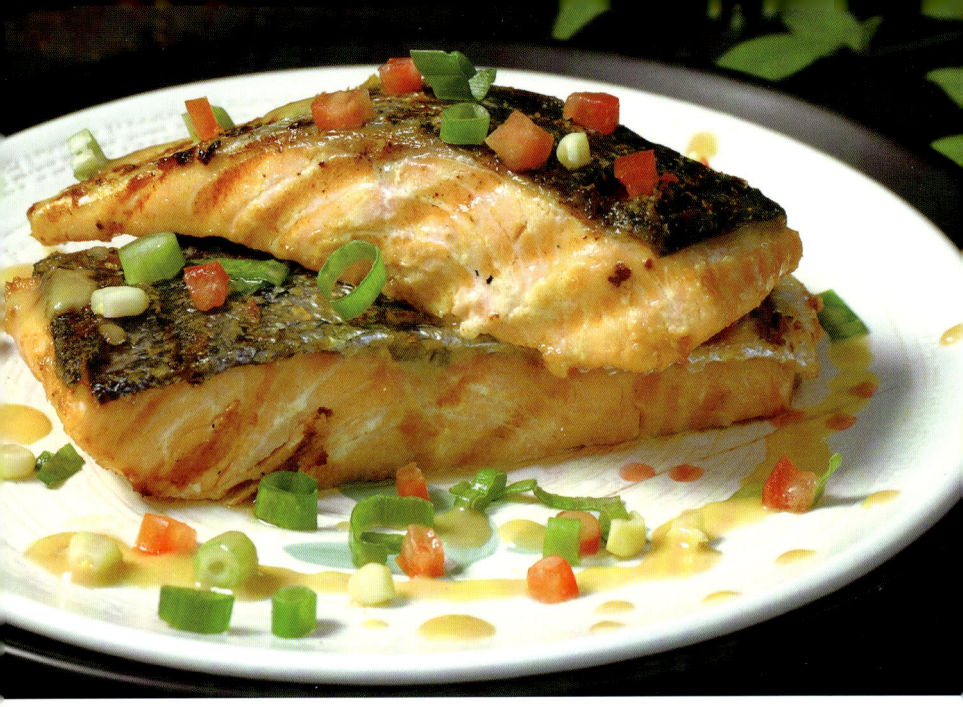

遠離代謝綜合症

你是全美國四分之一患有代謝綜合症(Metabolic Syndrome)的其中之一嗎？代謝綜合症是累積多個高風險致病因素的一個統稱，包括：中央肥胖(abdominal obesity)、三酸甘油脂過高、高密度脂蛋白膽固醇過低、高血壓及高血糖，總共5項因素。

估計全球約有20 - 25% 成年人患有代謝綜合症，而美國成年人中有超過三份之一是患者。身體過重已慢慢地成為美國人的象徵。我們對此並不感到驚訝，人們求方便而進食快餐和少做體力活動，腰圍數字不斷增加。

只要符合下列任何三項或以上的徵狀，就可被認定為患有代謝綜合症：

1. 中央肥胖：男性腰圍>40吋，女性腰圍>35吋
2. 三酸甘油脂(triglyceride)高於或等於150mg/dl
3. 高密度脂蛋白膽固醇(HDL)：男性<40mg/dl，女性<50mg/dl
4. 血壓高於或等於130mmHg/85mmHg
5. 空腹血糖高於或等於110mg/dl

積極做體力活動

日常生活的轉變可大大影響三酸甘油脂的濃度。即使在體重沒有減輕的情況下，增加日常體力活動可降低血液中的三酸甘油脂。若你可以再減少百分之5至10的體重，代謝綜合症的每一個風險因素都會得到改善。

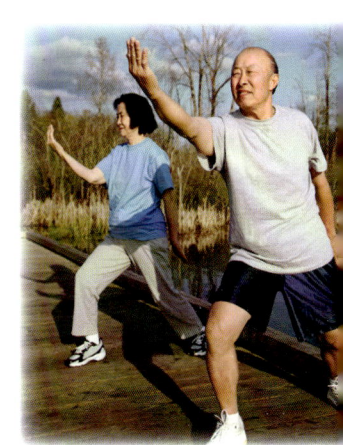

減少攝取糖份

進食過多的糖可令到血液中的三酸甘油脂上升。為身體帶來額外的熱量，導致體重增加。美國心臟協會建議，女性每天不要進食多於6茶匙糖，而男性則是9茶匙。

適量進食澱粉質食物

進食過多的澱粉質食物可引致身體吸收過多的卡路里，並提升三酸甘油脂的濃度。因此，平均每日應進食不超過6安士的澱粉質食物 (相等於3碗細的米飯)，並且以當中的一半為全穀類為佳。

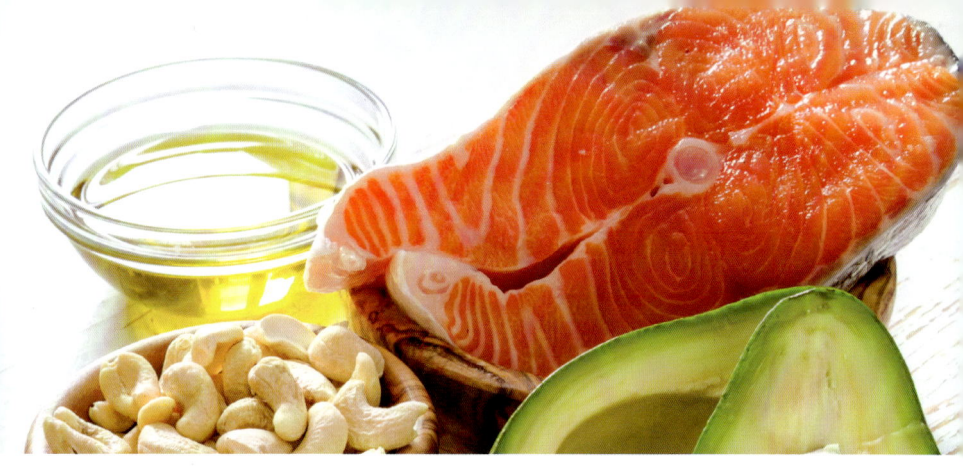

多吃含高奧米加3(Omega3)脂肪酸的魚類

魚類中的奧米加3脂肪酸對心臟大有益處。每一克的奧米加3脂肪酸可降低血液中百分之5到10的三酸甘油脂。美國農業部建議,每星期吃兩次奧米加3脂肪酸的蛋白質食物為最佳。

各種魚類奧米加-3 的比例 (以 4 安士份量計算)
大西洋三文魚 (Atlantic salmon) **2.4克**
銀鮭魚(Coho Salmon) **1.5克**
比目魚(Greenland Halibut) **1.3克**
罐頭紅色或粉紅色三文魚(pink salmon) **1.2克**
油浸沙丁魚 (sardines) **1.1克**
虹鱒魚 (rainbow trout) **1.0克**
水浸白吞拿魚 (white tuna) **1.0克**
紅鮭魚(sockeye salmon) **0.9克**

因此,建立良好的飲食習慣很重要（三低一高飲食原則）:

低脂:減少進食高脂肪的食物,盡量少用固體脂肪,如:牛油、豬油、排骨、香腸、煙肉、熱狗、薄餅等。除此之外,亦應盡量避免使用反式脂肪。反式脂肪通常隱藏在市面上的烘焙

食品中，如：餅乾、曲奇餅及蛋糕；油炸食品，如：薯條、薯片和玉米片。

低糖：避免進食高糖份食物，如：加糖五穀片、全脂雪糕、蛋糕、汽水、雞尾包等含高糖份的食物。我們可以用無加糖五穀片代替加糖五穀片，這樣，便可以減少進食3茶匙的糖，而減少飲一瓶20安士的汽水更可避免攝取16茶匙的糖!

低鹽：美國膳食營養指南建議，每天不應進食多於2300毫克鈉(大約一茶匙鹽)。但是，高血壓、糖尿病及慢性腎病者、非裔人士或任何年齡51歲或以上的人士，每天不應進食多於1500毫克鈉。

高纖：多吃菜、水果及全穀類食物；青少年與成人每天需要20－30克纖維。

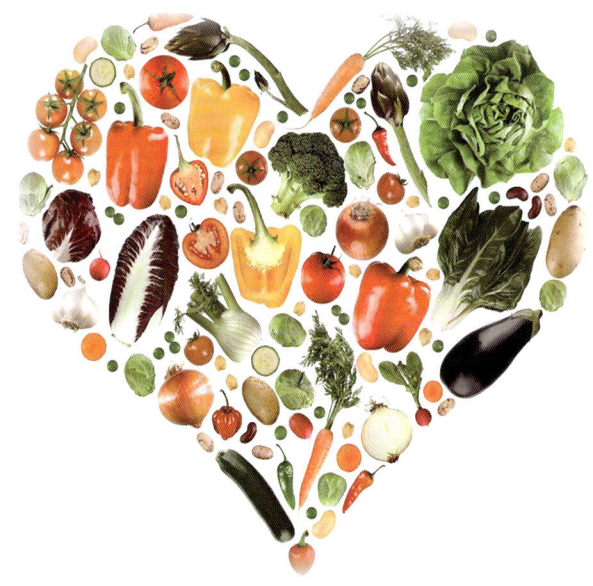

只要做齊以上的建議，便可有效地預防患上代謝綜合症。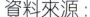

資料來源：

Mohan V, Deepa M. The metabolic syndrome in developing countries. Diabetes Voice. 2006;51(Special Issue)

Moore, J. X., Chaudhary, N., & Akinyemiju, T. (2017). Metabolic Syndrome Prevalence by Race/Ethnicity and Sex in the United States, National Health and Nutrition Examination Survey, 1988－2012. Preventing Chronic Disease, 14. doi:10.5888/pcd14.160287

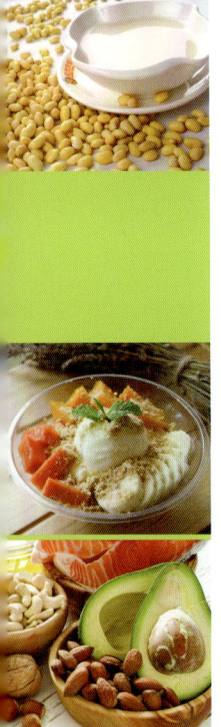

HEALTHY RECIPES
健康食譜

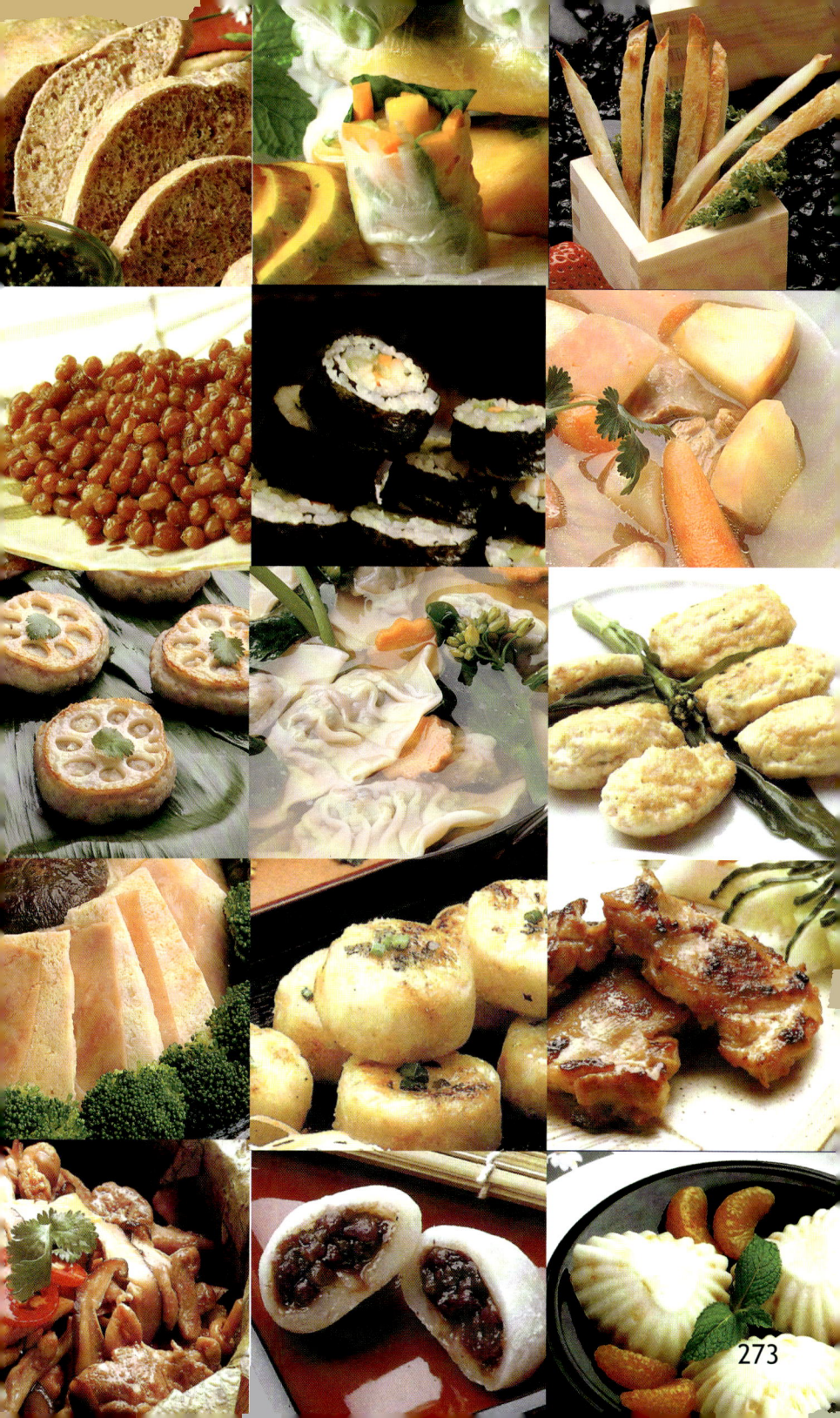

273

健康愛心麵包

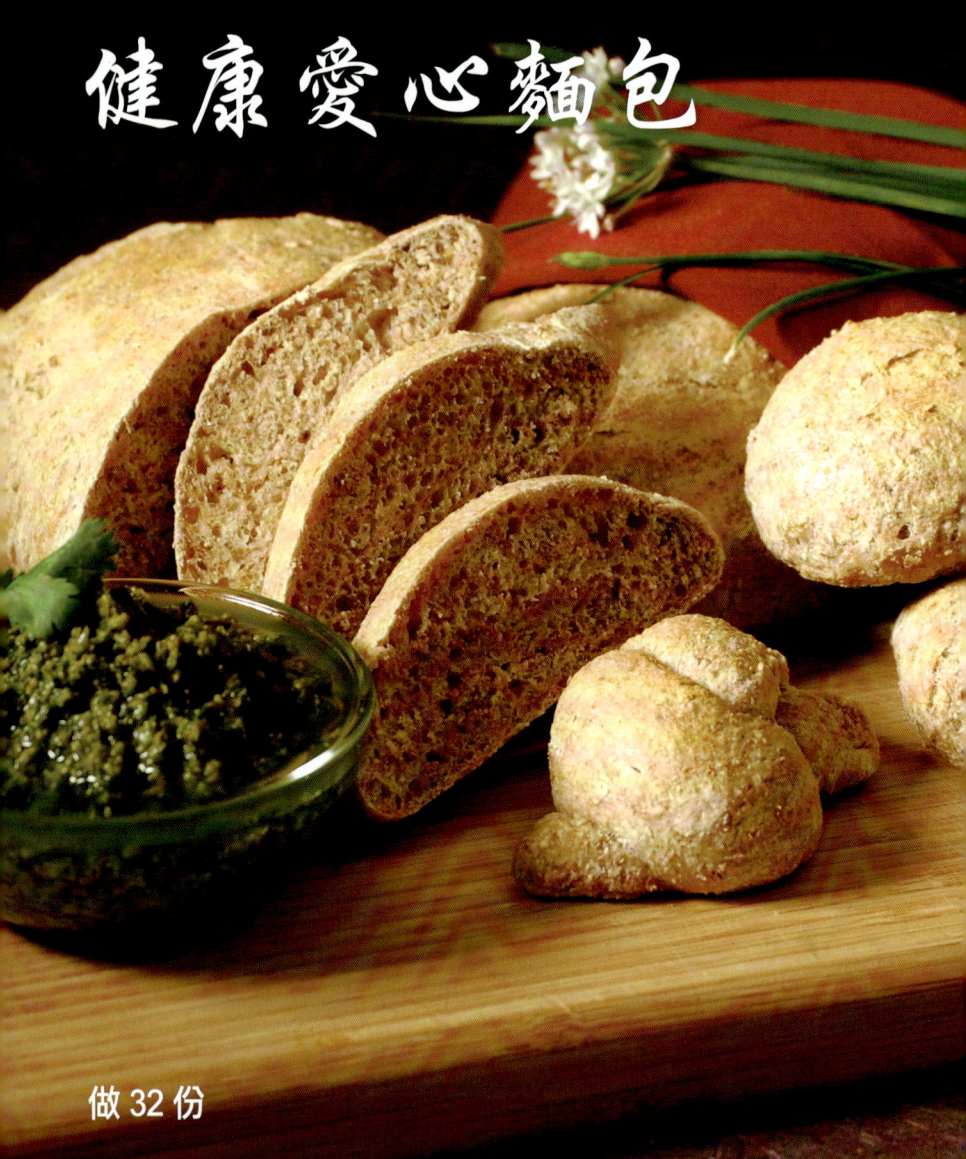

做 32 份

每份營養含量：

每份熱量：98 　　總脂肪：1 克 　　飽和脂肪：0 克

反式脂肪：0克 　　膽固醇：6 毫克 　　鈉質：116 毫克

碳水化合物：19 克 　纖維素：2 克 　　蛋白質：4 克

274

附：饅頭

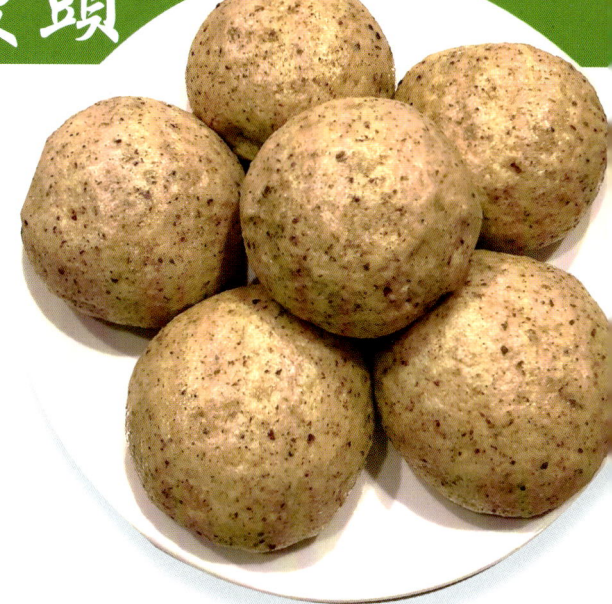

用料：

水 3杯加1湯匙
烘培發酵粉 1½湯匙
鹽 1½茶匙
全麥麵粉 3½杯
多用途麵粉 3杯
雞蛋 1隻
亞麻籽粉 4至8湯匙

做法：

1) 把3杯暖水倒進一個碗裏，然後加入烘培發酵粉和鹽至暖水中。

▲除了焗包之外，可將麵糰製成24個饅頭。蒸10分鐘至熟透。

2) 將麵粉和亞麻籽粉以每次1杯的份量倒入碗裏，然後慢慢地攪拌，揉成麵糰。

3) 將麵糰移進一個大碗裏，蓋上保鮮紙，讓麵糰靜置發酵膨脹至1倍大，約1小時。

4) 將麵糰分開兩半。(麵糰可冷凍留待稍後用)。

麵包條：放進麵包烤盤，讓其在室溫約1小時繼續發酵至1倍大。
小麵包：將麵糰分成12個。加入你喜愛的食材，如青蔥、自製豬肉鬆，並弄成球狀。讓其在室溫約半小時繼續發酵至1倍大。

5) 將烤爐預熱至350°F。

6) 將雞蛋和剩餘的1湯匙水混和在小碗中，然後將雞蛋水掃在麵糰上面。

7) 麵包條：烤30分鐘；小麵包：烤15-18分鐘直至稍微金黃色。趁熱享用。

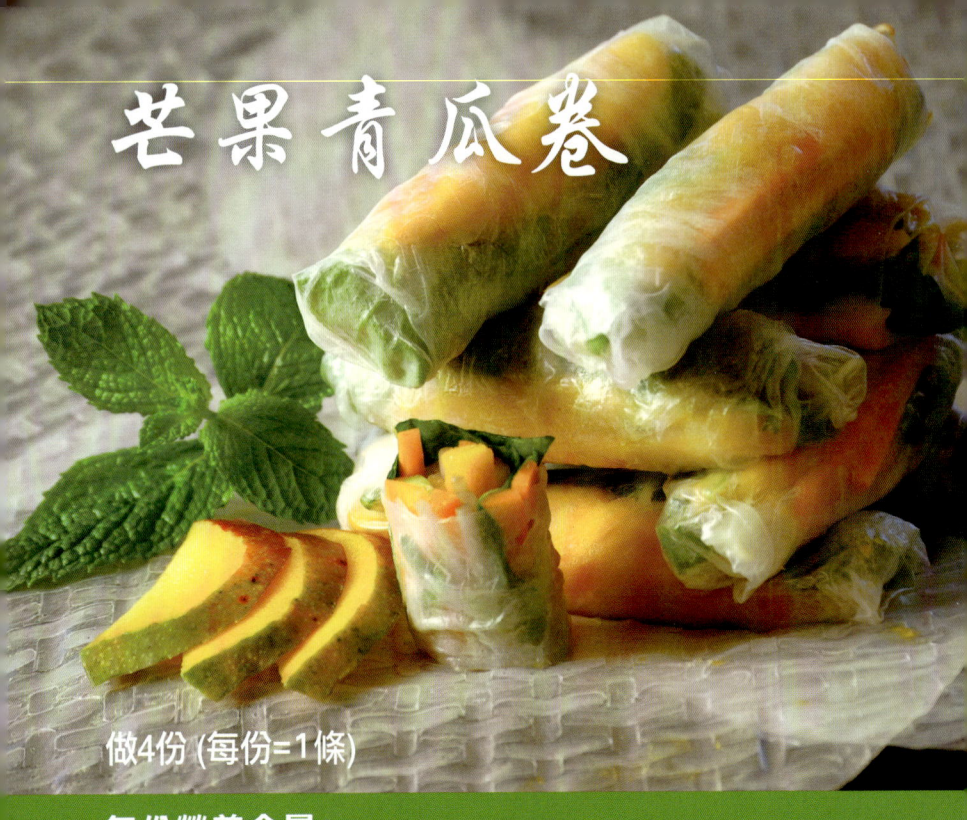

芒果青瓜卷

做4份 (每份=1條)

每份營養含量：

熱量：89	總脂肪：0 克	飽和脂肪：0 克
反式脂肪：0 克	膽固醇：0 毫克	鈉質：17 毫克
碳水化合物：21 克	纖維素：2 克	蛋白質：2 克

用料：

胡蘿蔔 1條
芒果 1個
黃瓜(青瓜) 1條
米紙 4張
薄荷葉 少許

做法：

1) 將胡蘿蔔，芒果，和黃瓜洗乾淨，去皮。黃瓜切開一半，去瓜囊。

2) 將黃瓜，蘿蔔和芒果切成幼條狀，放在一個碗裏。

3) 準備一碗熱水。

4) 將米紙逐一放進熱水裏，變軟后立刻取出。

5) 把軟米紙放在碟子上。在米紙中間放上預先準備好的蔬菜水果材料，再放上薄荷葉，包成春卷狀便可食用。

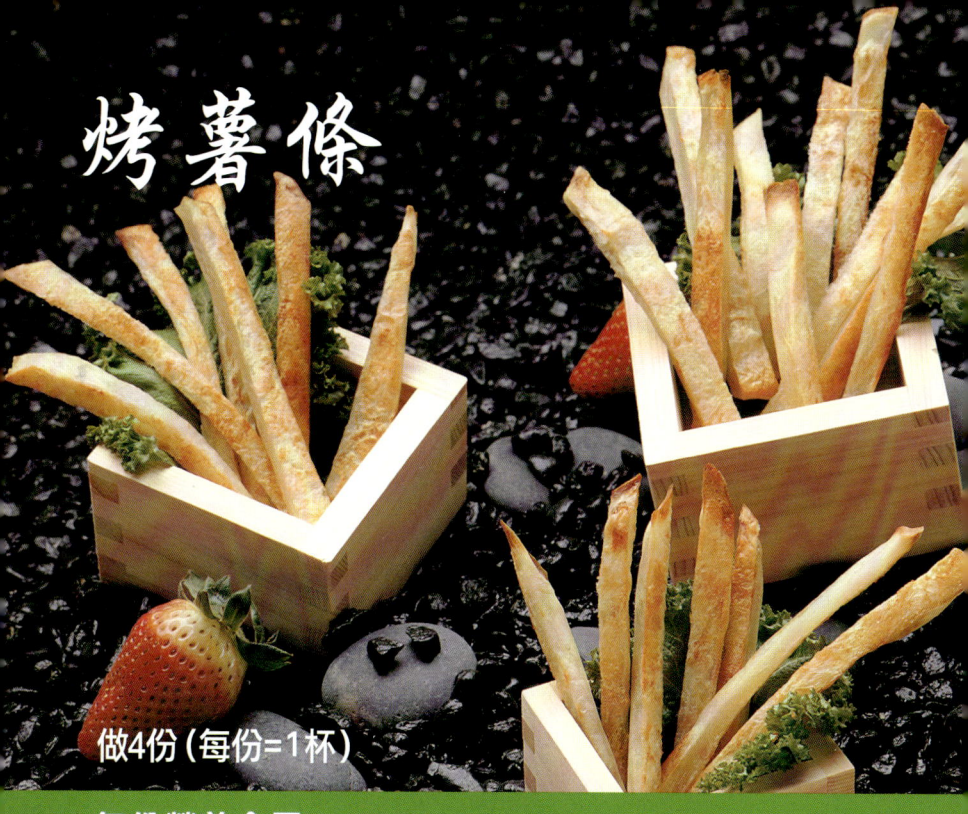

烤薯條

做4份（每份=1杯）

用料：

馬鈴薯（薯仔）　5個

（切成¾吋闊條狀）

蒜粉　1湯匙

噴霧式菜油

做法：

1) 烤爐預熱至 400° F。

2) 將薯條與蒜粉放大碗中拌勻。

3) 用噴霧式菜油噴勻烤盆。

4) 將薯條平攤擺在烤盆上，放烤爐中焗40至45分鐘，或至薯條熟脆即可供吃，烤焗期間每8分鐘把薯條翻轉一次。

五香黃豆

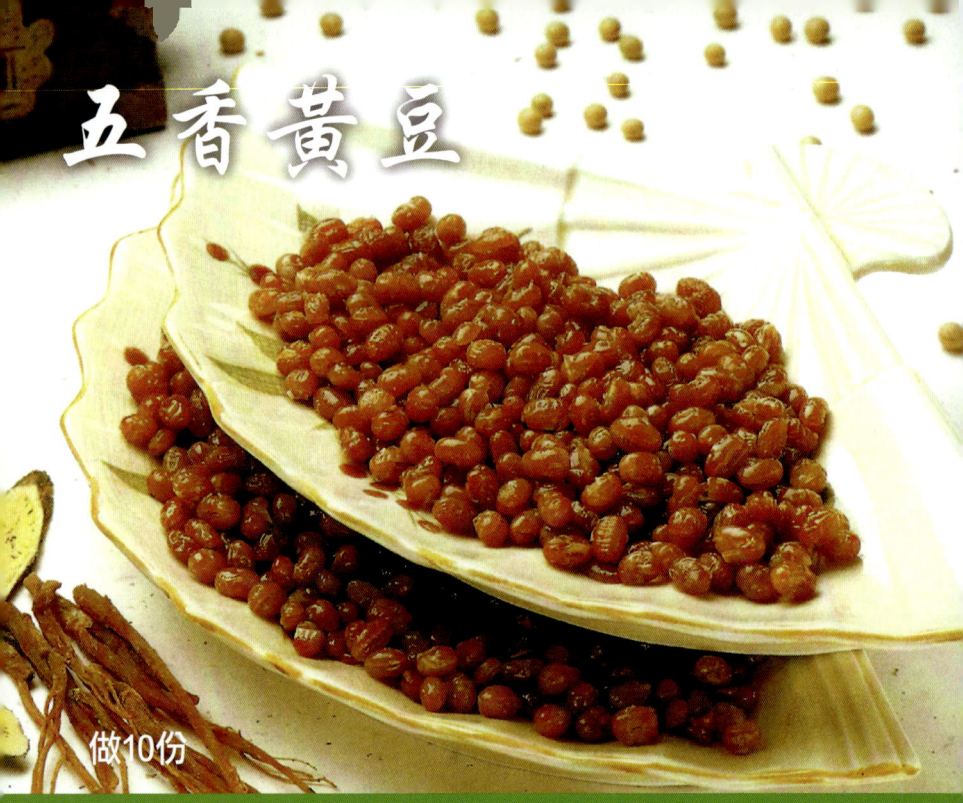

做10份

每份營養含量：

熱量：80　　　總脂肪：4 克　　　飽和脂肪：0.5 克

膽固醇：0 毫克　　鈉質：105 毫克　　碳水化合物：6 克

纖維素：3 克　　　蛋白質：5 克

用料：

黃豆 1磅

水 4杯

生抽 1湯匙

糖 2茶匙

五香粉 1茶匙

參鬚 一扎（可免）

甘草 數片（可免）

做法：

1) 將烤爐預熱至275˚F。

2) 黃豆用水煮沸，加參鬚和甘草，轉慢火，煮約1小時。

3) 隔乾水後留用。

4) 將黃豆，生油，糖及五香粉拌勻。

5) 用一淺盤，把黃豆攤放其上；於烤爐裡以275度烤1小時。

6) 每15分鐘將豆翻1次，豆烤香後，待涼供吃或入罐蓋緊存放。

糙米壽司

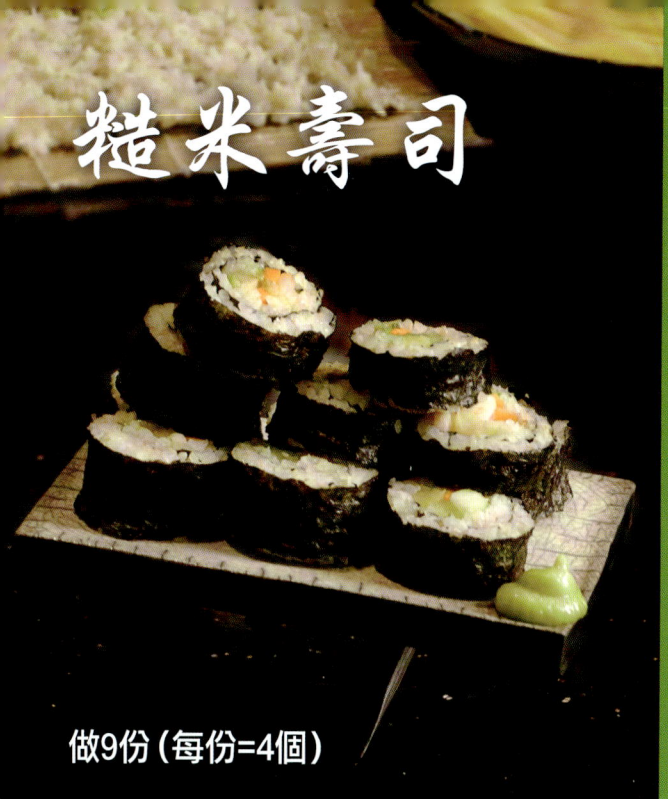

每份營養含量：

熱量：291

總脂肪：4 克

飽和脂肪：1 克

反式脂肪：0 克

膽固醇：12 毫克

鈉質： 69 毫克

碳水化合物：57 克

纖維素：4 克

蛋白質：8 克

做9份（每份=4個）

用料：

糙米（生） 3杯

米醋 4湯匙

糖 1茶匙

青瓜(黃瓜) 4至6條

牛油果 1個

日本醃製蘿蔔 ½條

蝦（去殼去腸）10至15隻

紫菜 3張

芝麻（可免） 少許

做法：

1）用電飯鍋量杯，取3杯糙米。用冷水輕微沖洗。洗完將水倒乾。依照電飯鍋原廠煮米的方法設定烹調時間。

2）將煮熟的米飯放在一個大鍋或大盤裏，加入混好的米醋糖攪拌均勻。

3.）將日本醃製蘿蔔和黃瓜洗淨，然後各切成6條長條。

4）牛油果切半，去皮，去核，每半切成6片。

5）用熱水將蝦煮熟(由透明轉到粉紅色)後，放在一旁待用。

6）將紫菜橫放在面前。將飯均勻鋪開在紫菜上，在飯的中央放兩條黃瓜，兩條日本醃製蘿蔔，兩片牛油果和兩隻蝦。

7.）用壽司席將紫菜捲起，然後將壽司卷切成每件約¾吋大小的壽司，即可享用。

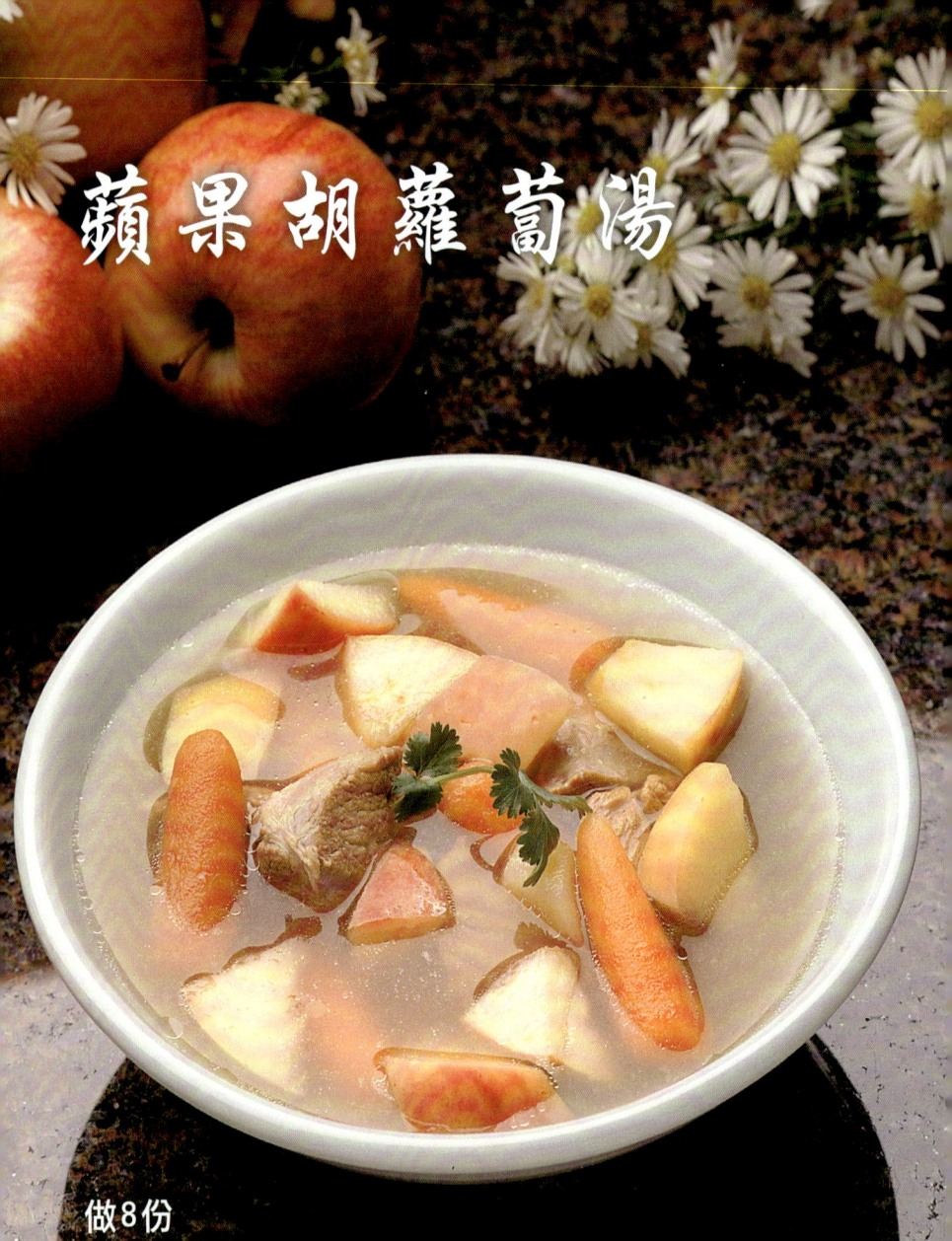

蘋果胡蘿蔔湯

做8份

每份營養含量：

熱量:175　　　　總脂肪:5 克　　　　飽和脂肪:2 克

反式脂肪:0 克　　膽固醇:48 毫克　　鈉質:199 毫克

碳水化合物:16 克　纖維素:3 克　　　蛋白質:16 克

附：自製豬肉鬆

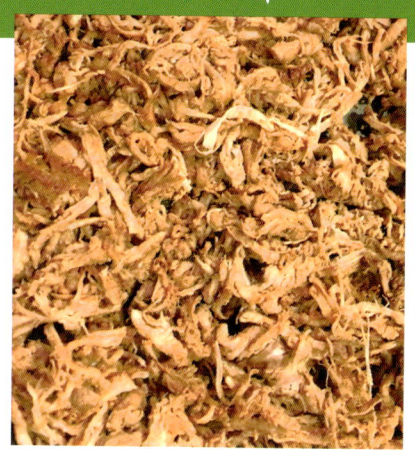

用料：

瘦肉,切塊 1磅

蘋果 4個
（去皮,去核,切成4塊）

胡蘿蔔,切塊 4條

薑 4片

水 20杯

陳皮（可免） 1片

鹽 少許調味

做法：

1) 將所有材料放進一個大鍋裏,用大火煮沸。

2) 煮沸後,調至中火煮3至4小時,煮至剩下約8杯水。

3) 將湯面的油隔走,趁熱喝。

▲湯煮好後,可將湯中的瘦豬肉撈出,瀝乾、撕開,加入紹酒、糖、醬油、蒜粉各一湯匙和半茶匙鹽來慢火炒直至水份完全蒸發。然後將烤爐預熱至250°F,把肉絲平鋪在烤盤,放進烤爐烤約一小時至全乾,期間每15分鐘翻攪一次。

冬菇蓮藕素菜湯

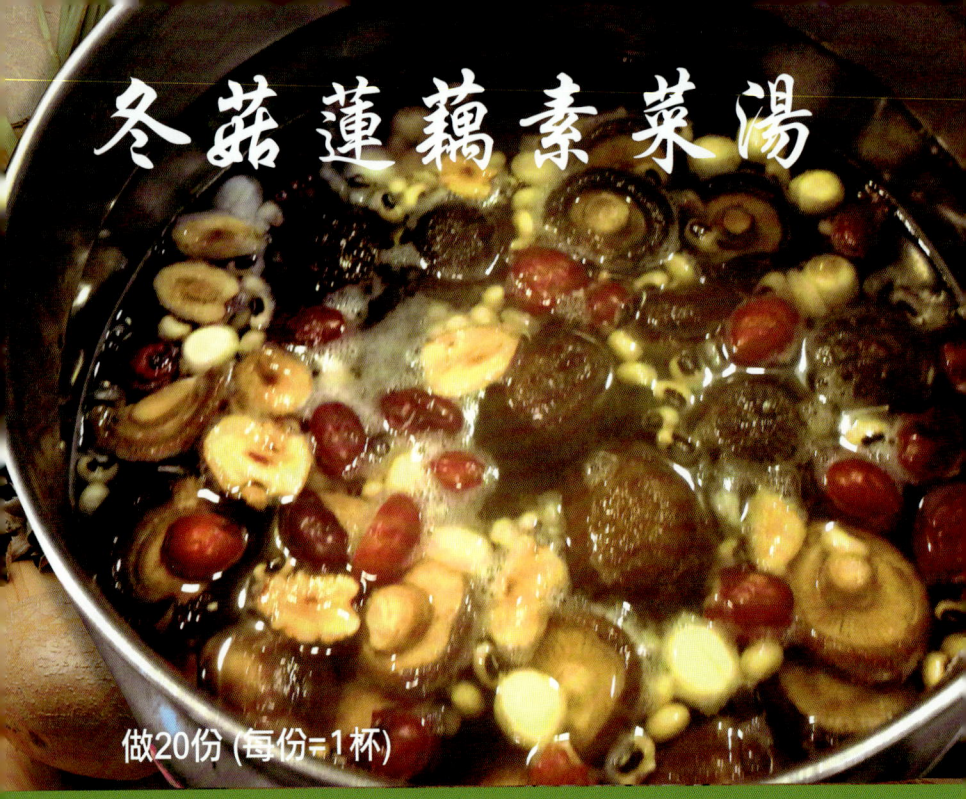

做20份 (每份＝1杯)

用料：

冬菇，浸軟 20粒　　水 20杯
眉豆 2杯　　　　　陳皮 1片　　　　紅棗 15粒
蓮藕 2條　　　　　生花生 1杯　　　蜜棗 6粒
　　　　　　　　　急凍去殼栗子 1磅　鹽 1茶匙

做法：

1) 冬菇和眉豆在雪櫃裡浸過夜至軟身。

2) 將蓮藕洗乾淨，去皮，切細。

3) 將所有用料置大鍋中，大火煮沸。

4) 轉中火煮3小時。加鹽便成。

鮮蔬雞肉水餃

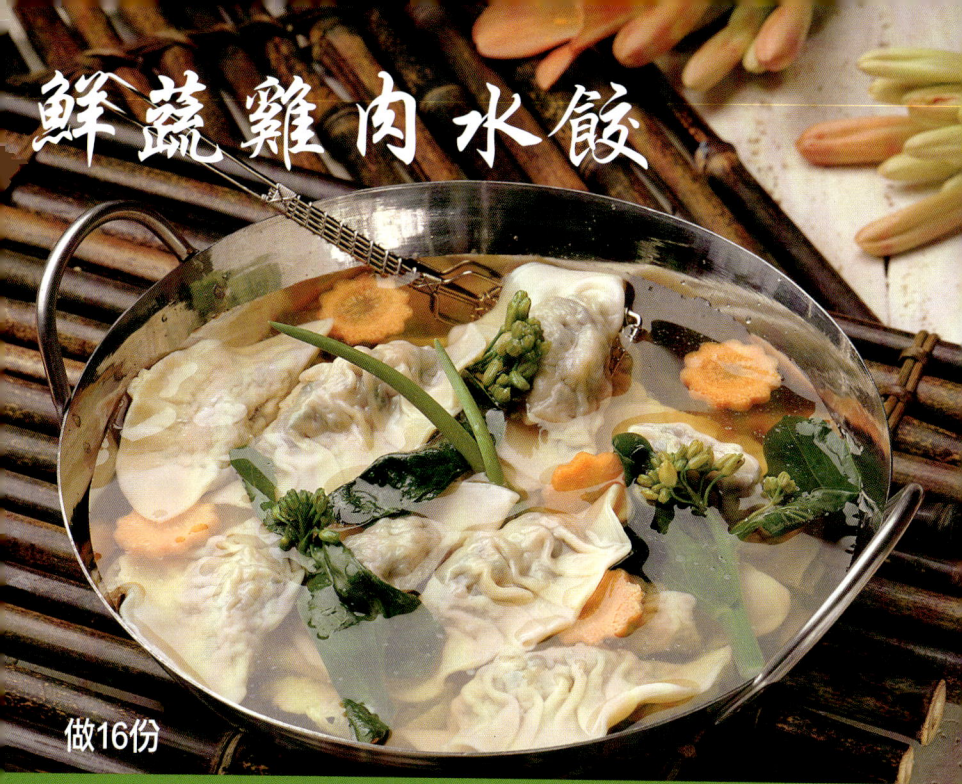

做16份

每份營養含量：

熱量：95 　　　總脂肪：2 克 　　　飽和脂肪：微量
膽固醇：16 毫克 　鈉質：379 毫克 　碳水化合物：13 克
纖維素：2 克 　　　蛋白質：5 克

用料：

無皮無骨雞腿肉，剁茸 ½磅 　　　麻油　1茶匙
白菜葉，切碎 1杯 　　　　　　　　鹽　½茶匙
沙葛(或白菜梗，切粒) ½杯 　　　　生粉 3茶匙
冬菇，浸軟，去蒂，切丁　4隻 　　蛋白 1隻
木耳或雲耳，浸軟，切碎 ½杯(可免)　薄雲吞皮 1包(14安士)

做法：

1) 所有餡料切妥調味拌勻待用。

2) 每張雲吞皮上放1小匙餡料，包成餃子。

3) 滾水將餃子煮至浮面。用上湯青菜配餃子供吃。

生餃子可冰凍貯藏，吃時滾水煮熟，不必解凍。

283

雞肉蓮藕餅

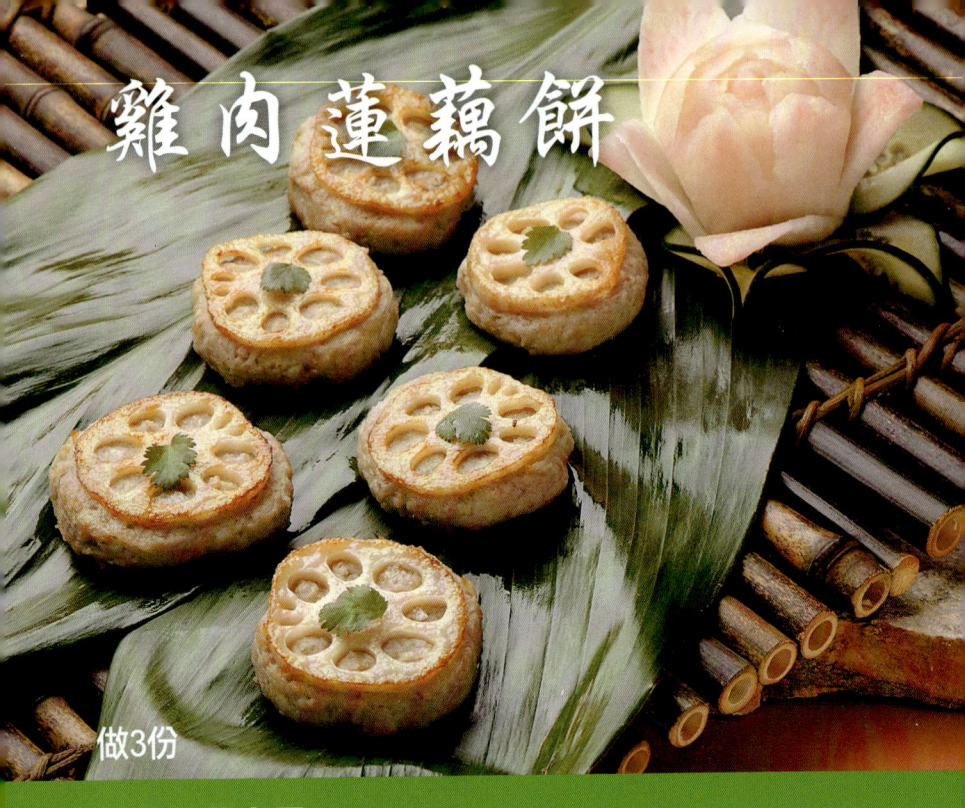

做3份

每份營養含量：

熱量：188　　　總脂肪：3 克　　　飽和脂肪：微量

膽固醇：33 毫克　　鈉質：497 毫克　　碳水化合物：20 克

纖維素：4 克　　　蛋白質：15 克

用料：

去皮雞胸肉，剁茸　6安士
蓮藕，磨茸　3杯
油　1茶匙

醃料：

蛋白　1隻　　　生粉　1湯匙
糖　2茶匙　　　麻油　½茶匙
鹽　½茶匙

做法：

1) 雞茸用蛋白及醃料拌勻。

2) 加進蓮藕，拌勻；做成6個2寸直徑餅狀。

3) 中火燒熱易潔鑊，下油將藕餅煎至兩面熟透成金黃色即成。

香茅煎肉

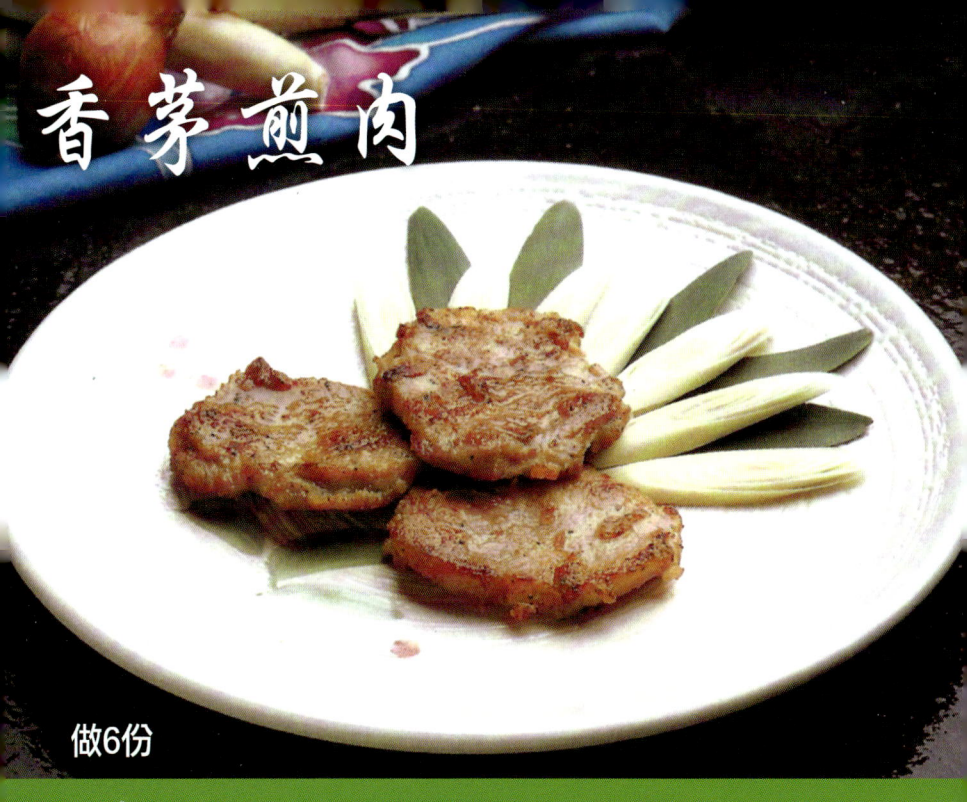

做6份

每份營養含量：

熱量：151　　　　總脂肪：7 克　　　　飽和脂肪：2 克

膽固醇：80 毫克　　鈉質：431 毫克　　碳水化合物：1 克

纖維素：微量　　　蛋白質：17 克

用料：

豬肉眼　1磅

香料：

香茅茸　½茶匙

薑茸　½茶匙

蒜茸　½茶匙

紅蔥茸　½茶匙

黑椒粒　2茶匙

乾紫蘇葉　少許

鹽　¼茶匙

魚露　1湯匙

蛋　1隻

生粉　2湯匙

梳打粉　¼茶匙

油　1湯匙

做法：

1) 肉眼切成12塊薄片後用刀背或鬆肉搥拍鬆。

2) 將香料加進肉片中，拌勻。

3) 加調味料鹽、魚露、蛋、生粉、梳打粉撈勻，醃約半小時。

4.) 燒熱易潔鑊後，下油一湯匙，用中火將肉煎熟即可。

上湯冰豆腐

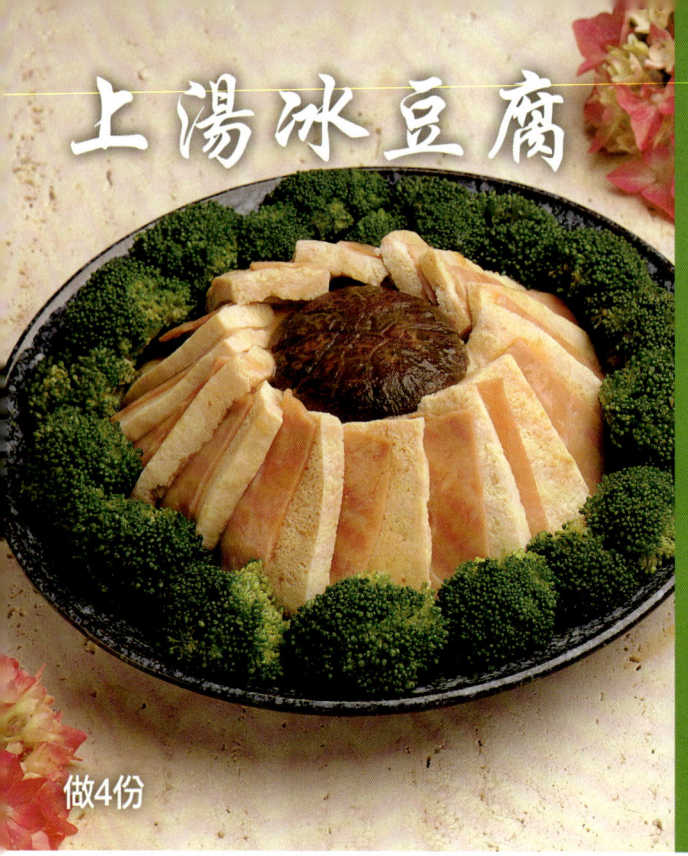

做4份

每份營養含量：

熱量：134

總脂肪：6 克

飽和脂肪：1 克

膽固醇：16 毫克

鈉質：442 毫克

碳水化合物：9 克

纖維素：4 克

蛋白質：11 克

用料：

冰豆腐　4塊（先冰凍過夜或冰凍8小時後，解凍，擠乾水份，每塊切成4片）

火腿　3片（切15小片，每片大小和冰豆腐片略同）

冬菇浸軟去蒂　6隻

西蘭花（灼熟）　2杯

上湯　1杯（或罐頭低鈉雞湯）

芡汁：

生粉 2茶匙　　生抽 1½茶匙

糖 1茶匙　　　麻油 ½茶匙

白胡椒粉 少許

做法：

1) 把豆腐片和火腿片間隔排放在湯碗內。

2) 碗中放置冬菇。

3) 將上湯灌注碗裏，放鍋中大火蒸約20分鐘。

4) 把汁隔出鑊中，和芡汁料煮成薄芡。

5) 碗內材料反扣上碟，伴以西芥蘭花。

6) 淋芡上碟即可。

百花琵琶豆腐

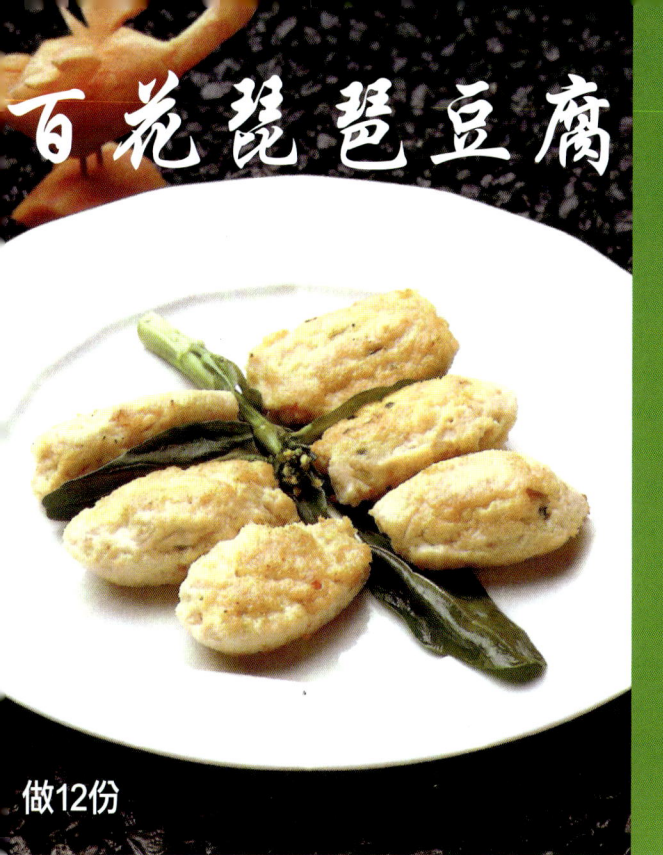

做12份

每份營養含量：

熱量：76
總脂肪：4 克
飽和脂肪：1 毫克
膽固醇：53 毫克
鈉質：190 毫克
碳水化合物：3 克
纖維素：1 克
蛋白質：7 克

用料：	調味：	芡汁：	
鮮蝦 6安士	薑茸 1茶匙	蠔油 ½湯匙	紹酒 1茶匙
豆腐 4件	蒜茸 ½茶匙	生抽 ½茶匙	上湯 ½杯
蛋 2隻	鹽 ½茶匙	老抽 ¼茶匙	生粉 1茶匙
油 1湯匙	胡椒粉 ¼茶匙	麻油 少許	油菜 12條

做法：

1) 鮮蝦去殼去腸後，用刀拍爛，順一方向打至起膠。
2) 加豆腐，蛋及調味料攪勻。
3) 將湯匙把豆腐蝦膠定形似琵琶，倒出待用。
4) 燒熱易潔鑊，豆腐置鑊裡中火煎至金黃熟透。
5) 煮透芡汁後，淋上琵琶豆腐供吃。用油菜伴碟。

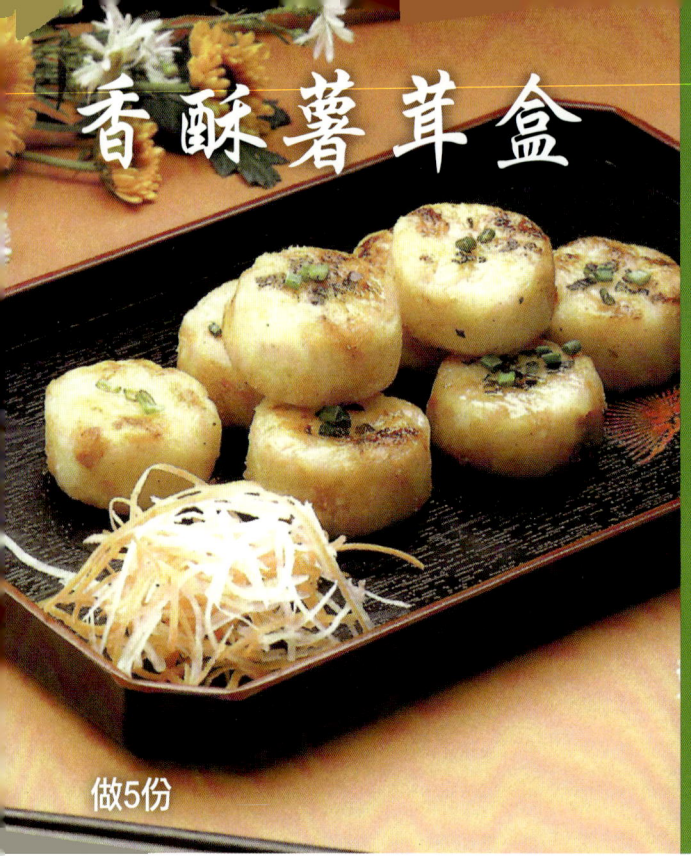

香酥薯茸盒

每份營養含量：

熱量：225
總脂肪：2克
飽和脂肪：微量
膽固醇：26 毫克
鈉質：220 毫克
碳水化合物：43 克
纖維素：2 克
蛋白質：12 克

做5份

用料：

皮：

馬鈴薯煮熟，去皮搓茸 4隻
澄麵粉　½杯
生粉　3湯匙
滾水　½杯
鹽、糖 各¼茶匙

餡：

雞胸肉剁茸　½磅
生抽、生粉　各1茶匙
冬菇，浸軟，去蒂，切粒　½杯
洋蔥茸 ½杯
油 2茶匙

做法：

1) 澄麵粉，生粉用滾水開成漿。

2) 加進薯茸，鹽和糖搓成粉糰。

3) 將雞肉以生抽及生粉醃勻。

4) 炒香雞肉，菇粒及洋蔥，留作餡用；待涼後，分成15份。

5) 薯茸粉糰分成15分，搓圓形捍成皮。

6) 每塊薯茸皮內置餡料包好；放在易潔鑊裡。用另一茶匙油煎至金黃色即成。

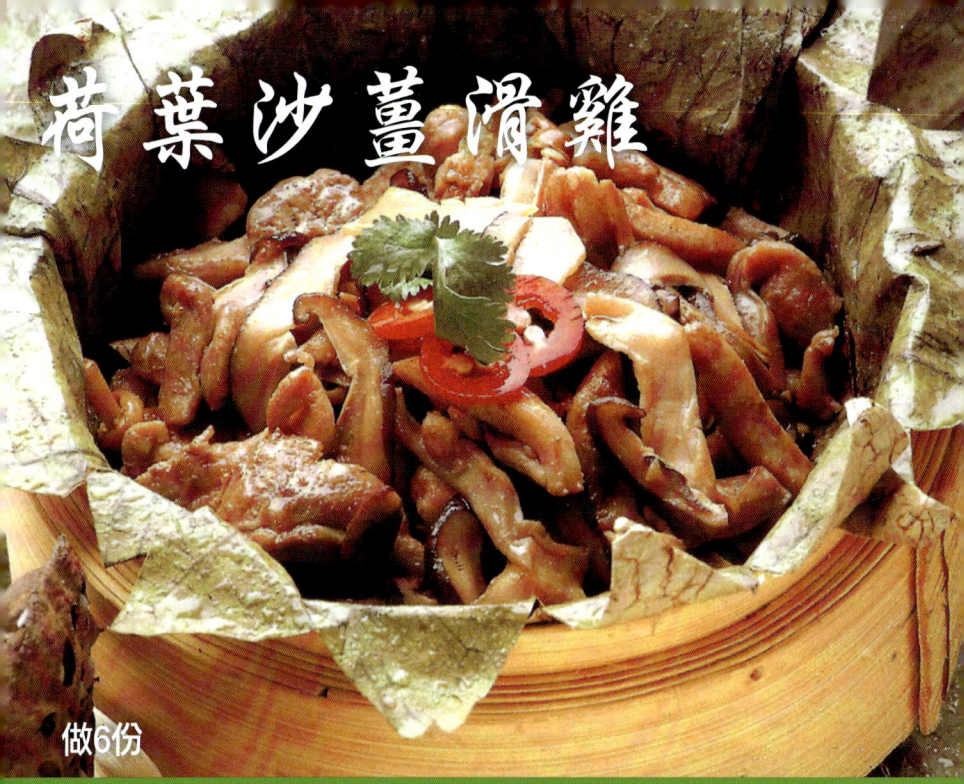

荷葉沙薑滑雞

做6份

每份營養含量：

熱量：105　　　總脂肪：1 克　　　飽和脂肪：微量
膽固醇：44 毫克　　鈉質：438 毫克　　碳水化合物：6 克
纖維素：1 克　　　蛋白質：15 克

用料：

雞肉（去皮，切件）　1磅
生粉　1湯匙
冬菇（浸軟去蒂）8隻
金針（浸軟）½杯
薑　6片
荷葉（洗淨，浸軟）　1整塊

醃料：

沙薑粉 1湯匙
鹽　1茶匙

做法：

1) 放醃料在雞肉中，醃一天以上。放在雪櫃裡。

2) 把雞肉放在碗中，加入生粉拌勻。

3) 將冬菇、金針和薑片混放雞肉中，置荷葉中包扎好，用牙籤封口。

4) 蒸30-40分鐘至雞肉熟透即可。

果醬煎雞扒

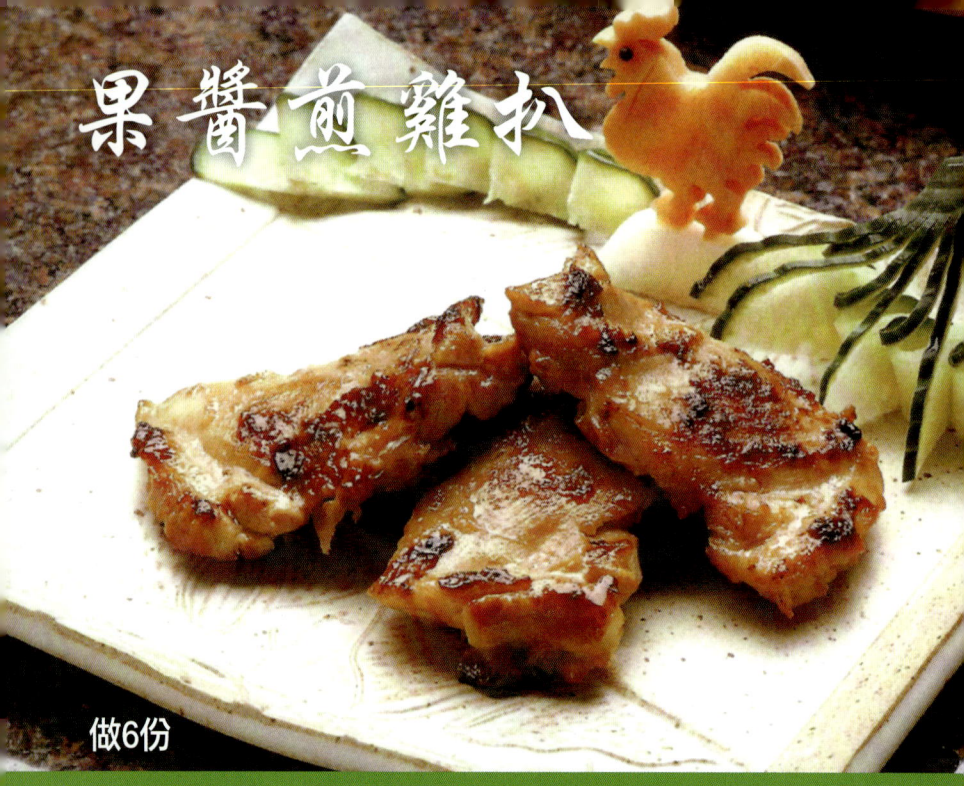

做6份

每份營養含量：

熱量：160	總脂肪：5 克	飽和脂肪：1 克
膽固醇：94 毫克	鈉質：478 毫克	碳水化合物：5 克
纖維素：微量	蛋白質：19 克	

用料：

淨雞腿肉（去皮、肥、骨）1½磅
生抽　　1湯匙
杏果菠蘿醬　1½湯匙
酒　　　1湯匙
生粉　　1湯匙
鹽　　½茶匙
油　　　1茶匙
紅燈籠椒，切絲　　1隻
青瓜片及蕃茄片伴碟

做法：

1) 雞腿肉用生抽醃約10分鐘。

2) 果醬、酒、生粉及鹽拌勻留後用。

3) 燒熱易潔鑊，下1茶匙油，用中火煎熟雞肉，上碟。

4) 倒入果醬汁料煮沸，待汁轉濃，即加進雞肉及紅椒絲略拌，上碟。

5) 用青瓜蕃茄片伴碟供吃。

蘋果蛋糕

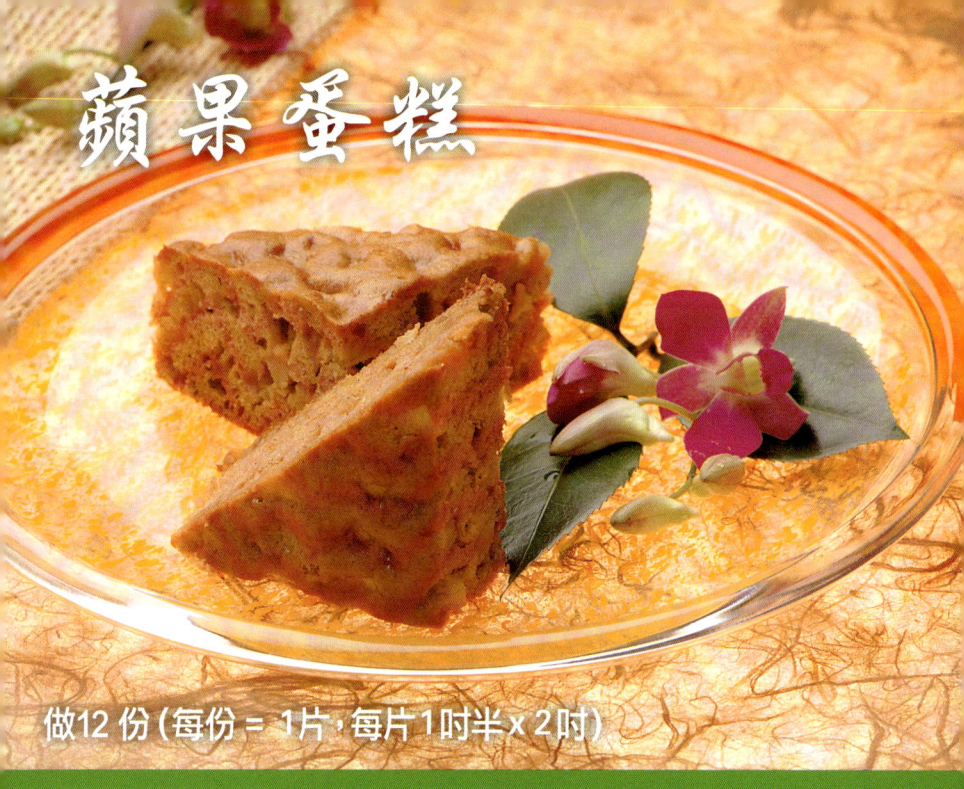

做12 份（每份 = 1片，每片1吋半 x 2吋）

每份營養含量：

熱量：239	總脂肪：6 克	飽和脂肪：1 克
膽固醇：35 毫克	鈉質：308 毫克	纖維素：1 克
碳水化合物：44 克	蛋白質：3 克	

用料：

糖 1¼杯
菜油 ¼杯
蛋 2隻
麵粉 2杯
鹽 1茶匙
玉桂粉 1茶匙
梳打粉 1茶匙
蘋果，切粒 4杯
蘋果醬 ¼杯
蘋果，切塊（裝飾糕面）2杯
噴霧式菜油

做法：

1) 烤爐預熱至350°F。
2) 大碗裡將糖、油、和蛋一起拌勻。
3) 另一大碗裡將麵粉、鹽、玉桂粉和梳打粉混合，加入蛋糊裡拌勻。
4) 再將蘋果粒和蘋果醬加入拌勻。
5) 用噴霧式菜油噴勻烤盆，把蛋糊倒入，放烤爐焗至金黃熟透，約1小時。
6) 取出蛋糕，把蘋果塊擺放在蛋糕面作裝飾，即可供吃。

薑汁燉奶

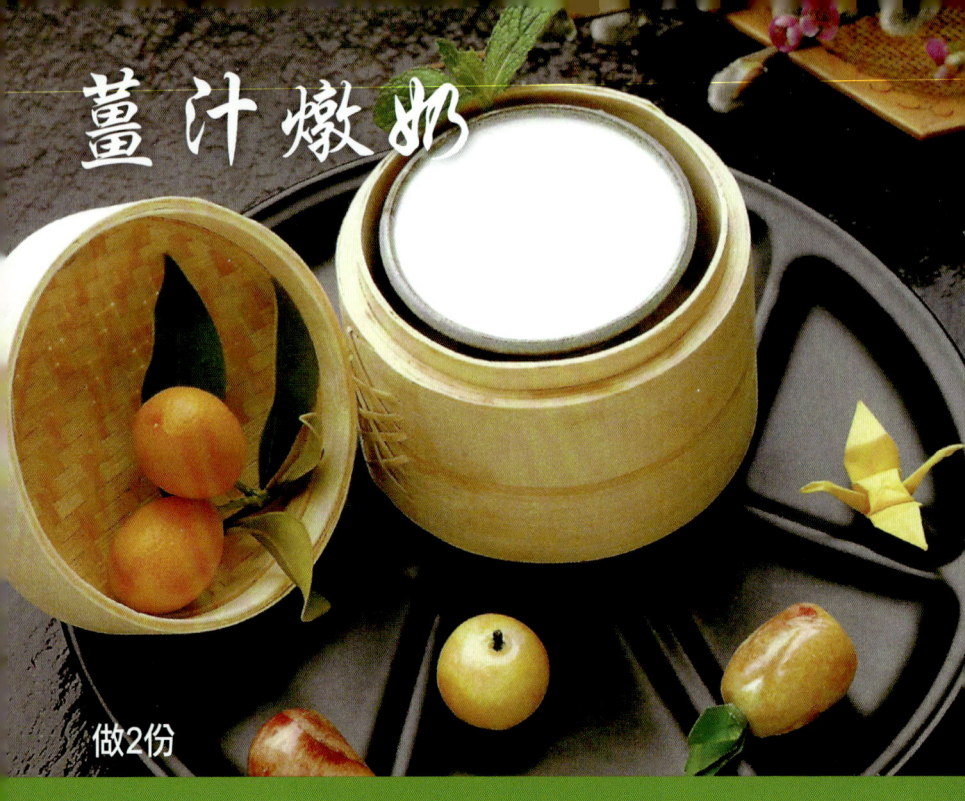

做2份

每份營養含量：

熱量：94　　　總脂肪：1 克　　　飽和脂肪：1 克
膽固醇：5 毫克　　鈉質：117 毫克　　碳水化合物：14 克
纖維素：0 克　　　蛋白質：9 克

用料：

大蛋白　2隻
糖　1湯匙
低脂奶（1%）　1杯
白醋　　1滴
薑汁　½茶匙

做法：

1) 蛋白和糖打勻。
2) 再加奶和白醋拌勻。用濾茶器濾去泡沫及雜質，加入薑汁調勻。
3) 猛火蒸五分鐘，熄火後焗十五分鐘至凝固，即可供吃。
4) 可暖或凍吃。

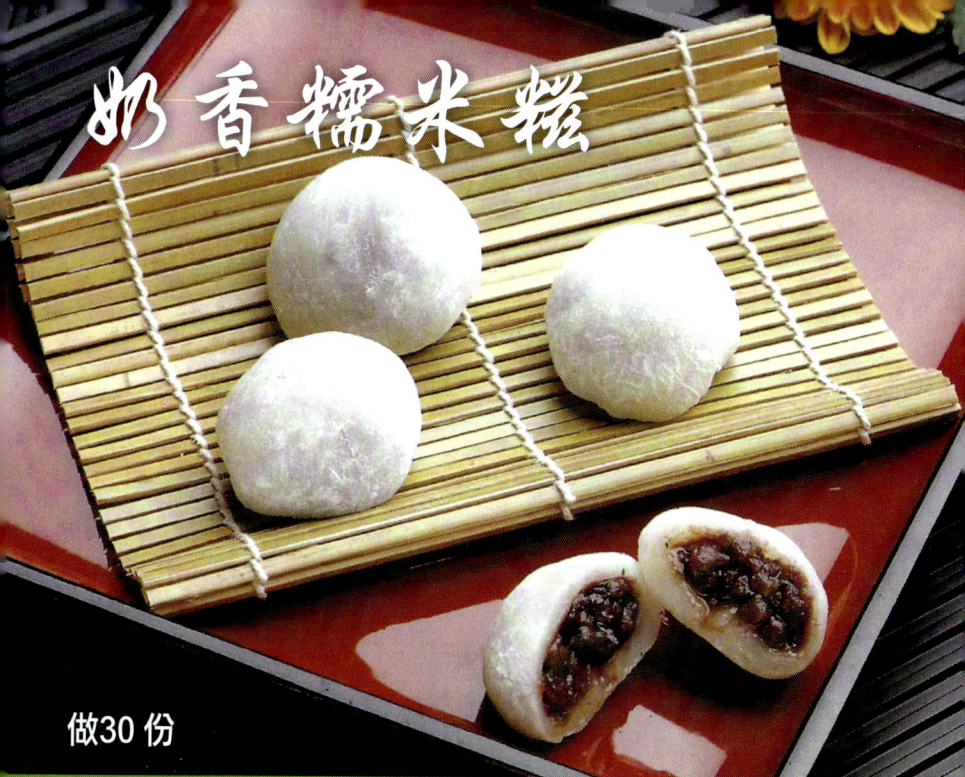

奶香糯米糍

做30份

每份營養含量：

熱量：135	總脂肪：微量	飽和脂肪：微量
膽固醇：1 毫克	鈉質：31 毫克	碳水化合物：31 克
纖維素：1 克	蛋白質：3 克	

用料：

糯米粉 1磅　　低脂牛奶 3杯
糖 1杯　　　　薯仔粉（片粟粉）½杯

餡料：

豆沙　1罐18安士

做法：

1) 糯米粉和糖放在適合微波爐用的深碗中拌勻。
2) 加進凍奶再拌勻。
3) 用微波爐專用的保鮮紙把碗封蓋。
4) 放微波爐高熱煮15-17分鐘。
5) 把熟粉糰放在洒了薯粉的盤上，將粉糰分30份，沾上薯粉，趁熱捏成圓皮。
6) 包以適量的餡料，捏成圓球狀便可供吃。

家製紅豆蓉：

將1磅紅豆用20杯水煮約2小時或煮至豆軟而水差不多全乾。加糖拌成紅豆蓉。

馬荳糕

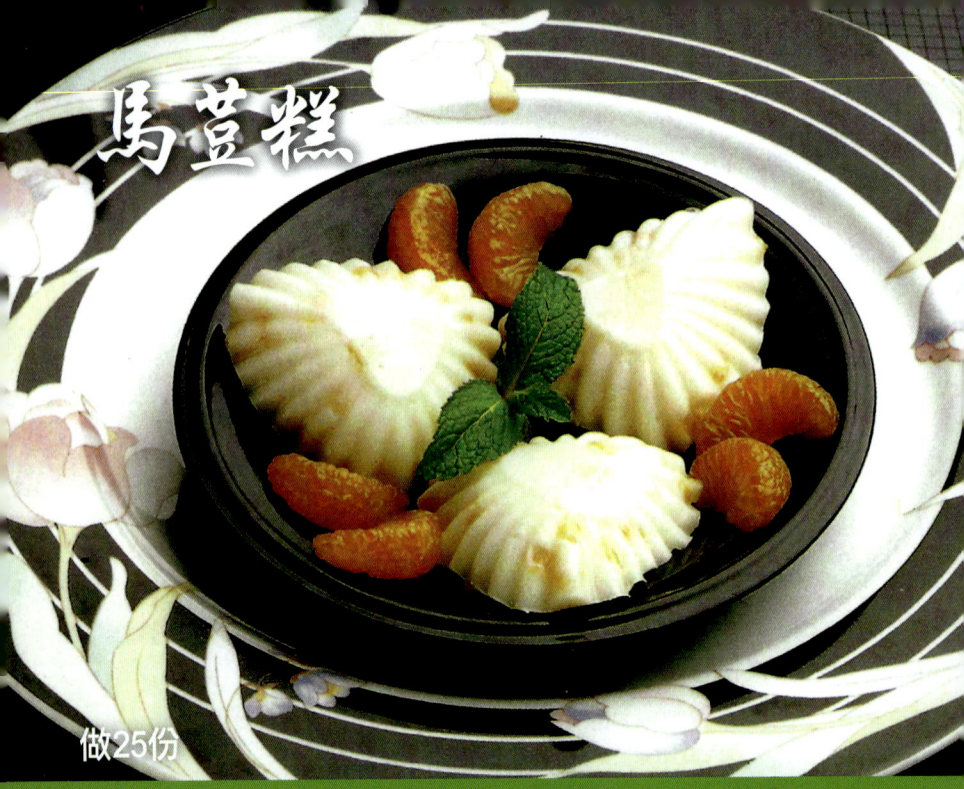

做25份

每份營養含量：

熱量：139	總脂肪：2 克	飽和脂肪：2 克
膽固醇：0 毫克	鈉質：26 毫克	碳水化合物：27 克
纖維素：微量	蛋白質：3 克	

用料：

馬荳　½磅

糖　1½杯

水　4杯

脫脂淡奶　2杯

椰子汁　1杯

粟粉　1杯

菱粉　½杯

做法：

1) 用少量清水以慢火煮熟馬荳，撈出留用。

2) 糖和水（三杯）煮成糖水後，加淡奶椰汁，一起攪均仍以慢火烹煮。

3) 豆粉、菱粉和水（一杯）開成糊狀，慢慢加入煲內和淡奶料一同攪拌，煮熟。

4) 加入馬荳，再拌勻，倒進淺盆內，待冷卻後，放進雪櫃冷藏。

鳴 謝
ACKNOWLEDGEMENTS

非常感謝華埠公共衛生局，三藩市公共衛生署和美西北角聲中心贊助「有營的智慧」的創作。

我在此感謝譚穎曦、黃漪霖註冊營養師、劉小穎註冊營養師、梁傑妍註冊護士、黃偉江記者，以及許多營養實習生和義工。他們幫助搜集各種營養題材及資料，並協助編寫每期營養專欄。

我亦特別感謝：

林修榮先生相信並邀請我撰寫每月的營養專欄；

呂以斌醫生和黃顯慶醫生的支持、鼓勵和審閱；

黃志宏醫生、盧慶洲牧師、李潔冰協助審閱；

以及黎敏琪的精心設計。

最重要的是我要感謝每一位讀者抽空閱讀這「色香味美」專欄和分享你們如何透過改變飲食習慣而健康得到改善。你們的改變給了我很大的鼓舞！

A big thank you to Chinatown Public Health Center, San Francisco Department of Public Health, and Chinese Christian Herald Crusades (NW region) for funding the creation of this book.

I want to thank Audrey Tam, Vivian Wong R.D., Sylvia Lau R.D., C.D.E., Katy Leung R.N., David Huang, and many nutrition interns and volunteers who helped to research the topics and the information, and contributed to the development of the monthly articles.

A special thank you to Sau Wing Lam who believed in me and invited me to write the monthly nutrition column; Ben Lui M. D., M.P.H. and Daniel Wong M.D. for their review, support, and encouragement;

Zhi Huang M.D., Rev. Hansel Lo and Janice Lee for their careful review and Kiki Li 's beautiful design of the book.

I want to thank each reader who takes the time to read this "Tasty & Delicious" Nutrition column, and share how they have adopted healthy eating habits and their champion stories. Their transformation has indeed encouraged me!

黃嘉慧　營養主任
三藩市公共衛生署，華埠公共衛生局

Catherine Wong, MPH, RD Nutrition Manager
Chinatown Public Health Center
San Francisco Department of Public Health

"感謝社區的合作夥伴過去與我們攜手合作，在華人社區舉辦各種營養活動，幫助華人學習健康飲食和活躍的生活方式！這本「有營的智慧」獻給所有想學習買、煮、吃得有智慧的你們。亦很感謝美西北角聲中心過去八年的支持，並每月在號角月報幫助推廣營養講座。"

Thank you all for partnering with us to launch the various nutrition projects in the Chinese community, and helping our clients to adopt a healthy and active lifestyle! This "Wisdom of Nutrition" book is dedicated to those of you who want to step up and be empowered to shop, cook and eat healthy! Thank you Chinese Christian Herald Crusades (NW region) for supporting us and promoting our nutrition classes these past 8 years on the monthly Herald newspaper."

三藩市華埠男青年會「我們做得到」班/社區同樂日
Chinese We Can! classes /community health fair at Chinatown YMCA

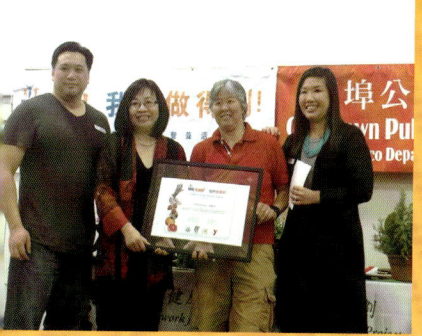

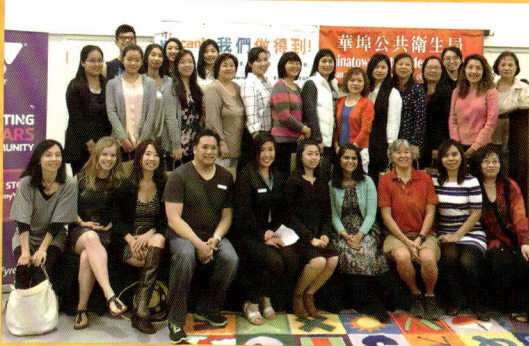

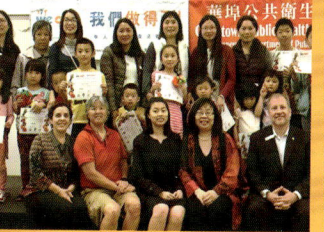

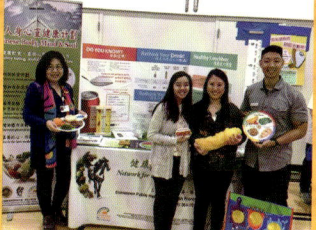

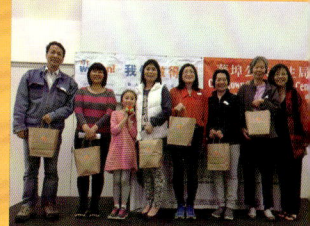

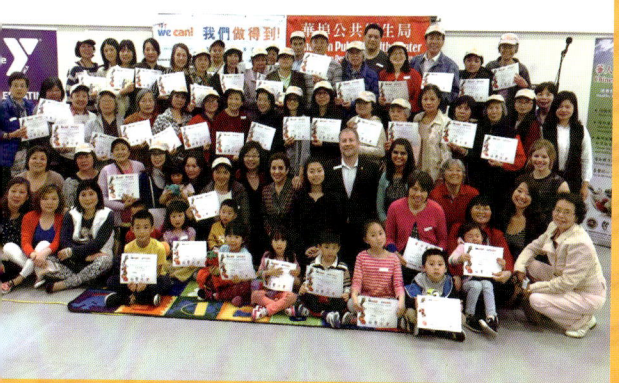

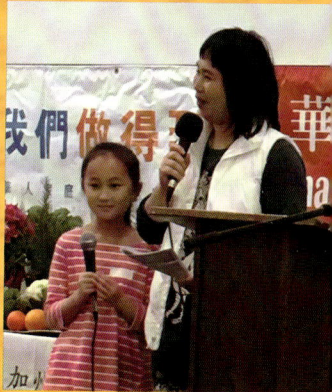

三藩市華埠基督教救世軍「我們做得到！」班
Chinese「WeCan！」classes with
The Salvation Army Chinatown Corps

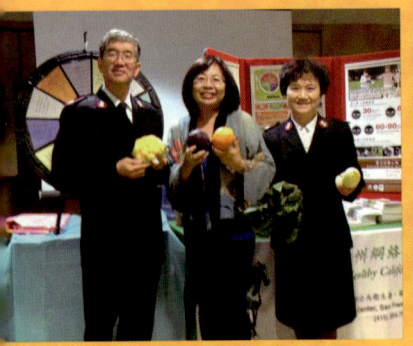

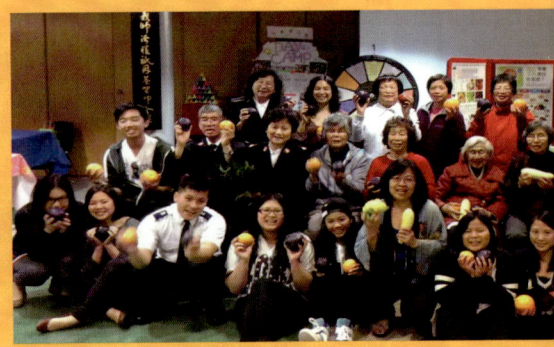

三藩市中華基督教長老會「華人身、心、靈健康班」
「Chinese Body , Mind and Soul classes」with
Presbyterian church in Chinatown

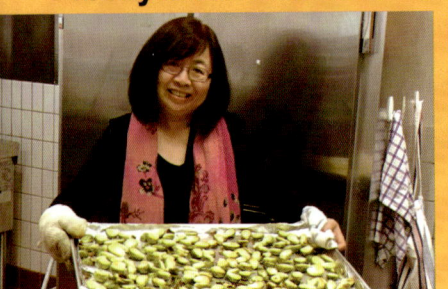

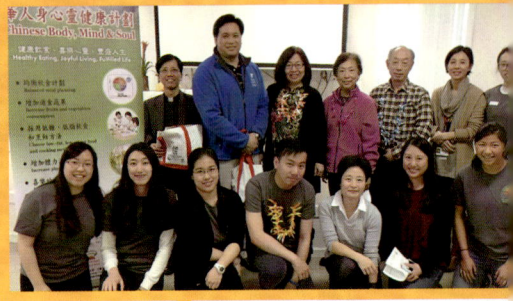

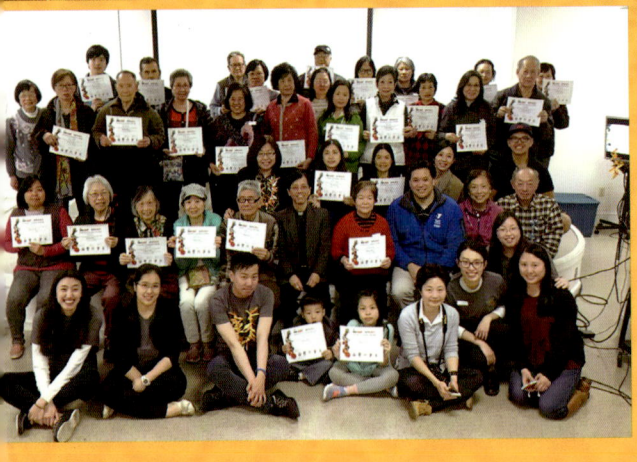

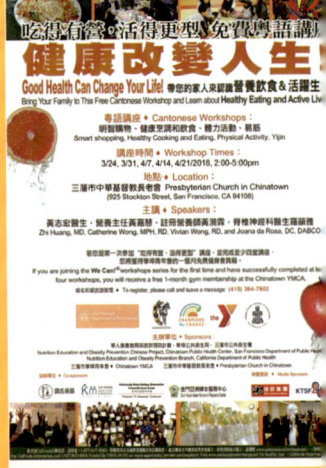

金門亞洲婦女服務中心「健康飲食和活躍生活班」/家長領導培訓

HEAL classes and parent training
with Gum Moon/Asian Women's Resource Center

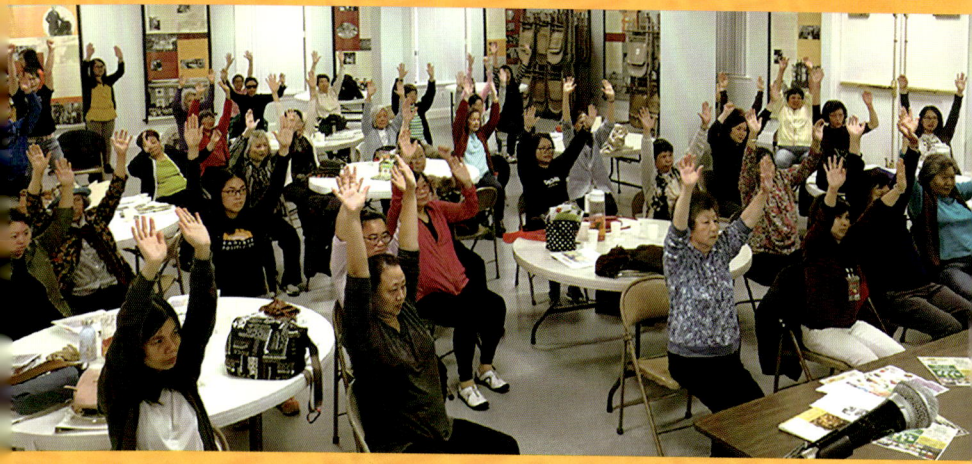

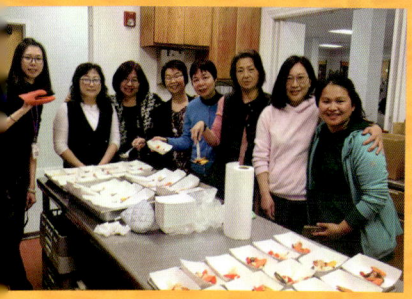

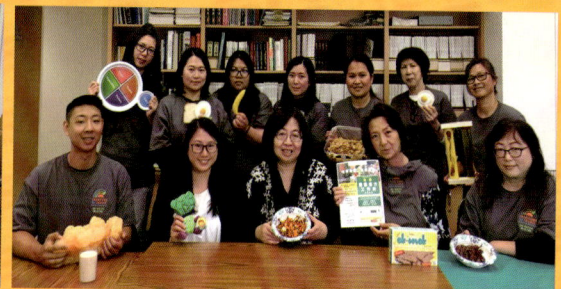

華人營養育與肥胖預防計劃—華人身、心、靈委員會
NEOP Chinese Body, Mind and Soul council

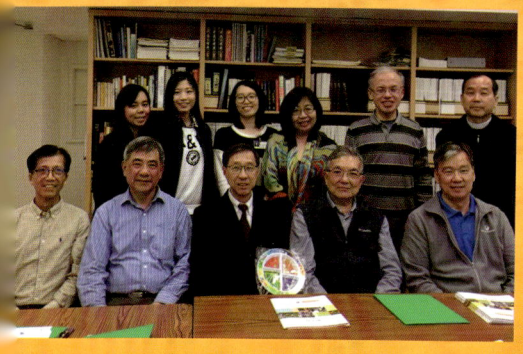

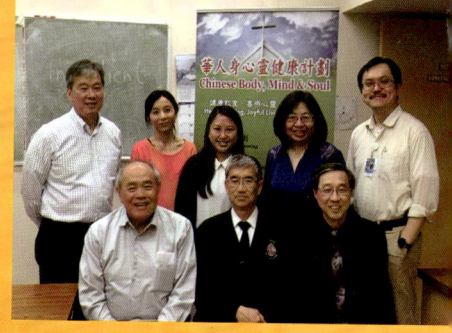

三藩市播道會每星期的
「天南地北班」
**Weekly Life
Enrichment classes with
San Francisco
Evangelical Free Church**

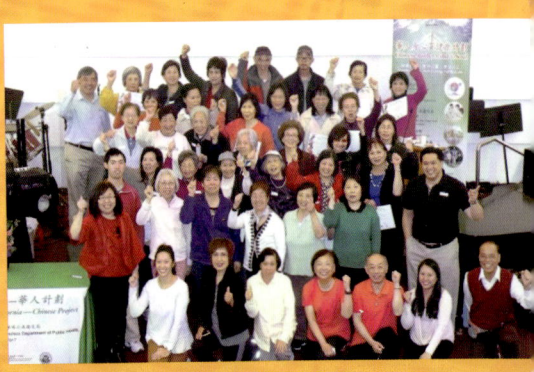

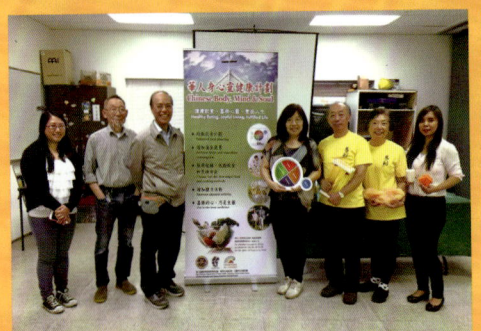

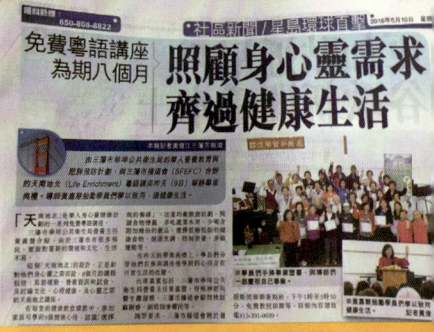

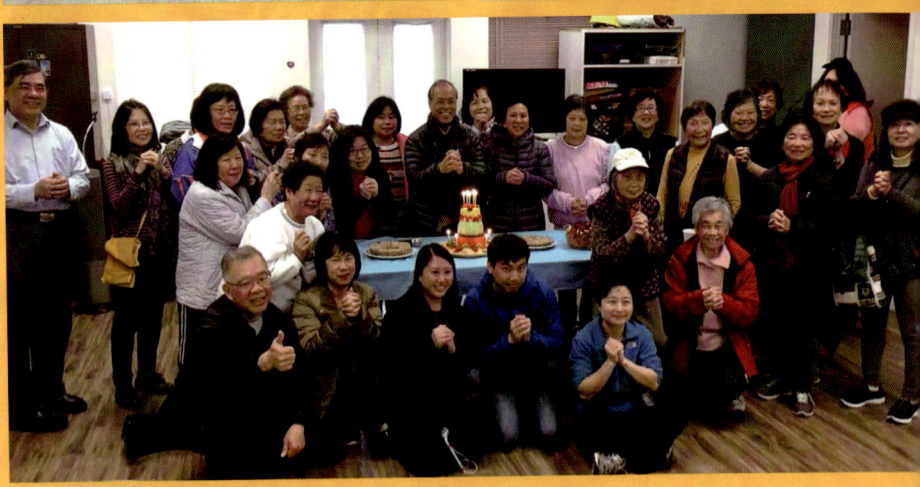

在天南地北班以水果「蛋糕」慶祝蘇牧師生日！
**Celebrating Rev So birthday at
Life Enrichment class with fruit cake!**